主编

刘德荣

俞鼎芬

俞鼎芳

俞慎初学术流派传承研究

海峡出版发行集团
THE STRAITS PUBLISHING & DISTRIBUTING GROUP

福建科学技术出版社
FUJIAN SCIENCE & TECHNOLOGY PUBLISHING HOUSE

图书在版编目（CIP）数据

俞慎初学术流派传承研究 / 刘德荣，俞鼎芬，俞鼎芳
主编. —福州：福建科学技术出版社，2022.11
ISBN 978-7-5335-6821-4

Ⅰ.①俞… Ⅱ.①刘… ②俞… ③俞… Ⅲ.①中医流
派－研究 Ⅳ.①R-092

中国版本图书馆CIP数据核字（2022）第149122号

书　　名	俞慎初学术流派传承研究	
主　　编	刘德荣　俞鼎芬　俞鼎芳	
出版发行	福建科学技术出版社	
社　　址	福州市东水路76号（邮编350001）	
网　　址	www.fjstp.com	
经　　销	福建新华发行（集团）有限责任公司	
印　　刷	福建新华联合印务集团有限公司	
开　　本	787毫米×1092毫米　1/16	
印　　张	16.25	
字　　数	300千字	
插　　页	12	
版　　次	2022年11月第1版	
印　　次	2022年11月第1次印刷	
书　　号	ISBN 978-7-5335-6821-4	
定　　价	118.00元	

书中如有印装质量问题，可直接向本社调换

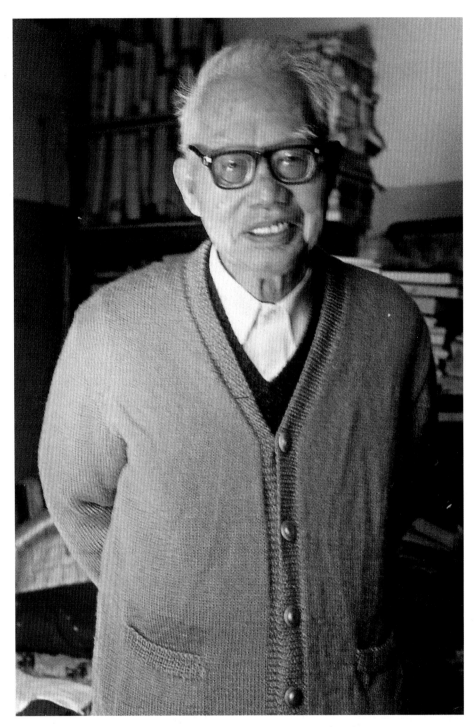

著名中医学家、医史学家、教育家俞慎初教授

（1915—2002）

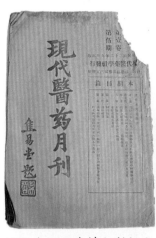
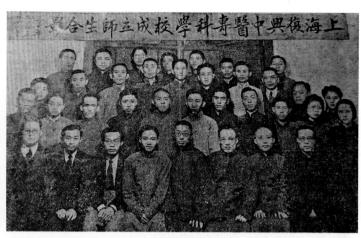

1933 年 5 月俞慎初教授主 编《现代医药》（月刊）　1941 年俞慎初教授在上海复兴中医专科学校任教并担任教务主任

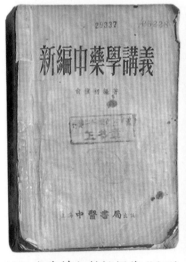
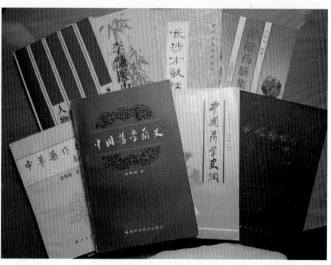

1956 年俞慎初教授撰著《新编 中药学讲义》　20 世纪 80~90 年代俞慎初教授撰著的部分医书

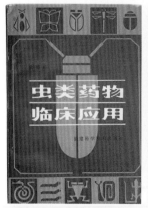
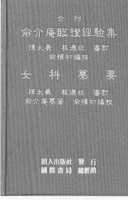
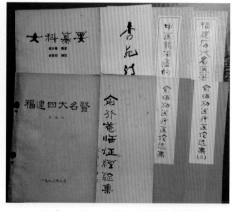

1981 年俞慎初教授撰 著的《虫类药物临床 应用》　俞慎初教授编校的 《〈俞介庵临证经验集〉 〈女科纂要〉》（合刊本）　俞慎初教授撰写的部分医著

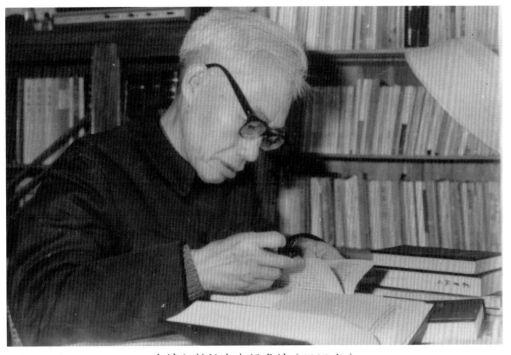

俞慎初教授在查阅资料（1985年）

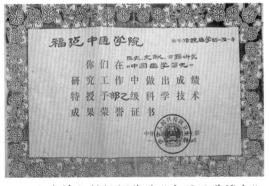

1985年俞慎初教授撰著的《中国医学简史》
荣获卫生部科技成果乙级奖

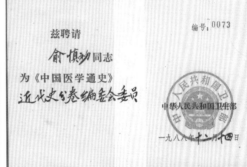

1988年俞慎初教授受聘《中国医学通史》
近代史分卷编委会委员证书

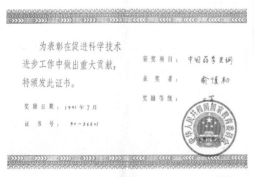

1991年俞慎初教授撰著的《中国药学史
纲》荣获国家教育委员会科技进步奖三
等奖

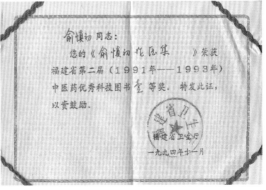

1994年《俞慎初论医集》荣获福建省中医药
优秀科技图书一等奖（1996年获国家中医药
管理局基础研究二等奖）

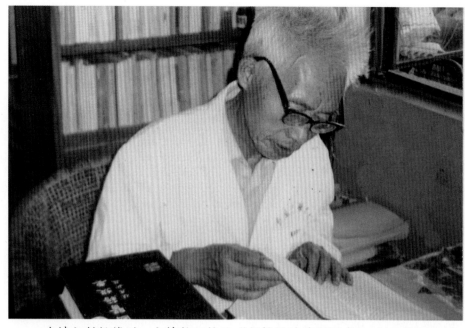

俞慎初教授策划、主持整理校注《新校注陈修园医书》（16种）

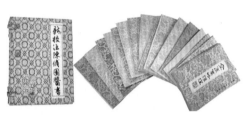

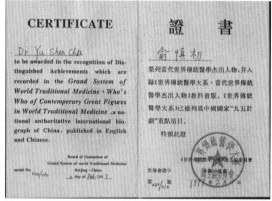

1991年《新校注陈修园医书》（16种）
获首届全国优秀医史文献图书暨中医药
学工具书银奖

1997年俞慎初教授入录《世界传统医学大系》
证书

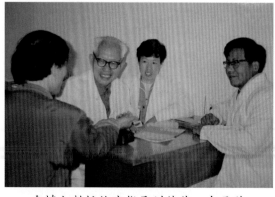

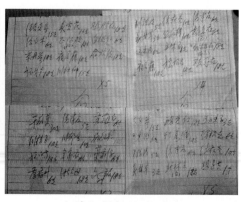

俞慎初教授临床指导刘德荣、俞鼎芳

俞慎初教授处方手迹

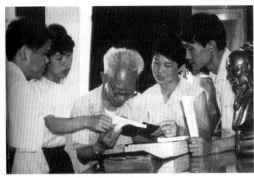
俞慎初教授指导研究生

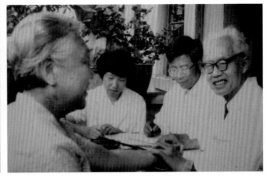
俞慎初教授指导刘德荣、俞鼎芳临床实践

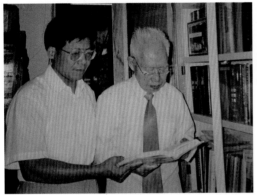
俞慎初教授与学生刘德荣

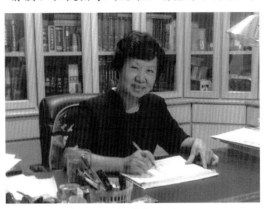
工作中的俞鼎芳

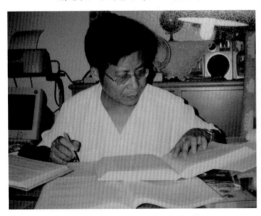
跟师学习期间的刘德荣

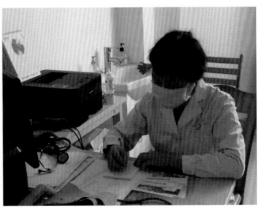
跟师学习期间的俞鼎芳

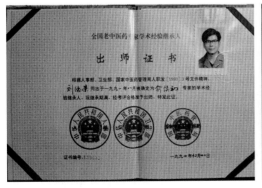
刘德荣的出师证书（1994年）

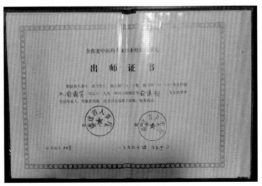
俞鼎芳的出师证书（1994年）

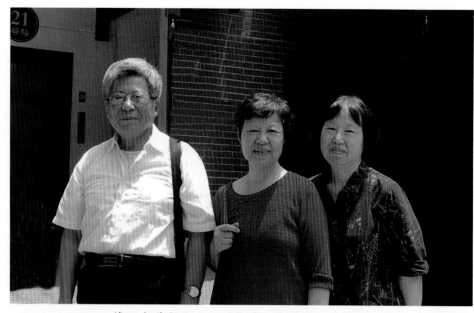

第二代学术传承人刘德荣、俞鼎芬、俞鼎芳

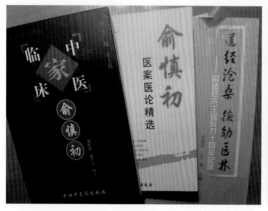

刘德荣、俞鼎芬、俞鼎芳整理总结俞慎初
教授学术经验的医书

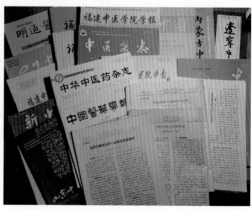

刘德荣发表总结俞慎初学术经验论文的
部分医学杂志

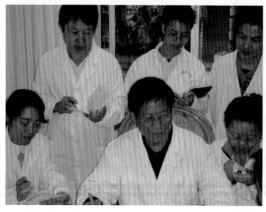

刘德荣临床带教师承班学生，传承俞慎初教授
经验

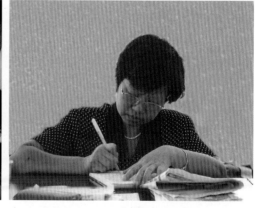

俞鼎芬整理、传承俞慎初教授学术经验，
并协助编辑和出版医著

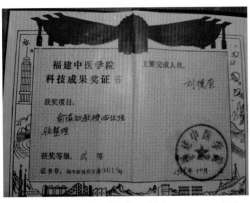
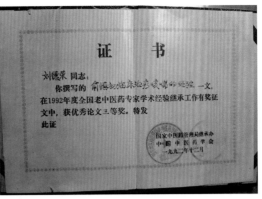

刘德荣整理总结俞慎初教授临证经验获
福建中医学院科技成果奖二等奖

刘德荣整理总结俞慎初教授学术经验的论文
获全国优秀论文三等奖

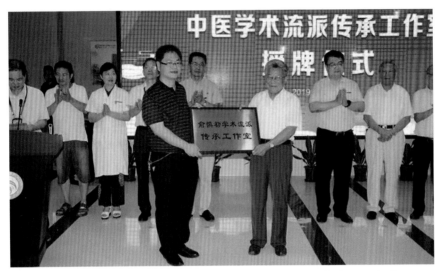

福建省卫健委为俞慎初学术流派传承工作室授牌（2019 年）

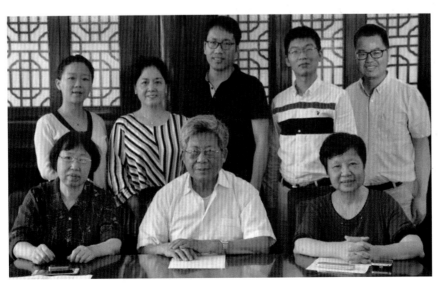

俞慎初学术流派传承工作室部分成员合影（2019 年 4 月）

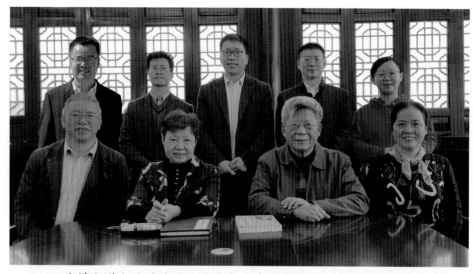

俞慎初学术流派传承工作室部分成员合影（2020 年 12 月）

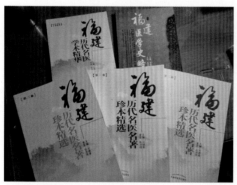
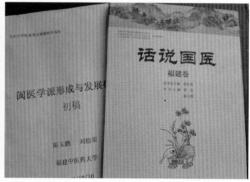

俞慎初学术流派传承工作室成员编撰的部分医著

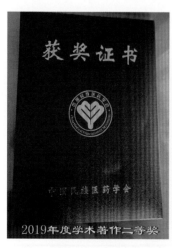
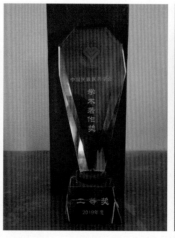
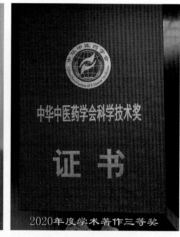

刘德荣编撰的《福建医学史　　　　　　奖牌　　　　　　刘德荣、邓月娥主编的《福建
略》获中国民族医药学会学　　　　　　　　　　　　历代名医学术精华》获中华中
术著作二等奖　　　　　　　　　　　　　　　　　医药学会学术著作三等奖

传承工作获奖证书和奖牌

俞慎初学术流派传承团队

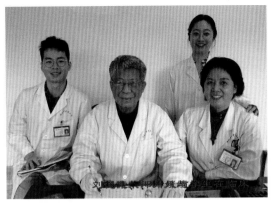

刘德荣、邓月娥与罗邦水等在临床

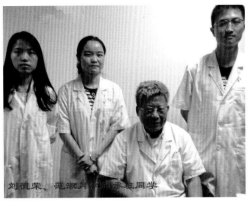

刘德荣、范淑月和师承班同学

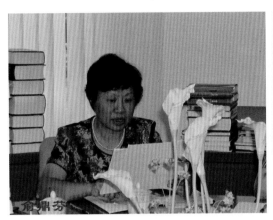

俞鼎芬

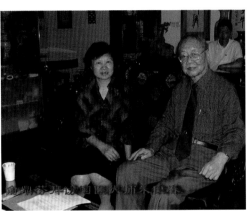

俞鼎芬拜访国医大师朱良春

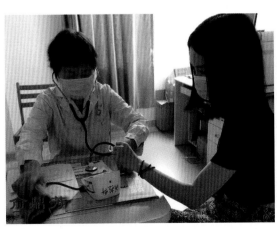

俞鼎芬

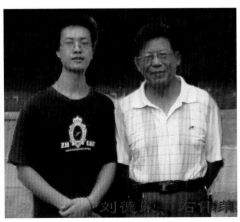

刘德荣与石伟荣

俞慎初学术流派传承团队

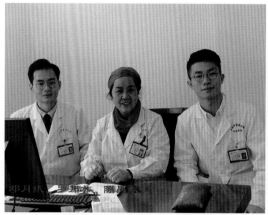

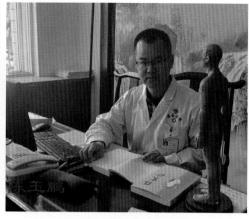

邓月娥、罗邦水、陈昌永　　　　　　　　　　陈玉鹏

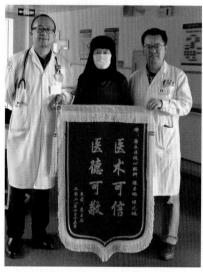

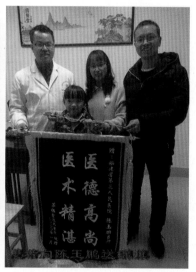

回族同胞给陈玉鹏送锦旗　　　　　　　患者向陈玉鹏送锦旗

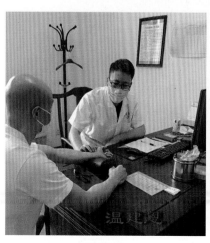

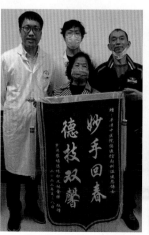

温建恩　　　　　　　　　　患者向温建恩送锦旗

俞慎初学术流派传承团队

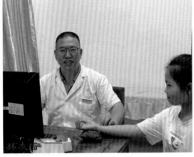
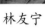

林友宁

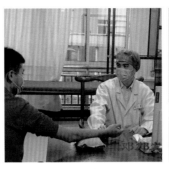

邓龙生

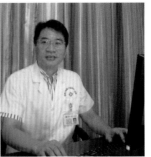

林明和

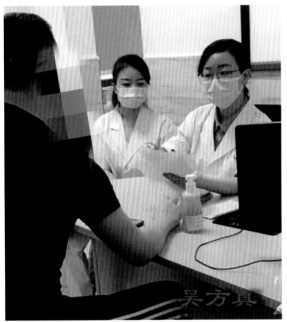

吴方真

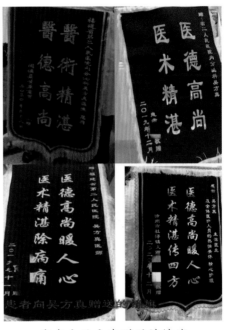

患者向吴方真赠送的锦旗

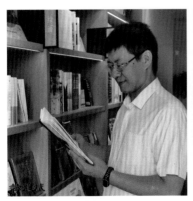

赫建斌

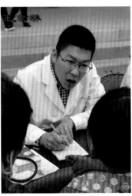

王章林

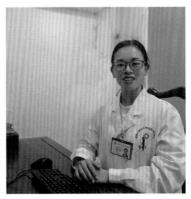

何海花

编委会

主　编

刘德荣　俞鼎芬　俞鼎芳

副主编

陈玉鹏　邓月娥　吴方真　温建恩　林友宁

编　委（按姓氏音序排列）

陈昌永　陈玉鹏　邓龙生　邓月娥　范淑月　何海花

赫建斌　林明和　林友宁　刘德荣　罗邦水　石伟荣

王章林　温建恩　吴方真　俞鼎芳　俞鼎芬

协　编

福建中医药大学附属第三人民医院

福建中医药大学国医堂

福建省中医学术流派传承工作室建设项目

俞慎初学术流派传承工作室

项目负责人

刘德荣

传承工作室成员（按姓氏音序排列）

陈昌永　陈玉鹏　邓龙生　邓月娥　范淑月　何海花

赫建斌　林明和　林友宁　刘德荣　罗邦水　石伟荣

王章林　温建恩　吴方真　俞鼎芳　俞鼎芬

项目建设单位

福建中医药大学附属第三人民医院

俞慎初学术流派传承研究

YUSHENCHU XUESHU LIUPAI CHUANCHENG YANJIU

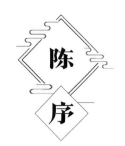

俞慎初教授是福建中医学院（现福建中医药大学）"五老"之一。俞老出身中医世家，深研中医经典和医家名著，从事中医临床近70年，精于内、妇、儿科，医术精湛，医德高尚。他勤于著述、硕果累累，发表学术论文160多篇，撰著医书20余部，名著《中国医学简史》《中国药学史纲》获部级重大科技成果奖，被授予"国家级中医药专家"称号，获评"首批全国老中医药专家学术经验继承工作指导老师"，学术思想远播海内外，在中医界享有盛誉。

俞慎初学术流派是"闽派医学"中"医经学派"的代表，已传承三代，具有"崇尚经典医著并精通临床医术"的鲜明特点。《俞慎初学术流派传承研究》既全面介绍了俞老生平与学术渊源，又总结完善了流派的学术思想，提炼归纳了流派的诊疗技术，梳理了流派的传承脉络，内容丰富，见解独到，具有很高的学术价值。

流派传承是中医药事业"传承精华，守正创新"的生动实践。俞老在从医执教60周年时曾感叹："继往开来吾辈责，慎终追远未曾休。"他对振兴中医学术的执着追求，以及勤勉刻苦的精神，不仅深深影响着学术流派传承人，也激励着广大中医药工作者砥砺前行。欣闻《俞慎初学术流派传承研究》即将付梓，相信该书出版定能弘扬名医经验，造福八闽百姓，促进中医药事业上新台阶。

福建中医药大学党委书记

辛丑仲夏

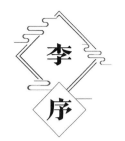
　　俞慎初是福建中医药大学已故老教授，当代中医学家、中医医史学家、教育家，国家级中医药专家，首批全国老中医药专家学术经验继承工作指导老师。俞老是我们当学生时十分敬重的一位老师，与俞长荣教授、盛国荣教授、赵棻教授、黄宗勗教授并称为福建中医学院"五老"。刘德荣教授为俞老的学术继承人，俞鼎芬、俞鼎芳两位老师为俞老的女儿，他们作为俞慎初学术流派的第二代传承人，虽已退休多年，仍带领年轻的第三代弟子，共同建设俞慎初学术流派传承工作室，合力撰成《俞慎初学术流派传承研究》一书，索序于余，有幸先睹为快。

　　该书分上、下两篇。上篇为俞慎初学术流派研究，介绍俞老的生平、临证诊治特色（包括内科、妇科、儿科诊疗经验）、方药运用和临证医案，内容丰富，较好地呈现了俞老的生平和学术思想、临床经验，为广大中医学子和中医临床医生学习了解俞老生平，传承俞老学术与临证经验创造了条件。下篇则介绍俞慎初学术流派传承，为两代传承人整理的运用俞老学术思想和临证经验的实践总结，既有整理俞老的临床验案、总结刘德荣教授的内科治验，更有年轻的第三代传承人运用俞老、刘教授临床经验的实践与思考，充分展示了流派的有序传承，更展现了俞老学术经验传承研究与运用发展工作的学术和临床成果，是贯彻习近平主席关于中医药发展的指示精神——"传承精华，守正创新"的生动实践。

　　当前，中医药发展迎来天时地利的大好时机。国家出台了《中医药发展战略规划纲要（2016—2030 年）》《中华人民共和国中医药法》，使得中医药在保障我国人民的健康方面发挥着越来越大的作用。2021年5月13日，习近平主席在河南南阳考察时说："过去，中华民族几千年都是靠中医药治病救人。特别是经过抗击新冠肺炎疫情、非典等重大传染病之后，我们对中医药的作用有了更深的认识。"20世纪30年代，俞老在主编《现代医药》时，曾发文抨击"废医存药"的主张，提出中医救亡图存的思路，如提出学术整理与培养人才，"集中优秀人才，将数千年流传之医籍，应用科学方法加以整理"。俞慎初学术流派传承工作室团队能够传承俞老衣钵，潜心研究整理中医学术，培养中医人才，屡出新作，甚是喜人。

此书是作者在福建医学研究的医史、医家学术、名医著作系列成果的基础上，对俞老学术的进一步挖掘与整理，对于传承与弘扬俞老学术思想与临床经验具有较为重要的意义。余深感俞老夙愿得偿，后继有人，故乐为之序。

福建中医药大学校长 李灿东

2021年5月31日

俞慎初学术流派，是以"医经学派"医家俞慎初教授为代表的学术流派，崇尚经典医著并精通临床医术是其特点。俞慎初出生于中医世家，既幼承家学又接受系统文化教育，后就读上海中医专门学校和上海诚明文学院，师从上海名医秦伯未和著名经学家蒋维乔。1933年起开始行医，从事中医临床近70年，精于内妇儿科，医术精湛。

俞慎初深研中医经典和医家名著，且善撷诸家之长应用于临床。他在数十年医疗实践中形成了重视痰瘀、善调气机的学术特点，治疗外感时病、脾胃病、心肺疾病、肝胆疾病等疗效显著，尤其对疑难杂病，善于从肝、从痰饮、从瘀血进行辨证论治。他一生论著颇丰，硕果累累，发表学术论文160多篇，撰著《中国医学简史》《中国药学史纲》《俞慎初论医集》等医书20余部，曾先后获卫生部、国家教育委员会、国家中医药管理局等颁发的多项科技成果奖，被授予"国家级中医药专家"称号，享受国务院政府特殊津贴，其名字选入《中国当代自然科学人物总传》《世界名人录》等7部名人传记中，其著作传到日本、新加坡、美国等地，学术思想远播海内外医学界。

第二代传承人刘德荣、俞鼎芬、俞鼎芳。代表性传承人刘德荣自1985年起师从俞慎初教授，担任其临床、教学和科研助手，同时整理总结其医学经验，1994年，经国家卫生部核定为俞慎初学术继承人。刘德荣在多年临床工作中继承俞慎初的丰富临床经验，并运用"理肺化痰"和"调肝理脾"等方法治疗肺系疾病和消化系疾病，总结出治疗四时感冒、咳喘疾病和急慢性胃炎、肠炎等疾病的有效方药，积累了一定的经验；又继承俞慎初教授精通经典医著的学术特点，整理研究历代医家名著，撰写出版《中国百年百年中医临床家丛书·俞慎初》《福建历代名医学术精华》等医书15部，发表学术论文80余篇，获中国民族医药学会学术著作二等奖1项、中华中医药学会学术著作三等奖1项、福建省医药卫生科技进步奖二等奖1项等。刘德荣的学生温建恩、陈玉鹏、吴方真、赫建斌、石伟荣、邓龙生及邓月娥、林友宁、王章林等又传承其俞老医学经验，多名青年中医学子也成为俞老学术的积极传承者。目前已传承四代。

以"医经学派"为学术特点的俞慎初学术流派，流派传承脉络清楚，代有传人，在闽医学派中具有一定的影响。

福建中医药大学　国医堂

2022 年 7 月

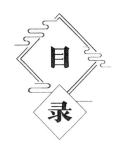

上篇

俞慎初学术流派研究

下篇

俞慎初学术流派传承

上篇

俞慎初学术流派研究

第一章 道经沧桑 德劭医林

——俞慎初生平及学术渊源

俞慎初（1915—2002），原名建镳，字谨，号静修。当代著名中医学家、医史学家、教育家，国家级中医药专家，首批全国老中医药专家学术经验继承工作指导老师，福建中医学院（现福建中医药大学）终身教授。

先生毕生勇于探索，勤于实践，善于总结，学验俱丰，造诣深湛，著述宏富，在近70年的从医执教生涯中，取得了丰硕的成果，对发扬中医学宝贵遗产、促进中医学术发展做出了突出的贡献，在海内外中医界享有盛誉。

作为中医学家，先生一生精研医理，博览群书，为发掘中医学宝贵遗产、弘扬国粹，躬耕不辍、默默奉献；数十年来，在探索岐黄之学的道路上孜孜不倦、开拓进取。学术上推崇《内》《难》及仲景学说，对经方研究独具匠心；并善于发皇古义、阐扬新知，在广收博采诸家学术精华的基础上，总结出"杂病从肝治""怪病从痰治""久病从瘀治"的精辟见解，在医林中独树一帜。

作为医史学家，先生治学严谨，一丝不苟，他甘守清贫，耐得寂寞，潜心医学史研究凡数十年，具有很高的造诣。他恪守实事求是的治史准则，注重史实的客观考证、史料的真伪鉴别和史迹的实地调查。他推崇李时珍"读万卷书，行万里路"的治学主张，为研究医史、考证史实，奔波跋涉，足迹踏遍大江南北、长城内外。

作为教育家，先生深谙教育兴邦之理，一生热衷于兴学办教，为振兴中医事业、发展桑梓教育，到处奔走呼吁，多方募集资金，并不惜慷慨解囊、倾其所有；为奖掖后学、精育杏林呕心沥血、鞠躬尽瘁。他的师道风范，深受后人景仰。

第一节 献身中医 矢志不渝

1915年农历十月十七日，先生出生于福建省福清县城关镇（今福清市融城镇）的一个中医世家。其尊翁介庵，名士耿，生于清光绪三年（1877年），幼年失怙，赖母夏氏当晒盐工抚养。因家境贫寒，仅上三年私塾便辍学了。13岁到药店当学徒，15岁随族叔俞九绩先生习医，刻苦钻研诸家典籍。其悟性极高，平日留意搜集民间单、验、偏方，积累了丰富的经验，医术日臻纯熟。24岁起，悬壶高山（今福清市高山镇）。时值烈性传染病鼠疫、霍乱流行猖獗，先生本着救死扶伤的精神，不顾个人安危，倾力救治，治愈甚众，声誉鹊起。1917年，因母老病，为奉养计，乃返城行医，屡起沉疴，声名大噪，求诊者摩肩接踵无虚日。先生为人谦和，深得业界敬重，时被推举为县神州医药支会评议员，每次讨论病案，均能独抒卓见，常令同道叹服。1935年，担任县中医师公会首任会长、县国医支馆董事长等职。中华人民共和国成立后，任县中医学会主任委员，并被卫生部聘为全国血吸虫防治委员会委员（原定担任副主任委员，先生坚辞不就），他提出的血吸虫病中医防治方案，获得推广应用，并深得各方好评。

一、少年立志　传承医业

先生幼承庭训，兼之天资聪慧、才思敏捷，5岁即入私塾接受启蒙教育，先后师从晚清秀才何若溪、廪生詹伯涵、举人唐璇波诸名师。1923年2月起，就读于福清县立第一小学，因成绩优异，连连跳班，1925年2月，不满10岁即于该校毕业。1925年3月入福清县立中学，其间因参与学潮，复又参加中国共产党的外围组织"反帝大同盟"，而被校方勒令退学，之后转入福建学院附中（现福州第二中学）就学。

良好的教育，为先生奠定了深厚的古文字学基础，亦为他研习中医经典创造了条件；家庭的熏陶，使他耳濡目染中医治病救人的神奇功效，激发了他对中医学的浓烈兴趣和热爱；而民国初年满目疮痍的社会现状，更加坚定了他"不为良相，便为良医""愿为含灵解除疾苦"的人生志向。1928年底，才上高一的他，毅然决定随父学医。1929年初，他白天在福清城关裕济中药铺临证实习，晚上则在父亲的指导下刻苦攻读历代中医经典。两年下来，他的学业大有长进。父亲看在眼里，喜在心头。但他并不以此为满足，为了进一步提高中医学理论水平，拓宽知识面，使自己的学识不囿于一家之言、一己之见，1931年春，15岁的他远离家乡，前往上海中医专门学校就读，师从秦伯未、陆渊雷等沪上名医。

二、问学沪上　夯实基础

20世纪30年代的上海，是莘莘学子求学问业的地方。何廉臣、丁甘仁、曹颖甫、恽铁樵、曹炳章、顾筱岩、陆渊雷、秦伯未、朱小南、章次公等诸多著名医家在这里会聚，可谓耆宿云集、精英荟萃。他们兴教育，培养后继人才；办报刊，促进学术交流；建医院，解除民众疾苦。为了保存国粹、光大中医学术，他们奋力抗争、图谋发展。在这所中医的大学校里，先生饱饮传统医学之甘露，汲取各家学术之精华，探索其内蕴之瑰宝，课余撰写大量文章，刊登于各专业杂志，大胆抒发个人见解，颇有一股"拼命三郎"和"初生牛犊不怕虎"的闯劲。两年多的系统学习，诸名师的悉心指点，众同道的有益启迪，良好宽松的学术氛围，相对自由的发展空间，使他学业精进，在人才济济的大上海，未及弱冠，便崭露头角，成为一代名医秦伯未的高足。

1933年春，先生学成返里，悬壶融垣，开始了职业中医的生涯，他先后在福清城关裕济药店和福余药行坐堂。是年5月，他创办并主编《现代医药》杂志（月刊）（1937年8月因抗战全面爆发被迫停刊）。这一时期，尽管诊务和编务都十分繁忙，他仍兼任上海《中医指导录》、北平《国医砥柱》（月刊）、南京《国医公报》、杭州《医药卫生》（月刊）、福州《医铎》等多家中医杂志特约编辑和特约撰稿人；受聘为中央国医馆名誉理事。1934年2月至1938年6月，任福清中医师公会委员、编辑主任及顾问。此间，积极参与维护中医的抗争活动，坚持中医现代化与保存国粹并行不悖的主张。

1938年2月，先生应上海中医学院和中华国医专科学校之聘，二度赴申。为进一步提高国学水平，以利于深入探究中医理论之精髓，勤勉好学的他边工作边学习，于是年6月进入上海诚明文学院（1951年并入上海学院，后并入复旦大学）深造，跟随著名经学大师蒋维乔（时为院长）攻读国学文史学。其间先生虽然经历了丧偶失兄、家乡沦陷、一双儿女（5岁、3岁）乏人照顾等人生劫难带给他的种种压力，但其继续求学问业的决心始终不变。在抚慰好年迈的双亲和新寡的嫂子、安顿好年幼的儿女后，又毅然踏上北去的旅程。1941年6月，先生获取文学士学位，圆了大学梦。三年的深造，奠定了他坚实的国学文史学基础，为日后深入探究岐黄之学、提高学术水平夯实了基础。

1939年，先生参与由施今墨、张伯熙、时逸人、张赞臣等发起创办的上海复兴中医专科学校的筹备工作。1941年9月起，被聘为校教务主任、秘书主任、校务委员、《复兴中医》杂志社编辑。其时，该校董事长施今墨，校长时逸人，名誉校长张伯熙，副校长张赞臣，总务主任张汝伟，训育主任钱今阳，教授何云鹤、尤学周、金少陵、茹十眉、姜春华等，无一不是现当代著名中医学家，他们均为20世纪中后叶中国中医药事业的传承与发展做出了杰出贡献。

1943年7月30日，上海公共租界沦陷，学校停办。8月，先生返回家乡，担任家乡大众诊疗所中医部主任兼福清中医补习班、针灸学习班教师。此间，他曾与热心乡梓教育的社会贤达、知识界同仁，共同倾囊捐资创办私立福清文光中学（1951年与福清县立中学合并为福清第一中学），担任校董、总务主任、教务主任。1945年3月接任该校第二任校长，直至1950年12月请辞为止。在任期间，他积极培育人才，为发展乡邦教育呕心沥血。尤为难能可贵的是，他对中医事业不离不弃，他边执教，边行医，先后出任福清县中医师公会理事长、中医学会会长、福建省中医联合会理事。在繁忙的校务与教务之余，仍挤出宝贵的时间，组织医界同仁开展学术活动。1946年，他还以优异的成绩，顺利通过国民政府原考试院举办的首次全国中医师资格考试（时全国设 13 个考区，3000 人参考，通过者 362 人，通过率为 12%，福建仅 5 人通过，先生以位列全国第 28 名的高分录取），领取了当时卫生部和福建省政府颁发的中医师合格证书。

三、历尽沧桑　不改初心

中华人民共和国成立后，先生多次谢绝海外亲友的邀请，毅然选择留在家乡，为建设祖国做出新的贡献，并更加勤勉地为发展中医药事业努力工作。1950 年至 1953 年，他连续被推举为福清县第一、第二届人大常委，中医学会会长，福清县卫生工作者协会副主委。1951 年 2 月，闽侯专署卫生局保送他到卫生部北京中医进修学校第四期学员班进修。1952 年 2 月回县后，担任福清县中医进修班副主任兼教务组长。1953 年 6 月，奉调福建省中医进修学校（原福建中医学院、现福建中医药大学前身）任教，1956 年 1 月，出任该校教导主任，并兼任福建省中医药学术研究委员会常务委员、福建省中医药学术研究会编辑部主任、中华医学会福州分会理事，参与筹办《福建中医药》杂志，担任主编，并经省卫生厅检定为主任中医师。同年加入中国农工民主党，任该党福州市委会委员、福建省中医进修学校支部主任委员。

正当先生踌躇满志地勾画着福建省中医药事业发展前景的蓝图时，1957 年的那场整风运动使他从事业的巅峰跌入谷底。1958 年 2 月，他被划为"极右派分子"，受到撤职、停薪、留用、下乡闽清劳动一年的处理。1959 年初，先生回到福州，其时福建中医学院已成立半年多，他先是到福建中医药杂志社当编辑，1962 年 2 月起，先后承担医学史、医经、各家学说、中药学等学科的教学工作。从 1957 年到 1979 年，漫长的 22 年光阴，尽管陷入政治歧视、经济拮据、被人孤立和遗忘的困境，他始终兢兢业业、任劳任怨，为培养中医后继人才默默奉献——编撰杂志、授课讲学、临床带教、下乡巡回、药圃耕耘……1976 年底，先生退休，为生活，也为他所钟爱的中医事业，到离家不远的新风街道保健院"补尾"，用自己的一技之长为当地居民服务。

四、枯木逢春　老而弥坚

1978 年，中共十一届三中全会召开后，拨乱反正，各项知识分子政策逐步得到落实，历年冤假错案获得平反昭雪。1979 年 8 月，福建中医学院通知先生复职。获得重生的他欣慰无比，此时先生虽已年逾花甲，逝去的岁月已然无法追回，唯有把 65 岁当作此生的开始，让有限的余生发出更强烈的光和热。他全身心地投入工作，积极开展中医学术活动，为中医工作出谋献策：在连续两届福建省政协委员任上踊跃提案；热情参与卫生部主持的两批重点中医古籍整理校勘工作，承担《中医大辞典》《中国医学百科全书·医史分卷》两大工具书和《中国医学通史》的编审任务；主持《新校注陈修园医书》（16种）和《李濂医史》的整理校注；组织福建医史工作者开展对"福建医林人物""闽台医药发展史""海上丝绸之路与中医药交流""闽西苏区医药卫生史""福建少数民族卫生史"等项目的研究，为筹建福建中医学院医史研究室和医史陈列室而劳碌奔波，使福建省的医史研究工作呈现前所未有的崭新面貌。

他先后担任福建中医学院学术委员会副主任委员、医史教研室主任、医史研究室主任、硕士研究生导师。在繁忙的临床、教学、科研工作之余，还担任多项社会兼职：福建省政协第五、第六届委员；中国农工民主党第九、第十届中央委员，第三届农工党中央咨监委员；中华医学会医史学分会第七、第八届委员；中国药学史学会第一、第二届委员；中国中医研究院特约咨询专家；福建省中医药学会常务理事；福建省医学会医史学分会第一届主任委员；陈修园学说研究会第一至第四届主任委员；《福建中医药》杂志编委会副主任委员；福建省教育委员会中医职称评委会评委；《福建省卫生志》编委、顾问；光明中医函授大学顾问、福建分校名誉校长；福建中医药研究促进会名誉理事长。20世纪90年代以后，他虽然退居二线，但仍担任多家学术团体的社会工作。1991年，应邀前往印度孟买参加第三届亚洲国际传统医学会议，积极参与筹办亚太医药交流协会，并被推举为副主委。晚年的他时刻关心中医药事业的振兴与发展，继续为推动中医学术发展、促进中医药走向世界而努力。1986年5月，他以71岁的高龄加入中国共产党。

许多人都很惊讶：先生教学、临床、科研任务那么繁重，年纪那么大，哪来那么充沛的精力？这些应该从他1984年10月5日在北京召开的"全国各民主党派、工商联为'四化'服务'双先'表彰大会"的发言中不难找到答案。在那篇题为《政策落实，老树开花》的发言中，他曾动情地说："在党的统战政策温煦阳光照耀下……春风雨露，老树亦能开花；枯木逢春，心花怎不怒放？古人有'朝闻道，夕死可矣'之说，我虽年逾花甲，但身心尚健，在'三中'全会精神的鼓舞下，更应以'只争朝夕'的精神，把失去的时光夺回来，珍惜晚年，老当益壮，为祖国四化建设贡献一切力量，这就是我的心愿。"1993年3月2日，他在《从医执教六十周年有感》一诗中写道："老翁八秩复何求，济世救人慰白头，继往开来吾辈责，慎终追远未曾休。"这便是先生这一时期思想的真实写照。

■ 五、忠诚"卫士" "铁杆"中医

先生的一生，经历了不同的社会制度，走过了一段颇为曲折的人生道路。然而，无论道路多么坎坷，他对中医事业的拳拳之心始终没有动摇，关键时刻，他还经常扮演身先士卒、"铁杆"中医的卫道士角色。

1933 年秋，先生担任《现代医药》（月刊）主编后，除借助杂志弘扬国粹、光大中医学术外，还拿起笔作武器，为争取中医合法权益撰写了大量文章。当国民政府废止中医的政策拟出台之际，他充分利用自己的刊物作为开展抗争活动的阵地，发表讨伐"檄文"，猛烈抨击"废医存药"的提案。在该刊第二期《全国兴办中医杂志热》一文中他写道："民众对科学救国仍抱有很高的热情，各省兴办中医杂志众多……1929 年，民国政府欲废止中医，反而导致民众掀起学习中医热潮，民众欲兴中医，从此可以感受出来。"在《各地兴办中医社团热》一文中写道："中医历代以来，多为单干，即父子相传、师徒相授，广告中的学会、学社，是目前中医团体的雏形。民众对政府的压制，采取了反其道而行之……"又该刊第五期，登载了广东欧阳秉均《对于日本奖励栽培汉医药与汪精卫氏废除中国医药感言》，文章对时任国民政府行政院院长汪精卫"废止中医"的言论逐一进行批驳，其中"余尝见政府朝发一令，曰'提倡国货'；暮献一议，曰'抵制外货'。今观其对国医药一举，其所行所为，悖谬一至于此，国欲不亡，种欲不灭，得乎……"一段话，不可谓不大胆，作者笔锋犀利堪赞，而编者之胆识同样可嘉。

1935 年 2 月，在《对于国医今后之希望》一文中，他写道："国医有四千余年悠久之历史，其经验不可谓不丰富，治疗不可谓不特效，历代君民之信仰，史册贻垂，彰彰可见，至今仍脍炙人口，四万万同胞之生命皆仰赖保障，其价值无可掩饰。""诚望今后医界同志，以坚定之毅力，进取之精神，为救亡图存计，要将固有之书籍整理之，空泛之学说删改之，治疗之特效阐扬之，流行之奇疫研究之。并设立学校，培养后起人才；创办医院，救济民众疾苦，则国医自有振兴之一日。"4 月，他在《现代医药》上发表《整理与创作》一文，文中疾呼："中医生命，悬于一线，若不力求自振，适应环境进化，则不免归于淘汰。然则自振者何？一曰整理：集中优秀人才，将数千年流传之医籍，应用科学方法加以整理。不整理是非莫辨，美恶难分，斯为改进中医之大障碍，故曰中医学术有整理之必要。学术整理之后，仍须固结团体，遴选人才，二者完成，则实行考试，设立学校。"明确指出整理学术经验、创办学校和医院、开展学术研究，是振兴中医的前提。接着又写道："二曰创作：凡发现一种特殊病症、奇异药物，应加研究，以期发明该种病症应用何药治疗为有效，该种药物对于生理上之作用，以及所以然之奏效，而完成新的创作。此二者如能努力做去，则我中医之复兴，可计日以待焉。"

1983 年 9 月，先生应邀出席"湖北各界纪念李时珍逝世 390 周年学术讨论会和中国药学史学会成立大会"，会议期间，与参会的福建代表陈宜根、赵正山发起倡议，全国学界同仁耿鉴庭、谢海洲、马继兴、李经纬、蔡景峰等人签名附议，回福州后即向省市有关部门及长乐县委、县政府递交了《关于改长乐县中医院为陈修园中医院的建议书》，建议长乐县委、县人民政府把长乐县中医院改称为陈修园医院，并拨款充实。

尔后应逐步建立陈修园医史文献馆，修建"南雅堂"及陈修园陵园等，并列为省一级文物保护。紧接着，又与名老中医康良石向福建省政协提案。此项建议与提案很快便有了回应：福州市政府榕政综［84］628号文批复，同意把长乐县中医院改为全民所有制性质的陈修园医院，陈修园医学文献馆已开始收集文史资料……

20世纪80年代中期，各地县级中医院如雨后春笋纷纷成立，唯独先生家乡福清未有动静。一个具有悠久历史的沿海百万人口大县、著名侨乡、全国经济百强县，竟然无动于衷，先生心急如焚。时值卫生部古籍整理小组白永波组长和人民卫生出版社《中级医刊》主编成德水来闽召开协调进度会，先生抓住这一难得的机会，会后愣是拽着白、成二人和福建省卫生厅中医处领导，一起到福清找卫生局局长及相关人员，敦促尽快成立中医院。

1986年，先生获知门生吴熙负责筹建福州市台江区中医院（今福州吴熙中医妇科医院）后，即对吴说："中医院要坚持办成具有中医特色，一定要体现中医中药的特点，千万不要西医化。不要'挂着梅兰芳的牌子，唱着现代剧的调子'；要记住中医千百年取得疗效，就是实践检验过的真理。"为了支持吴熙的工作，他经常风雨无阻，坚持每周两次到医院开展专家门诊，指导该院工作，在该院的初创阶段，真正起到顾问的作用。

1993年，先生得知福建省医史学分会委员陈俊孙担任屏南县中医院院长的消息后，很高兴，勉励并谆谆告诫他："当院长是好事，但搞行政不要忘了临床，院长是短期的，而医生是一辈子的职业。"又说："现在出名医太难了，原因多种，个人因素是主要的，许多中青年中医轻视经典著作，处方轻中重西，医疗水平还如何提高呢？作为中医院院长，你要重视中医，多宣传中医，教育职工多读书，多用中药，使中医院成为名实相符的中医医院。"

1997年8月，先生就省卫生厅即将召开的科技成果评选活动，针对当时医药卫生界普遍存在的重医轻药和忽视传统医学的倾向，建议中医处"把1983年5月8日《健康报》发表的《怎样发展我国传统医药》一文转给厅长和科教处参阅"，并在该文的重要句段下划线，以引起有关领导的注意。如崔月犁部长关于发挥中医特色、提高目前中医水平，以及从大、专中医教育和各级中医药人员的进修方面采取措施的讲话；钱学森关于中医现代化问题与当前自然科学水平关系的阐述，对社会上掀起的一股生搬控制论、信息论、系统论原理硬套中医理论做法的批评；以及"把名老中医的丰富经验保存下来"和"要按中医的传统方法来培养中医接班人""学原著，然后由老师带着看病，在临床中领会古典医著和老师处方的道理，这样不断总结、实践，慢慢地就可以变成良医"的一段话；中国中医研究院（现中国中医科学院）院长施奠邦"要加强医史的工作，要总结历朝历代在什么情况下医学得到了发展的经验。总结过去，可以指导我们今后的工作……但必须在中医的传统理论指导下，应用现代科学技术。发展中医一定要贯彻继承、发掘、整理、提高的方针"的一番话。十多年了，老人仍记得他们曾经说过的话，保存着这份报纸，充分说明他对中医工作的热切关注。

（撰文：俞鼎芬　刘德荣）

第二节　采撷百家　融会众说

先生数十年如一日地精研岐黄医术，博采诸家精华，发皇古义，融会新知，理论湛深，经验宏富，学术上自成特色，在医林中独树一帜。

一、推崇《内》《难》　师法仲景

先生一生熟读中医经典，尤其推崇《黄帝内经》（以下简称《内经》）、《难经》及仲景学说，认为历代医书汗牛充栋，各家学说纷繁驳杂，然而不论哪一流派，哪种观点，均源自《内经》。《内经》的学术思想博大精深，是中医理论和实践经验具有总结性意义的划时代巨著，历代医家都将其奉为圭臬，是公认的"医书之祖"。自《伤寒论》开始的历代医著，都是在《内经》的基础上逐渐丰富并完善起来的，因此它是中医理论之渊薮、学术之基石、实践之指导。而《难经》则是最早的《内经》专题注释本，是对《内经》理论的进一步阐发，问世后很快便对后代医家、首先对仲景《伤寒杂病论》的撰著产生了重大的影响，是《伤寒论》医学理论阐发的重要参考文献之一。至于《伤寒论》与《金匮要略》，则是继《内经》之后，对西汉以来临床经验的又一总结；其所确立的理法方药和辨证论治法则，两千多年来，一直有效地指导着后世医家的临床实践。不读仲景书，则医无准绳、治无法度。数十年来，先生对《内经》《难经》和仲景学说的研究从未间断。

20世纪50年代，先生在《浙江中医杂志》上发表了《〈黄帝内经〉的考证及其价值》一文，高度评价《内经》的实用价值和历史意义。紧接着又撰写了《历代治〈内经〉各家及其著作》，对汉代以后研究《内经》的代表医家杨上善、王冰、刘完素、马莳、张介宾、汪昂、张志聪、沈又彭、（日）丹波元简等及其著作的特点逐一进行评点。80年代中期，又在自撰的《中国医学简史》一书中，再次论及《内经》的历史成就与深远影响，称之为"世界医学科学史上极有价值的著作"。1986年，他在《中华医史杂志》上发表了《近五十年来对〈内经〉理论的论争》，称《内经》是"祖国医学理论体系的基础"，必须继续深入研究，并赞成杨则民从哲学辩证法来研究、恽铁樵从《易经》和《内经》以四时为基础来研究的思想方法。呼吁要"维护《内经》理论体系的完整性和科学性"，以及《内经》不能废除的观点。而他早年撰著的《内经语法研究》一书，则以《内经》中的重点生奥难解字词、句读和语法结构为切入点进行诠释，剖析透彻，对理解《内经》原文、掌握研究《内经》的方法，具有极大的指导意义。

先生认为，仲景的《伤寒杂病论》"是我国医学史上影响最大的著作之一"，强调学习仲景学说主要应探索其辨证施治之大法；《伤寒论》与《金匮要略》二书所载的260多首方剂，均具有很高的实用价值，是"中国医学方书的鼻祖"，是"众方之宗，万方之祖"，为后世中医临床奠定了理法方药和辨证论治的基础。他运用经方治疗内科杂病，常能收到左右逢源、灵动活法之妙。如应用《伤寒论》中治外寒内饮咳喘名方小青龙汤合三子养亲汤，易葶苈子为莱菔子治疗外感风寒、内停痰饮的支气管哮喘、慢性支气管炎、老年性肺气肿等病证；用《伤寒论》中主治阳明湿热黄疸的茵陈蒿汤加减治疗肝胆疾患，如加车前草、玉米须、白毛藤治急性病毒性黄疸性肝炎；去大黄加丹参、牡蛎、鳖甲、鸡内金、三棱、莪术等治胆汁性或门脉性肝硬化合并黄疸；加金钱草、海金沙、鸡内金、郁金、柴胡、川楝子等治疗胆囊炎、胆石症。又如用《金匮要略》中治胸痹的瓜蒌薤白半夏汤加丹参、桃仁、红花、川芎、赤芍等治疗冠状动脉粥样硬化性心脏病（冠心病）胸闷、心绞痛等症；用《金匮要略》的黄芪建中汤治疗因脾虚引起的虚羸不足，如慢性胃及十二指肠溃疡、消化系统功能减退，以及病后体虚、倦怠乏力、形寒肢冷等，每获良效。

■ 二、兼收并蓄　融会贯通

先生认为熟谙医道在于溯本穷源，明达医理，洞晓病机。先生读书，尤其重视钻研历代名医著作，采撷诸家精华。他经常告诫学生，既要善于汲取诸家前贤之长处，又要师古不泥，融会贯通。既不囿于一家之言，也不偏宗一家之法，更不专执一家之方。例如治疗温热暑病，多推崇清代诸温病学家的治验，善用叶天士的清淡轻灵、王士雄的清肃宣透之法。对于温病初起、邪袭肺卫的风热表证，每以吴鞠通《温病条辨》中的辛凉平剂银翘散宣透清解之；兼有咳嗽、身热不甚，则用吴氏的辛凉轻剂桑菊饮加枇叶、兜铃、浙贝等散风清肺。夏日感受暑湿、邪遏少阳，症见寒热往来如疟者，每用清代俞根初的蒿芩清胆汤清胆热、化湿浊；热偏重者，用雷少逸的清营捍疟法出入加减；尤其推崇雷氏《时病论》的治暑诸法。而对夏日乘凉饮冷、感受寒湿，症见发热头痛、微恶风寒、心烦口渴者，每采用吴鞠通的新加香薷饮加味治疗。

先生推崇李东垣之医道为"医之王道""有志于学医者，必尽读东垣之书，而后方可言医"；赞赏叶天士"温邪上受，首先犯肺，逆传心包"的创见。其调治脾胃，既善取东垣"升发脾阳"之法，又重视叶天士"脾喜刚燥、胃喜柔润"的主张。既善用补中益气汤、升阳益胃汤等治疗脾胃虚弱、中气下陷引起的少气懒言、四肢倦怠、大便稀溏、脱肛、子宫脱垂等症；又善以养胃滋液法治疗燥热内盛或病后胃阴损伤引起的胃脘疼痛、烦渴便结、纳欠不寐诸症，如用养胃汤治慢性萎缩性胃炎。他还常以陈修园《时方妙用》中的百合汤加川楝子、延胡索、郁金等治疗气滞日久化火之胃脘疼痛；而对脾胃虚弱挟湿出现的形体虚羸、食欲不振、大便溏薄等，则常用《和剂局方》的参苓白术散或《张氏医通》的香砂六君汤加减治疗。

对于心脏疾患的治疗，如冠心病的"真心痛""厥心痛"，既宗仲景瓜蒌薤白半夏汤和瓜蒌薤白白酒汤化裁以宣痹通阳；又善用王清任的血府逐瘀汤加黄芪与张锡纯的活络效灵丹加减以化瘀通络。治疗气阴不足之心悸气短、口干咽燥，多以李东垣《内外伤辨惑论》中的生脉散合仲景酸枣仁汤；对心气不足、痰阻心络所致的心悸、胸闷、痰多、失眠，常用明代王肯堂《证治准绳》中的十味温胆汤加减，以及蒲辅周的健脾化痰、除湿宁心法通心气、化痰浊以缓解证候。

而于咳喘的治疗，则多遵清代林佩琴"实喘责在肺，虚喘责在肾"之说，治法亦每与"喘由外感者治肺，由内伤者治肾"同理。如治风寒咳喘，常用《和剂局方》的三拗汤合明代韩懋《韩氏医通》的三子养亲汤加减以宣肺平喘、降气消痰；对风寒外束、痰热内蕴的咳喘证，用明代张时彻《摄生众妙方》的定喘汤加葶苈子、白芥子；而对咳喘日久之肾虚，则多选用清代汪昂《医方集解》中的苏子降气汤和《医级宝鉴》的麦味地黄丸随症加减。治疗咳嗽，则力倡清代程钟龄的"肺……过热则咳……过寒亦咳……攻击之剂既不任受"之论，常用程氏温润平和、不寒不热的止嗽散为基本方加减治疗多种类型的咳嗽。至于痰浊犯肺咳嗽，多采用《和剂局方》的二陈汤化裁，并自拟前杏二陈汤治痰多色白之咳嗽、朴杏二陈汤治胸闷气急咳嗽、蒌贝二陈汤治痰多黏稠咳嗽等。这充分体现他师古不泥、融会贯通、善于发挥的治学特点。

先生尊崇清代医家王清任《医林改错》中所倡导的活血化瘀法，并灵活运用王氏治瘀名方补阳还五汤加减治疗气虚血瘀中风，常收满意疗效。而对近代医家张锡纯治疗内科杂病的特色备加赞赏，对其学术主张推崇有加。如党参气温性和，实较东北人参为易用且价廉，可以常服；黄芪入汤剂，生用即是熟用，不必先以蜜炙；石膏寒而能散，治外感实热效若金丹，但宜生用，不宜煅用；因其质重，又当多用。其他如山茱萸长于救虚脱；三七消疮肿；水蛭生用可破瘀血，不伤新血；硫黄生用可治虚寒下利；蜈蚣、全蝎定风攻毒等，并常效法其用药特点。如以单味大剂量（60g）山茱萸去核浓煎灌服，救治气喘虚脱；在清肝利胆方中加鸡内金治疗胆囊炎胆石症，用鸡胵茅根汤治疗单纯性肥胖病，均取张氏"鸡内金善化有形瘀积"之说；又运用张氏活络效灵丹加减治疗气血瘀滞的肢体疼痛等。认为张氏《医学衷中参西录》所列之方，方方切于实用，强调后学要重视该书的学习和掌握，并专门为之谱写《医学衷中参西录方歌集解》，以方便记诵。

先生治内科杂病，服膺仲景学说，每以《伤寒论》《金匮要略》为准绳，治法融贯古今，遣方不落窠臼。对外感时病及脾胃、心肺肾脏、肝胆疾病的治疗，均积累了丰富的经验，尤对疑难杂病，每能把握不同的病机特点，善于从肝、痰饮、瘀血等方面进行辨证分析，在广收博采诸家学说精华的前提下，总结出了杂病从肝治、怪病从痰治、久病从瘀治的独特经验。

（一）杂病从肝治

先生认为，肝有协调脏腑之功能，与气血运行关系密切，一旦肝的功能失调，常成为内伤杂病的主要致病因素，如气滞、血瘀、痰饮、湿聚、火郁、食滞等在体内形成，临床上常见的内伤杂病多与肝的疏泄和调节功能失司有关，故临证常从肝辨证施治。如对肢体浮肿证的治疗，重视肝的疏泄功能对人体水液运行输布的影响，强调疏理气机在水肿治疗中的重要作用，多以疏肝和利湿两法配合运用，并自拟经验方理气五皮饮（带皮苓、桑白皮、地骨皮、陈皮、大腹皮、柴胡、白芍、枳壳）随症加减。水肿甚者，加地胆草、赤小豆、车前子；倦怠乏力、脾气虚弱者，加黄芪、太子参、白术等。又如大便溏泄一证，认为二便通调与否，不仅依靠消化器官的协同作用，而且有赖于肝气的条达、体内气机的流畅。因此临床治大便溏泄证，在运用常法治疗效果不明显时，多加疏肝理气药物，从治肝入手而取效。常用疏肝清热法（柴胡、白芍、枳壳、白头翁、秦皮、葛根、黄柏、黄连、木香、山药、野麻草）、抑肝理脾法（防风、白芍、陈皮、山药、白术、茯苓、薏苡仁、木香、黄连）、理气健脾法（柴胡、枳壳、白芍、山药、白术、扁豆、党参、陈皮、莲肉）等随症灵活运用。又如治反复日久的慢性偏头痛，指出此证多属肝郁化火、复感风邪、风火上扰清窍所致，常以平肝祛风法为主，方用加减清上蠲痛汤（川芎、白芷、羌活、防风、蔓荆子、细辛、钩藤、菊花、柴胡、葛根）。再如治肢体挛急震颤，则注重在育阴养血、荣筋止颤的同时，配合疏肝理气法，旨在使气机通达、血行流畅，以利于肢颤的恢复，常用四逆散加当归、枸杞子、熟地黄、麦冬、钩藤、地龙干等，阴虚甚者加龟甲、元参（玄参），震颤较剧者加全蝎梢、白僵蚕等。

（二）怪病从痰治

先生临证多遵前贤"痰生百病""怪病多痰"的论述，对许多疑难杂病善于从痰论治：一是以温胆汤为基本方治疗精神情志方面的疾患；一是以加味消瘰丸（元参、牡蛎、浙贝母、黄药子、夏枯草、海蛤壳、山慈菇、海藻）治痰核、瘰疬、瘿瘤等病证。如治痫证，常用涤痰汤加琥珀、远志、茯神等宁心安神药物，并配服白金丸（明矾、郁金）；治痰厥证，则针对患者半素多湿多痰的特点，运用豁痰开窍安神法，以导痰汤合甘麦大枣汤加减治疗；又治惊恐证，则遵古人"心虚则惊，肝虚则动""惊者……痰因火动"

之意，常从痰湿和心、肝两脏进行辨治，以调理气血治其本、祛痰宁心治其标的标本并治法取效，常用药物有水牛角、石决明、地黄、白芍、丹皮、代赭石、阴地蕨、陈皮、半夏、茯苓、胆星、天竺黄等。又治不寐证，指出《素问》有"胃不和则卧不安"之说，说明该证每起于胃气不和、积湿生痰、痰蕴化热、痰热上扰。素体虚弱或久病之人的不寐，亦多因兼有痰热内蕴、热扰神明而致，故常以十味温胆汤随症加减。曾用此法治愈数例病程长达数年的顽固性失眠证。其治脏躁，也多从治痰入手，配合养心安神法取效，方选十味温胆汤合甘麦大枣汤。

（三）久病从瘀治

先生取法古代医家的活血化瘀理论，对久治不愈的疑难痼疾，多着眼于治瘀，或寓祛瘀法于他法之中。如认为迁延日久、屡治不愈的胃脘痛，每由瘀血阻滞胃络，宜在健脾理气的同时配合活血祛瘀法，方用香砂六君丸合活络效灵丹加减。治疗久痹，常以活血祛瘀与宣痹通络法合用，多采用张锡纯活络效灵丹加味（丹参、赤芍、白芍、当归、桃仁、乳香、没药、三七粉），配合祛风散寒除湿或清热药物治疗。又治脱疽证，强调血脉瘀阻的病机特点，在温阳通脉的同时重视活血祛瘀，常用药物如黄芪、桂枝、附子、丹参、当归尾、桃仁、红花、乳香、没药、三七等。至于胸痹，认为其病因与气血功能紊乱有关，气行则血行，气滞则血瘀，日久不愈则血瘀之象更为突出，故应着重活血化瘀、通络止痛，常用血府逐瘀汤或活络效灵丹合瓜蒌薤白半夏汤加减，同时关注病情的虚实，灵活配合理气化痰、益气通阳法以标本兼治、通补兼施。此外还善用补阳还五汤加减治疗气虚血瘀的中风后遗症等。

三、治病求本　切中肯綮

先生每诊一病，必仔细观形察色、详询病情、诊视脉舌，尔后四诊合参，细审阴阳寒热，明辨脏腑病位，权衡邪正虚实，推究疾病本源，随证立法处方，法度严谨妥帖。他常说：辨证论治是中医诊治疾病的准绳和大法，治病必求其本，这是施治的前提；治病首在辨证，只有知病识证，方能方证合拍，治疗中的，取得药到病除的效果《素问·玉机真脏论》云："凡治病，察其形气色泽，脉之盛衰，病之新故，乃治之无后其时。"疾病变化万端，病情错综复杂，认真辨证，审因求本，尤为重要。辨证若失之毫厘，疗效则谬以千里。因此，在数十年的临床实践中，面对纷繁复杂、变化多端的病症，每能透过现象认清本质，辨析详明，治疗切中肯綮，效若桴鼓。试举典型案例说明之。

1990年3月12日治一重衣不暖证，患者平素形寒畏风，易患感冒，往往气候尚未转冷，背部自上而下即顿觉一股冰凉之感袭来，虽重衣亦不觉暖。经多家医院诊治数月，曾服桂、附诸温热之品亦未能起效。时值阳春三月，气温已达27℃，患者却身穿棉衣，且精神倦怠、四肢乏力、食欲不振、少气懒言，脉缓，舌淡，苔薄白。先生认为患者虽身着重衣、形寒畏风，但数月来屡服桂附诸温热之品却未能奏效，且亦未兼见腰膝酸软冷痛、四肢欠温、五更泄泻或下利清谷等脾肾阳虚证候，而以纳少体倦、畏风怕冷为主症，应属脾胃虚弱、脾阳不升、卫外不固使然。当治之以健脾益气、升阳祛寒，拟补中益气汤加减。

处方：柴胡6g，白芍10g，白术6g，防风6g，升麻6g，太子参15g，黄芪12g，淡附子3g，桂枝尖5g，炙甘草3g，麦冬15g。

患者服用5剂后，形寒畏冷明显减轻，其余症状均有改善。仍按前方稍作加减，予续服12剂，诸恙悉瘥。先生诊治本例，着重从健脾益气、升发脾阳入手，脾阳发、卫外固，形寒畏风自愈。足见治病欲获良效，妙在辨证准确、治及其本，且方药运用自如。

先生不仅精通中医内科，还兼通妇、儿科，其于诊治妇科痛经、月经不调、带下、产后病与儿科的高热、惊厥、泻痢、麻疹、厌食及小儿杂症等方面，均积累了丰富的经验。

（撰文：俞鼎芬　刘德荣）

第三节　博极医源　精勤不倦

先生从医执教近70年间，博极医源，精勤不倦，笔耕不辍，著述宏富，共撰写医著20多部，发表学术论文160多篇，400多万字，在海内外享有盛誉。

一、笔耕不辍　硕果累累

先生自幼信奉先哲"君子之学，或施之事业，或见于文章"及"君子之为书，犹工人之为器也"的箴言；赞赏"文章千古事""心生而言立，言立而文明，自然之道也"的观点。认为读书、做学问，凡有所心得，有所感悟，就要记录下来，及时刊发出去，或提供切磋交流，或引发讨论争鸣，抛砖引玉，何乐不为！更何况还能从中求得春华秋实、自慰其心的别样情趣，实乃两全其美之事。

早在20世纪20年代，刚入县立初中就读时，小小年纪的他就开始在校刊上发表反帝、反封建、抨击时弊的文章。30年代立志学习中医后，他更加积极撰文写稿。《黄疸病病理之研究》《精神魂魄之研究》《虚劳浅说》《血证之研究》等都是他在上海中医专门学校初涉岐黄之学时发表的。1933~1943年的10年间，他先后发表了50余篇论文，《饮症病理之研究与治疗》《鼠疫症治》《痧症浅述》《癫狂病的研究》等都是在这一时期"出炉"的，同时还出版了《中国麻风病学》（上海千顷堂书局）。

其才思之敏锐、出手之快捷，常令同道叹服。写作成了他的癖好，颇有"一日不作诗，心源如废井"的感觉。他几乎每天都要动笔，大凡看到的、听到的、想到的，都随时记录下来，医学典籍、报纸杂志、参考文献、会议材料、参观旅游、探亲访友，靡不摘录，并剪贴成册，分类保存。尽管他也时常发出"岂知儒者心偏苦，吟向秋风白发生"的慨叹，但依然乐此不疲，数十年如一日，从不懈怠消停。

1959～1962年，在《福建中医药》杂志上，他曾以笔名发表了28篇论文，其中单1959年一年就写了19篇。而这一时期，他正身陷逆境、受尽歧视，并为严重的胃及十二指肠溃疡所折磨，兼之人祸频仍、环境恶劣、经济拮据、物质匮乏，但他始终以顽强的毅力，克服重重困难，坚持创作，经常废寝忘食、通宵达旦，所收集的笔记、卡片盈筐累篓，不下千万言。饿了，啃一块福清饼（家乡的名小食芝麻光饼）或馒头干充饥；困了，泡一杯最廉价的明前茶末提神。用先生的话说：写作是他排除烦恼的良药，只有在中医学的殿堂里徜徉，在经典文献的海洋中遨游，从中寻求慰藉和乐趣，他那一颗孤寂的心灵才有所寄托，人世间的许多不平才会被抛却脑后，才有勇气走过20多年的风风雨雨，迎来中国历史上的一个全新时期、个人政治生命的第二个春天。

中共十一届三中全会后，是先生创作的又一高峰期。此时，他虽已年逾花甲，但热情高涨，老骥伏枥，壮心不已。宽松的政治环境，浓厚的学术气氛，频繁的经验交流，和谐的人际关系，不断改善的工作条件……这一切，大大拓宽了他的创作思路。尽管20世纪80年代中后期，市场经济的大潮也同样冲击着医药卫生界的"堤岸"，且谁都明白从事医史文献研究"钻故纸堆"和"爬格子"的那份寂寞与清苦，但他依然辛勤地耕耘着足下那片贫瘠的"土地"，无怨无悔。十多部、数百万字凝结他心血与汗水、融会他挚爱与追求的论著从他的笔端倾泻而出《虫类药物临床应用》《中国医学简史》、《闽台医林人物志》、《长沙方歌括》（校注本）、《中国药学史纲》、《中草药作物学》、《李濂医史》、《俞慎初论医集》、《保健药膳集萃》、《〈俞介庵临证经验集〉〈女科纂要〉》（合刊本）等都是这一时期的产物；近70篇具有较高学术水平和影响力的论文也在这一时期陆续刊出，可谓硕果累累。

■ 二、通治文史　功力深厚

先生通识经典，具有医、史、文、哲诸方面的渊博知识，不仅是一位深谙医理、精通医术的中医学家，而且是一位享有盛名的医史学家，其对中国医学史、中医各家学说的研究，以及对古汉语的研究，均达到相当的造诣，临床医疗和医学史研究成就卓著。诚如福建中医学院陈竹友教授所赞："精医、精史、精文，一代精诚大医；勤励、勤诲、勤耕，毕生勤恳伟成。"

他一向主张中医要"医文并重"，强调中医学的精华和历代医家的丰富治验蕴含于浩瀚的医学典籍中，而这些经典医书，文字古奥，词义深邃，语法复杂，若无扎实的古文字学基础，则难以登堂入室、领会意旨、掌握要义。他还强调中医学独特的理论体系就是医理与哲理的有机统一，是古代诸子百家学说精华的汇总与升华。扎实的古汉语与文史哲学功底是整理、继承、发掘中医药学遗产的先决条件，要想在中医学术上取得一定的成就，唯有认真学习、刻苦钻研、深刻领悟其精髓，才能达到高深的境界。

先生于训诂学、音韵学、目录学、版本学及校勘学等靡不钻研；对《尔雅》《说文解字》《广韵》《佩文韵府》等运用自如；而于八闽历史、医林掌故、福州十邑人文风物如叶向高、翁正春、甘国宝等历史名人了如指掌，娓娓道来，如数家珍，引人入胜。学生们都说：听俞老谈文论史，不但收获巨大，而且是一种享受。先生晚年闲来喜欢邀上三五诗友吟咏唱和，或参加诗社活动，写下不少诗作（152首），有《杏苑诗存》（内部印行）留存于世。原中国中医研究院资深研究员、博士生导师余瀛鳌在所撰纪念文章中，提及当年秦伯未曾对他的这位得意门生赞不绝口，说他是"现代儒医中最具代表性的人物之一"。

古医籍文献的整理与校注是许多中医不屑一顾的"雕虫小技"，先生却认为这是新的中医"集贤校理"历史任务。20世纪80年代，先生主动承担卫生部和福建省卫生厅下达的首批国家重点古医籍校勘任务，主持校注《李濂医史》和《新校注陈修园医书》（16种），并要求每位参校者都要认真对待这项工作，要充分利用现代交通发达、到各地藏书丰富的馆所查阅资料方便等有利条件，广收博采；遇有不解之处，可多方访求同道；确实无法解决时，方可"姑予存疑待考"。由于校注者能谨遵以上原则，因此所校几部古医籍质量均受到同行的好评。其中《新校注陈修园医书》（16种）1991年获全国首届优秀医史文献图书暨中医药工具书银奖、1978—1991年全国首届古籍整理图书三等奖（当年获奖的100多部图书中，古医籍仅占6部）等奖项。嗣后，又参与卫生部主持的重点古医籍《脉经》《神农本草经》与《针灸大成》的校勘审定工作。

先生在教学、临床与科研的同时，潜心致力于医史学的研究，并取得丰硕的成果。不但撰著了被誉为"中国医学史继往开来之作"——《中国医学简史》和《中国药学史纲》，且精研历代医家名著，认真总结古代医家的学术思想与临床经验，撰写了大量研究古代名医学术成就的论文。20世纪50年代末60年代初，他先后发表了《巢元方撰著〈诸病源候论〉》《宋代名医钱乙与陈自明》《李杲的辨证用药》《朱丹溪学说的基本观点》《痘疹专家董汲与陈文中》《叶天士、吴鞠通是温病学的奠基者》《王孟英对温病学的贡献》《虚心学习民间草药的赵学敏》等论文。20世纪80年代后，更以争分夺秒的精神，开展了对孙思邈、刘完素、张景岳、王旭高、张锡纯、冉雪峰、蒲辅周、程门雪等古今医家学术观点的深入系统研究，并撰写《孙思邈的学术思想及其经验》《刘完素的临床经验及学术观点》《张景岳的学术思想及学术论点》《张锡纯的学术思想及临证经验》《蒲辅周的学术观点及其临证经验》《冉雪峰的学术思想与学术经验》《程门雪的学术见解及临证经验》等一系列论文。同时，又对董奉、苏颂、宋慈、杨士瀛、熊宗立、陈修园等19位古、近代福建籍医家的学术特点进行认真的整理总结和客观评述：《杏林传佳话，医德垂千秋》颂扬三国时期建安神医董奉的高超医术和高尚医德，《校样绘图，综核名实》论述北宋名臣、科学家苏颂在本草学上的重大成就，《洗冤泽物，起死回生》盛赞法医学鼻祖宋慈对世界法医学的伟大贡献，《融会贯通，独树一家》评述南宋名医杨士瀛的学术特点，《医善专心，药贵经验》介绍明代医家熊宗立的学术思想及其著述，《由浅入深，从简及繁》介绍清代医家陈修园的治学方法及其对普及中医学知识的贡献，等等。在研究医学发展史及古代医家学说的过程中，汲取前贤大量宝贵经验，不断充实和丰富自己。

■ 三、严谨治学　注重实证

先生治学严谨，一丝不苟，学术上的争议，主张必求甚解。如经典文献、医家学说、方药组成、性味功效等，若遇存疑，必寻根究底，反复查核，务求明辨。临床诊病，认真细致，详察体认，分辨精审，对每一细微变化，均不轻易放过。处方用药，反复推敲，药味增损，悉心斟酌，力求丝丝入扣，从不粗疏草率、马虎应付。他常告诫学生：严谨治医，不仅是科学态度问题，更是医德医风问题；医生诊病认真与否，关系到病人生命的安危。这种高度负责的精神，是他一生为医的准则。

先生认为，实事求是是史学研究的原则，也是史书的灵魂。研究医学史，仅仅从书本上获取资料是远远不够的，而应着力于对历史真实面目的考证，注重史料真伪的鉴别和史迹的实地调查。对医学史上的每一重大事件与重要医家的论述，应穷源溯委，言必有据；每立一说，必旁证互参，以丰富的史料为立足点；不要主观臆断，更反对孤证立说。凡有争议的问题，不要轻易下结论，而应留待继续查证……他尤其推崇李时珍"读万卷书，行万里路"的治学精神，不顾年近古稀、身体瘦弱，凡外出参加学术会议，总要给自己附加调研考察的任务。从长沙马王堆3号汉墓出土的古帛书、陕西的孙思邈药王山、泉州湾的宋代古船遗迹，直至王叔和、李时珍、徐灵胎，以及闽籍医家苏颂、宋慈、陈修园故里，都一一亲临考察，采摭无遗，反复核查，分析比较，力求做到准确无误。

在查证史实的同时，先生主张要重视对今人的采访，从今人了解既往的历史。如他在撰写《中国医学简史》"现代医家"篇时，就曾多次登门拜访一些医家的后代及门生，从他们那里获取第一手资料；没有条件亲自前往的，就委托当地的医界同仁代为调查，或亲自去函核实。并对收集来的宝贵资料进行认真梳理、反复核对，有些医家的传记往往要经过十几次反复修改才最后定稿。正因为始终秉持这种严谨的治学态度和一丝不苟的精神，他的《中国医学简史》和《中国药学史纲》等著作，才体现出较高的史料价值。

综观先生的研究方法，具有以下几个特点：首先，他善于挖掘具有浓厚地域特色的人和事，尤其是那些鲜为人知的人和事。其次，善于从独特的角度研究独特的人物。如在《医学百科全书·医史卷》中，他写到了清末医学改良派人物力钧，这是许多医史书不曾提及的，因为有关力钧的史料较少；此外，还记载了一些医界鲜为人知的人物，如著名经学家、气功大师蒋维乔等，这些人物的补充，大大丰富了民国医学史的内容。再次，对医事、医政或医家具有独特的精辟见解。作为亲历者，先生对民国年间中医发展史颇有真知灼见，因此书中对医学史剖析的深度，是区别于许多同类书的鲜明特点。

先生善于发扬团队精神，并善于从战略的高度构想福建省医学史的研究方向，在他的带领下，福建省的医史研究在相当一段时间居于全国领先地位。如《闽台医林人物志》，就是先生带领的团队，历经8年时间广收博采而撰就的一部反映闽台历代医林人物学术思想、临床经验、医事活动的志书，全书共收录从三国时期到清代1700多年间的闽台医林人物722名，不仅填补了福建和台湾地方志中医林人物的空白，而且对认识闽台医学发展历史进程、编著闽台医学史、医林人物传记及开展各家学说研究等，均具有重要的学术价值。通过该书的编撰，先生还言传身教带出了一支老中青相结合的福建医药学史研究队伍。

扎实的功底、深湛的造诣、渊博的知识、严谨的治学态度、认真执着的不懈追求、甘守清贫的奉献精神，是先生取得突出成就的重要因素。

（撰文：俞鼎芬　刘德荣）

第四节　兴学办教　鞠躬尽瘁

受教育救国思想的影响，先生一生热衷于兴学办教，执教近70年，为中医界培养了大批人才，可谓桃李满天下。其中有学术继承人、研究生、本科生、进修生，有在他教诲下点石成金的，还有许多私淑弟子。他们均学有所成，不少人已成为中医界的骨干中坚。

一、倾囊办学　复兴中医

先生崇奉"建国君民，教学为先""成天下之才者在教化""教化之本，始于学校"之说。1935 年 2 月，他在《对于国医今后之希望》一文中，倡言"设立学校，栽培后起人才"，则"国医自有振兴之一日"。同年 4 月，他又在《整理与创作》一文中大声疾呼："学术整理之后，仍须固结团体，遴选人才，二者完成，则实行考试，设立学校。"

1939 年，先生与时逸人、张赞臣、钱今阳等共同出资创办上海复兴中医专科学校时，已有家室之累，经济并不宽裕，但他却把妻儿留给了老家的父母，自己的薪金收入除吃穿零花外，几乎都投到办学上。以至数十年后，每当提及此事，长女仍不无怨意地说："我其实是爷爷奶奶抚育培养的。"

1941 年，他在《复兴中医专科学校成立纪念》特刊上，发表了《健全中医教育的几点重要问题》，文中谈到："自'五四'以后，新文化应运而生，中国固有医学也受了影响而激起变化。新旧论争，无时或已……故欲求设备完善的中医学校而不可得。揆其原因，由于人力财力的不能集中，而教育机构亦不能健全。"又说："虽然教育部已有中医教育专门委员会的设立，列中医于教育系统，并公布规程及课程，此后中医学校有立案的途径可循。而颁布年余，迄未有呈请立案者，仍如前一样，各自为政，若长此如是，不禁为中医前途悲。"所以，"要改进中医，必须先健全中医教育"。并提出"主持者应有负责实干的精神，头脑清醒，舍私从公；筹备基金，充实经常设备等费；经费收支绝对公开；尽量容纳人才，化除成见，分工合作；依照教育部颁布课程标准，编辑教材"等 5 项富有改革创新的建设性意见，充分反映了他对兴教办学、培育人才的高度重视。

二、呕心沥血　精育杏林

中华人民共和国成立后，先生决定从此静下心来，好好地圆自己少年时代立下的"不为良相，便为良医"梦。1950 年 12 月，他向县军管会和省教育厅呈递了福清文光中学校长的请辞报告。此时先生的两位好友正准备南下南洋，他们和抗战时期已先行到印度尼西亚的老同事诚邀先生到泗水行医，说该城有不少福清老乡，先生若到当地行医，收入一定不菲。就在他办理赴上海通行证的当儿，县军管会代表兼福清一中代理校长李毅找上门来，和他促膝谈心，诚恳地挽留他继续为新中国建设贡献聪明才智。于是先生毅然谢绝了挚友的邀请，决定留下。

命运似乎注定先生此生要和"教书匠"这三个字结缘。1952 年春，从北京中医进修学校结业后回到家乡，先生就一直担任中医教学工作，紧接着又被调往省城，而这一调，就是整整半个世纪。

对于中医教育，先生可谓春蚕吐丝、呕心沥血。早年没有统编教材，他就自己编讲义，刻蜡版，印材料，经常弄得灰头土脸，但先生却以此为乐事，认为"教不严"，乃"师之惰"。他讲课从不就书论书，而是尽可能多地补充课外知识，以激发学生的兴趣和求知欲，启迪学生的思维，常常备课到夜阑人静时。他对家人往往缺乏耐性，对学生却总是循循善诱。他深切体会古人"学，然后知不足；教，然后知困"这一至理名言的深刻含义。常说："不要以为当了教师，就万事皆通，教师也要不断学习、不断充电。朱熹曾说过：'为学之道，莫先于穷理；穷理之要，必在于读书。'不读书的人，又怎能提出问题呢？而教师要为学生答疑解惑，就必须刻苦钻研学问之道，这就叫'教学相长'。"对上门求教的学生尤为热情，总把他们当朋友看待，"竹筒倒豆子般"地将自己的学识毫无保留地传授给他们。他说："只要能和学生们在一起，能让我传道、授业、解惑，就是我最大的乐趣"。

晚年，先生自感来日无多，为了夺回失去的宝贵时光，他加倍地忘我工作。白天讲台授课、临床应诊；晚上挑灯夜战、认真备课、审读论文、著书立说。对学生，他总是倾力相授，有求必应，有问必答。经常为他们批改论文，不厌其烦地写回信，甚至帮他们查找资料，鼓励他们潜心做学问。每当看到他们有所进步，总是欣喜不已。他十分重视培养医史研究接班人，对他的助手和研究生倾注了大量的心血，全心全意带好班，想方设法让他们参加各种学术会议，并引荐他们拜访各地名家。每承担一个新课题，都要亲自带领他们一起攻关，并教导他们要充分发扬团队精神，尤其是大项目，如大型古医籍丛书的整理校注，就要靠集体的智慧和力量共同完成。《新校注陈修园医书》（16种）、《闽台医林人物志》、《李濂医史》等书的出版，走的都是团队协作攻关的路线。每出版一部新书，总不忘赠寄得意门生，并虚心征求意见，以便日后修订再版。

先生信奉"教化之本，始于学校"的名言，不仅重视中医教育，而且也重视普通教育。他曾参与创办家乡的一所中学，而且还亲自授课。

20世纪40年代的福清，虽然是拥有40万众的人口大县（今139万余人），却无一所完全中学。学生初中毕业后，要长途跋涉到省城福州投考高中，这就给许多想继续求学的孩子带来诸多不便，尤其是家境贫寒的子弟，往往囿于经济拮据而中途辍学，失去了继续深造的机会；而许多学生出去后也少有返县谋职的，造成了人才的大量流失。

1943年，先生从沪上返县后，即在辛亥革命志士、孙中山密友、民国国会议员、著名教育家郑忾辰的倡导下，与家乡一批热心教育事业的知识界同仁发起创办私立福清文光中学的倡议。他多方奔走，动员邑中开明绅士、社会贤达，捐献田产、店业，赞助兴学办校；并利用福清侨乡的优势，发起向海外侨胞的募捐活动。1943年8月25日，私立福清文光职业高中董事会正式成立，先生为校董。学校的成立，解决了学生就近入学和生源流失的问题。由于成绩显著，教学质量高，1944年夏，学校开办不到一年，就获福建省教育厅批准立案。其时正是中国历史上政治最为黑暗、人民生活最为困苦的时期，也是抗战进入最艰难的时期，创办一年多的文光中学，很快便陷入了资金不足、难以为继的困境中。就在此时，首任校长拂袖去了台湾，董事会任命先生接替校长职务，亲友们都奉劝他慎重考虑。然而一向喜欢挑战自我的先生却凭着"明知山有虎，偏向虎山行"的牛劲，"知难而上""临危受命"，接下了第二任校长的重担，开始了六年之久的"武训办义学"式的尝试。这一年，先生正当而立之年。

这一时期，通货膨胀，物价飙升，学校常常面临发不出薪金的尴尬，人心浮动。为了稳定教师队伍，先生殚精竭虑、辛勤操劳、惨淡经营，团结全校员工，齐心协力，共渡难关。他多方奔走，筹募资金，并带头动员新婚妻子变卖首饰给教工发薪水。1946年夏，他亲自督工兴建新校舍，改扩建科学馆和图书馆，购置图书和教学仪器设备，为提高教学质量、提升学校知名度奠定了良好的基础，使文光中学在困境中得以维持并发展。1947年，学校获省教育厅批准，转为普通中学。

先生任职期间，大力培养人才，热心资助贫困学生，帮助他们解除失学之忧。他除担任行政职务外，还担任语文科任老师。他教学认真，要求严格，常教育学生要努力学习，胸怀报效国家、奉献社会之志，把自己培养成为建设国家的栋梁之材。对学习成绩好的学生爱护有加，尤其是成绩好的贫困生，总是想方设法支持他们完成学业。如学生罗伟因母亲患病而中途辍学，先生知道后，亲自批准他免费注册入学，直到他1949年春参加闽中游击队为止。又如学生郑蒲英，因为家庭困难想退学，先生得知情况后，发动教师解囊相助，终于使她顺利完成学业，并于1949年夏考上厦门大学物理系，1953年毕业后分配中科院高能物理研究所从事高科技研究。此间，他还凭借自己的社会声望和医生的职业特点，巧妙地利用各种社会关系，为从事地下革命活动的同志探听消息，并不畏艰险，多次掩护学校地下党师生员工开展地下革命活动。

文光中学的历史虽然短暂，但却培养了不少人才。学生中的绝大多数人都曾是学有所成的专家、教授、学者、知识界精英，甚至于党政要员、商界巨子、金融界翘楚，都曾为新中国的建设做出了不同的贡献。每当校友聚会，谈起他们的老校长时，无不怀着无限崇敬和感激之情。先生在世时，郑蒲英常从遥远的首都，给老校长捎来她亲手烹制的鸡松，并经常给老校长写信，谈到师长的养育之恩时，总不忘以"过去是您的学生，现在是您的学生，将来永远是您的学生"作为结束语。2005年11月25日，听说要举办先生九十诞辰纪念活动，罗伟知道后，不顾年老行动不便，硬是从福清高山赶来福州参加纪念会。而当年那些远离家国或去了台湾的校友，许多年后仍然情系故乡、关心母校、铭记师恩。国门开放、两岸相通后，他们常给老校长写信、打电话、寄贺卡，从海外或台湾回乡探亲，总是念念不忘到福州看望老校长。

（撰文：俞鼎芬　刘德荣）

第五节　修己爱群　济世活人

先生一生为人耿直、作风正派、洁身自好。受其父亲的影响，自学习中医开始，就十分注重医德修养，认为医乃仁术，济世活人、救死扶伤，义不容辞；对病人应不问亲疏贵贱，一视同仁。他极力推崇秦越人、淳于意、董奉、孙思邈、傅山等古代医家的医德医风与人品风范，盛赞孙思邈的《大医精诚》论，并将其作为自己立身处世的座右铭。

一、济世活人　德劭医林

先生经常将清代学者袁枚《徐灵胎先生传》中的"德之不存，艺于何有"作为口头禅，向学生灌输医德医风教育，教导学生学医先要学做人，为人一定要讲诚信，要虚怀若谷，尊师重道。他钟爱为人实在、刻苦钻研、尊老敬贤的学生；对那些华而不实、夸夸其谈、追名逐利之辈，则十分鄙视。

他一向反对将医术作为捞取金钱的资本。认为医生收取规定的诊费，是为正当收入，无可厚非；可收取诊费之后，又收受病家的红包，那就没有道理了。至于药品回扣，则完全可以视为非法收入、受贿行为……

先生拒收病家礼物的事例很多也很生动。据说有一次，适逢过节，一位病家送来了两只黄花鱼，他正好不在家，家里的保姆不明就里代收了。傍晚先生回家知道后，大发脾气，硬逼着她们把黄花鱼退还病家，把他的老母亲和保姆吓得大气不敢出。可病家是乡下来的，又没留姓名地址，上哪儿找去？之后连连几天，一提到送礼的事，他就一个劲地叨咕母亲"贪吃"。从此，她们再也不敢随意收受病人的礼物了。

1958年，先生从机关搬到居民区，从此开始和城市最底层的平民打交道，时间长达25年之久。其间，他用自己的医术免费为周围群众解除疾苦，并赢得了他们的信任和尊敬。他家离福州工业路（1958年时建立的工业区）较近，找他看病的多是工厂的女工，她们每天三班倒，工作很辛苦，收入却很低。因此先生给她们开的方子中，从不随便动用贵重药品，而且能用草药单方时，尽量不开大方、复方，为的是减轻病家的负担。病看好后，病人为表示感谢，有时也会送诊费或礼品，他总是婉言谢绝。他的医风医德在那一带有口皆碑。20世纪80年代，先生在中医学院国医堂看专家门诊，他给病人开的方子，也多体现简便廉验的原则：轻药小方能治病的，不开重药大方；一般药能解决的，绝不动用贵重药。那时国医堂开始实行经济承包，药房个别人有时也会抱怨说："俞老开的药太便宜，还不够人工费。"每当听到这些话，他总是正颜厉色地说："看病讲的是疗效，而不是赚钱，轻药能够治重病，有什么不好？病人生病，身心肉体痛苦自不必说，经济负担也无端加重了，做医生的就应当千方百计减轻他们的负担，就算享有公费医疗，也要从节约国家开支的角度考虑。"一席话，说得对方无言以对。

受市场经济大潮的冲击，学院部分教师看到临床医生收入丰厚，感到自己"吃亏"，不安心教学，都千方百计下临床或经营药品销售之类的第二职业，有的甚至把诊所开在自家的杂物间。先生对此颇不以为然。当听到孩子们议论起当前全社会都在"向钱看"，劝他何不趁现在身体状况还可以的时候，多看些病，多赚几个钱，犯不着年纪一大把，视力又不好（高度近视加白内障），还要成天爬格子，又吃力又没有经济效益之类的话时，他就来气，总是正颜厉色地呵斥道："这分明是不正之风嘛，你们还当什么好经验来游说我！如果大家都只想着赚钱，谁来教学生？学校还要不要办？科研还要不要搞？如果搞教学的不好好备课，成天为捞钱下临床，势必严重影响教学质量，更何况有些教师原本就不是学临床医疗专业，没有医师执照，也混着去看病，这不是很搞笑吗？要钱也不是这么个要法，君子爱财，也得取之有道啊！你们劝我这么做，莫非要我身后留些钱给你们花不成！希望你们以后回来不要再跟我提'钱'字！"真是"好心当做驴肝肺"，子女们一个个自讨没趣，发誓今后绝不跟老爹谈诸如此类的话题。

先生一向廉洁奉公，无论是在县中医公会，还是在上海复兴中医专科学校，抑或在福清文光中学任职期间，都有与金钱打交道的机会，但他从来都是公私分明。正因为如此，他在复兴专校和文光中学就职时，校方都要他兼任总务主任。20世纪80年代中期，为建立学院医史陈列室，他出面请农工党的老朋友、福州市工艺美术学校教师、著名国画家张英画了十几幅有关历代医家医事活动的画卷，并托张到工艺美术厂定制了20多尊医家脱胎塑像，当时仅付给对方每张（尊）20~30元的劳务费（成本费），几乎是半送半给。1984年张英在香港举办个人画展后，其国画的市场价一路飙升；不久，其画作的价格更是随着他的辞世涨到每幅2万元。至于脱胎塑像，也随着工艺品市场行情看涨，每尊卖到数百元。每当知情者参观中医学院博物馆，看到这些画像，提起当年先生为购置这些展品绞尽脑汁、到处奔波忙碌，如今给学院留下了一笔宝贵财富时，都感念不已。殊不知先生在购置这些文物过程中，虽然动用了他与张英的个人交情，但也是锱铢必较，目的就是为学院节省科研经费。至于他自己，却从来没有"搭车"

向张英索画。

20世纪80年代中期，农工党省委会曾组织医药专家赴闽东北边远山区开展医疗扶贫，先生不顾自己年迈体弱，每次都踊跃报名参加，曾先后到过寿宁、周宁、建宁等县。他认为这些边远山区缺医少药，农民看病很不容易，应该经常组织医药下乡活动，以方便群众、服务人民。他还经常带领福建中医学院农工党支部成员，到家乡福清开展专家门诊，所得收入全数上缴，作为支部活动经费。

■ 二、医乃仁术　反对守秘

先生历来反对把中医学术神秘化，对社会上一些人将中医学术吹得神乎其神，并以此沽名钓誉，甚至谋取钱财的行径深恶痛绝。认为中医既然是一门科学，那就应该属于全社会，应该为广大民众解除疾苦，有好经验、好疗法、好方子，就应该公诸于世，与全社会分享；而不是藏之密室、束之高阁，甚至随着人亡而失传。他常说："中医并不神秘，关键是多临床实践，积累经验，尤其是年轻中医，要争取多跟老中医学习。中医的秘密就在于疗效，而疗效靠的就是经验。"他的这一理念始终贯穿于他的教书育人与临床实践中。

1976年，他在给次女俞鼎芬的信中就充分表达了这一思想。他写道："我的看法，古人著书目的有二：一为传之后代，一为公之于世。至于秘而不传者甚少。儿孙不肖，传之一两代就失传了，况今日的社会与以前不同，守秘何用……"

"至于名医后代，如上海之丁（甘仁）家、马（培之）家、费（伯雄）家，数代而传，亦赖其子孙能肖则传。他们既能代代相传，自有文字之传。丁家、马家、费家均有专书出版……至于恽铁樵、谢利恒（观）、曹颖甫等，皆赖学生之传……福州就不然，我所知道的如翁启安、林可济、高润生、王德藩就没有传世的东西；而林笔麟、郑兰芬等，名是传了下来，而在学术总结方面就逊色多了，这都是很令人遗憾的事。"

"我可以坦诚地告诉你，你祖父的经验并无多少秘密……现在客观情况是不可能守秘的，有些经验不通过临床实践，是不能得其好处的。上海情况较好，代代相传较多，他们的后代文学修养也高，所以能够传下来。中医学术并不是放在秘箧中，变成蠹茧残叶……这些年我把自己的经验从理论到临床记录了一些，如果有人愿意替我抄写誊录，我都喜欢，只要他们肯学，我都欢迎。"

1992年，先生得知自己是首批全国老中医药专家学术经验继承工作指导老师的消息后，心情十分激动。他在上呈院党委"关于推荐学术继承人人选的建议"报告中写道："这是党交给我们老一辈中医的一件大事，丝毫不能马虎。""我很希望身边能有比较得力的助手协助我完成此项'工程'，以期在有生之年将我的学术思想和临床经验尽快整理出来，奉献给人民和社会，为促进中医药事业的发展贡献力量。"在他的倾心指导下，他的学术继承人刘德荣经过三年的传帮带，完整地继承了他的学术思想与临床经验，并在临床、教学、科研诸方面都取得可喜的成绩，在医史学方面亦颇有建树。而他早年培养的几位研究生，如肖林榕、华碧春等，如今也都是福建中医界的中坚。

爱因斯坦说过："耐心和恒心总会得到报酬的。"先生终其一生所付出的辛勤与努力，终于结出了累累的硕果，党和人民给予了他高度的评价：1984~1985年，先后被评为福州市劳动模范、"福建省五一劳动奖章"获得者，福建省教育先进工作者，民主党派、工商联四化建设"双先"表彰大会代表。1986年5月，他以71岁的高龄加入了中国共产党。1988年被国家教委、劳动人事部、教育工会评为全国优秀教师。1990年被国家中医药管理局授予"国家级中医药专家"称号。1991年被卫生部、劳动人事部、国家中医药管理局确定为首批全国老中医药专家学术经验继承工作指导老师；同年，因对发展教育事业做出突出贡献，受到国务院表彰，并享受国务院政府特殊津贴。1992年福建省教委授予"优秀教育世家"牌匾与荣誉证书。所撰著的《中国医学简史》荣获1985年卫生部重大科技成果奖乙级奖、1991年首届全国优秀医史文献图书暨中医药工具书银奖；《中国药学史纲》获1988年福建省医药卫生科技进步奖一等奖、1991年国家教委科技进步奖三等奖、1991年首届全国优秀医史文献图书暨中医药工具书铜奖；《俞慎初论医集》获1994年"福建省第二届中医药优秀科技图书"一等奖、"1995年度国家中医药管理局中医药基础研究奖"（部级）二等奖等奖项，深受业界的好评和海内外读者的喜爱。

值得一提的是，2019年，福建省开展名医工作室建设，福建中医药大学附属第三人民医院的"俞慎初学术流派传承工作室"正式成立。该流派即先生所代表的"医经学派"，崇尚经典医著并精通临床医术是该流派的学术特点，在近现代闽派医学中具有一定的影响。

俞慎初学术流派的第二代学术传承人为刘德荣、俞鼎芬、俞鼎芳。其代表性传承人刘德荣自1985年起即师从先生，担任其临床、教学和科研助手，同时整理总结其医学经验，1994年经国家卫生部核定为俞慎初学术继承人。俞鼎芬自1980年起即参与先生多部学术著作选题的策划，协助《中国医学简史》《俞慎初论医集》《虫类药物临床应用》的整理编撰与出版，并承担责任编辑。如今第三代传承人——刘德荣教授的研究生、本科生代表陈玉鹏、温建恩、吴方真、石伟荣、赫建斌等传承其学术，晚辈同事邓月娥多年师从刘德荣教授学习临证和福建医学研究，林友宁、王章林等亦均传承先生的学术经验，成为先生学术的第三代传承人。

由于先生的研究成果在中国医药领域中占据领衔地位，医学成就在海内外医学界受到广泛关注并具有一定影响，故第二、第三代传承人在闽地古代医学源流和医家、医著研究中同样处于领先地位。应该说，以"医经学派"为学术特点的俞慎初学术流派，脉络清晰，代有传人。

最后，让笔者转录国医大师干老祖望1994年为庆贺先生八十诞辰暨从医执教六十周年时写给先生的一组七绝，作为对先生一生的概括和本篇的结语：

良相良医立志求，朝研本草暮汤头；
悬梁刺股寒窗冷，不占鳌头誓不休。

鼎食锦衣不屑求，唯冀事业立班头；
谁谓种豆难收豆，且看长安有伯休。

临床教学史旁求，满腹经纶此老头；
漫笑家贫人亦瘦，庐陵太守乐无休。

书痴笨伯少干求，饱饫文章白了头；
君我情形如一辙，道闻夕死不知休。

（撰文：俞鼎芬　刘德荣）

第二章　俞慎初教授临证诊治特色

俞慎初教授业医近 70 年来，以擅治内科杂病见长，又兼通妇幼诸科，医术精湛，疗效显著，积累了丰富的经验。他临证诊病，均以精深和娴熟的中医理论为指导，审察辨证，把握病机，立法选方，严谨贴切，用药进退，得心应手，药味平淡而有出奇制胜之妙。兹从内科、妇科、儿科三部分，浅析俞师的临证特色。

第一节　内科杂病治疗经验

俞教授治内科疾病，首崇仲景学说，每以《伤寒论》《金匮要略》为准绳，治法又融贯古今，遣方用药不落窠臼，调度权衡注重实效。他在长期的临床医疗中，对外感时病、脾胃疾病、心肺肾病证和肝胆疾病，积累了一整套独特的诊治方法和丰富的治疗经验，尤其对疑难杂病的诊治颇具独到之处。每能根据内科病证的证候表现，把握不同的病机特点，善于从肝、痰饮、瘀血等方面进行辨证分析和诊治，方药运用多有创见，对后学颇有启发。

■ 一、外感时病　灵活用方

感冒是由于六淫、时行病毒侵袭人体而致病，临床表现以鼻塞、流涕、恶寒、发热、咳嗽、全身不适等为其特征。风邪为外感的主因，其虽为六淫之首，但在不同季节，往往与其他当令时气相合而伤人，如冬季多属风寒，春季多属风热，夏季多夹暑湿，秋季多兼燥气，梅雨季节多夹湿邪等。俞教授指出，虽然感冒的共性均为外邪侵犯肺卫，但感邪有轻重，正气有强弱，四时之气有区别，因此临床症状则各有轻重，脉证亦各有差异，需要医生认真辨证，详审病机，灵活选方。

（一）运用前贤名方治温热病

温热病是临床的常见病、多发病，大多起病急骤，传变迅速，临床表现以发热为主症，且易化燥伤阴为特点。俞教授指出，临床诊治温热病证，须熟谙叶、吴、薛、王诸温病学家之旨，掌握卫气营血和三焦辨证大纲，并参考伤寒六经。察证审机，分辨湿热偏重、病位深浅、正邪盛衰之不同，立法用药，细致权衡，灵活运用透表、清气、祛湿、清营、凉血、滋阴等不同治法。然温热为病，变化最速，又易化火，伤阴耗液，故温病之治，以"迅速祛邪"和"顾护阴液"为临证之关键。俞教授临证善于灵活运用前贤名方，故常取得较好疗效。

1. 时发暑疟，治以清泄少阳

《素问·阴阳应象大论》云："夏伤于暑，秋必痎疟。"夏月感受暑湿，邪郁伏于少阳，阻遏枢机，过夏而发。证见寒热如疟，午后热甚，入暮尤剧，天明得汗则减，热退又复升，缠绵日久，且伴有脘痞呕恶，舌红苔腻，脉弦数或濡数，治拟清泄少阳胆热，兼以化湿，方用清代俞根初蒿芩清胆汤。湿偏重者，可酌加藿香、佩兰、通草等；热偏重者，方用雷氏清营捍疟法（连翘、竹叶、扁豆衣、青蒿、木贼草、黄芩、青皮）加减。

—— ［案例］——

王某，男，25岁，1975年8月11日诊。患者暑天在乡，外感发热，微恶寒，每日上午10时前后体温逐渐上升，下午4时前后可达39℃左右。曾经西医治疗，热度稍退又复升，时轻时重，有汗而热不解，缠绵数月。伴头重胸闷，咳嗽，痰白而黏，小便如浓茶色，舌苔白，脉弦数。此乃暑湿郁遏少阳，治拟清泄少阳、分消湿热，方用蒿芩清胆汤加减。处方：青蒿叶6g，黄芩6g，枳壳6g，陈皮4.5g，连翘6g，瓜蒌24g，法半夏6g，茯苓10g，碧玉散15g（包）。水煎服。上方连服5剂。每天上午8~9时服头煎，午后3~4时服次煎。5天后热退，后进补中益气汤加减，以善其后。随访半载，未再复发。

本例病发如疟，身热数月不退。俞师究其病起于夏令伤暑，"暑必挟湿"，为暑湿所犯。寒热如疟状，是邪郁少阳气分之证，故以清泄少阳湿热立法，用蒿芩清胆汤清胆利湿，使少阳枢机旋运，遏伏之邪外达，湿去热除，5剂而愈。又因病情延治日久，耗气伤正，故以补中益气汤善后。俞教授又重视服药时间，在邪正交争的发热时服药，不仅汤药易达病所，且有利于助正祛邪，故临床易于取效。

2. 暑湿中阻，旨在清热利湿

夏暑当令，暑热与湿气多相兼为病，诚如叶天士《临证指南医案》所云："长夏湿令，暑必兼湿。"叶氏并指出，暑湿之邪若不得从表解，"暑热深入，伏热烦渴"，每每困阻于中焦阳明，常见身热不退，胸痞脘闷，渴不欲饮，少腹硬满，便闭溲赤。治法应以清热利湿为主，兼以通下。方用黄芩滑石汤或蒿芩清胆汤，酌加宣闭通下药物治之。

—— ［案例］——

林某之妻，52岁，1975年8月29日初诊。患者10天前因得急性胰腺炎，经某医院治疗后，现腹痛减轻，症状改善，但身热不退，以午后为剧，体温持续于38~39℃。神色如蒙，面色潮红，且脘腹满闷，渴不欲饮，大便3天未通，小便短赤。

诊其脉弦数，舌绛。该证为湿热内结于中焦，气机不利，见脘腹满闷，渴不欲饮，便秘溲赤；热邪上迫，则神识如蒙。拟清热利湿、兼通下立法，用加味蒿芩清胆汤配服紫雪丹。处方：青蒿6g，黄芩6g，竹茹10g，法半夏4.5g，陈皮4.5g，碧玉散10g（包），枳壳4.5g，瓜蒌24g，玄明粉10g（分两次后入）。水煎，先送服紫雪丹1.5g。

二诊：上方服3剂后，热退，神志转清，便通溲利，胸闷亦减，察其脉和缓。因湿热尚未悉除，继以连朴温胆汤加蒌、贝。处方：黄连4.5g，川朴6g，法半夏4.5g，陈皮4.5g，甘草3g，赤茯苓9g，瓜蒌15g，川贝母6g。水煎服。连服2剂后，诸恙平复。

本例病情较为复杂，但俞教授能慎察病因，又参之时令，紧扣湿热病机，以清热利湿、宣闭通下法取效。然此例湿热中阻之便秘与阳明腑实之燥屎内结、腹痛拒按者迥异。此因暑湿久羁、气机闭阻、传导失司而致，故腹满便秘很少出现腹痛，治法重在清热利湿，不宜以峻剂攻下，如叶天士所云："伤寒邪热在里，劫烁津液，下之宜猛；此多湿邪内搏，下之宜轻。"所以，俞教授仅在蒿芩清胆汤中加通便导滞的玄明粉和瓜蒌，即取此意也。热清湿化，大便通畅，邪有下行之路，诸症自解。

3. 湿热蕴蒸，务须分清湿热

湿温病为长夏初秋之常见病。湿为阴邪，其性黏腻，故病势缠绵，经久难愈。湿热之邪常蕴蒸稽留于气分，且多以中焦脾胃为病变重心，而中气的盛衰，又取决于湿与热的不同转化。中气实则阳旺而从热化，中气虚则阳弱而从湿化。因此，临床上须分辨湿与热孰轻孰重，审病求因，然后选择苦寒清热、芳香化湿、淡渗利湿等不同治法。

──[**案例**]──

吴某某，男，46岁。患者素体阴亏，复感受湿热之邪，证见发热，头晕，耳鸣，胸脘痞闷，口渴，舌苔白腻，脉细濡数。脉证合参，脉细主阴虚，濡为湿盛，数为热炽。湿热内蕴，阴液受伤，邪热外迫，故发热口渴，头晕耳鸣，胸脘痞闷；舌苔白腻为湿重于热。拟育阴化湿清热。处方：西洋参6g（另炖冲），牡蛎24g（先煎），生鳖甲24g（先煎），生龟甲24g（先煎），冬瓜仁18g，扁豆花9g，荷叶10g，竹茹10g，青蒿梗4.5g，薄荷2.5g。水煎服。

二诊：胸腹部出现白痦，但未透发，身热未解，仍照前法出入。处方：生龟甲24g（先煎），生鳖甲24g（先煎），石决明24g（先煎），川朴花4.5g（后入），荷叶10g，冬瓜仁18g，北杏仁15g，扁豆花9g，沙参15g，茯苓皮9g，佩兰叶6g。水煎服。

三诊：脉转缓，舌苔已薄，白痦亦渐呈现，仍就前法加减。西洋参4.5g（另炖），生鳖甲24g（先煎），生龟甲30g（先煎），石决明24g（先煎），冬瓜仁18g，佩兰叶4.5g，扁豆花10g，茯苓皮12g，荷叶10g，薤白8g，浮海石10g，生谷芽15g。水煎服。

患者药后又复诊一次,脉和舌净,胸腹白㾦满布,热已解。仍按前法服药,以善其后。

本例为湿热留恋气分而发白㾦,如王孟英《温热经纬》所云"湿热之邪,郁于气分,失于轻清开泄……而从卫分发白㾦者,治当清其气分之余邪"。又因患者素体阴虚,故养阴与祛邪并举,用西洋参、鳖甲、龟甲、牡蛎育阴生津,青蒿、荷叶和扁豆花清暑透表,使阴津恢复,正能胜邪,白㾦透发,达到清热化湿、透邪外出之效。二、三诊仍守前法,使湿热之邪进一步透达,以收全功。

4. 邪热入营,法当清营泄热

热入营分,为温病临床上的危重证候,以身热夜甚、烦躁、神昏谵语、舌质红绛为邪热入营的辨证要点。叶天士指出:"入营犹可透热转气。"此乃湿病邪热入营分的治疗大法,方用吴鞠通清营汤加减。《外感温热篇》云:"营分受热,则血液受劫。"柳宝诒曰:"邪热燎原,最易灼伤阴液。"因此,临床治疗既要重视清营泄热这一治疗原则,又要注意热伤营阴的一面。临床上常加入甘寒养阴的天花粉、芦根、石斛等,但应避免使用过于滋腻之品,以有碍于邪热的清透。

——[案例]——

林某某,男,35岁。患者夏月感受暑热之邪,证见壮热,神志不清,时有谵语,夜寐不安,自汗,口渴,少气,右脉虚数,舌质红绛。此为暑热入心营,急用清营汤以清营泄热。处方:犀角尖6g(锉末冲服),生地黄15g,元参10g,竹叶心3g,麦冬9g,京丹参6g,黄连4.5g,金银花10g,天花粉9g,连翘6g。水煎服,日分3次服,送紫雪丹2g。

二诊: 服药后,身热不恶寒,神志仍不清醒,时时谵语,宜清心开窍、苦寒清热为主。处方:犀角尖4.5g(锉末冲服),生地黄12g,元参10g,竹叶心3g,麦冬10g,京丹参6g,黄连4.5g,金银花6g,连翘4.5g,荷叶10g,九节菖蒲4.5g。水煎服。另送服安宫牛黄丸1粒。上方服后,神志转清,谵语消失,续予紫雪丹以清余热。

本例暑热内陷心营,见壮热、神昏谵语、夜寐不安,此为热灼营阴之重证。治如陈平伯《外感温病篇》中所述:"热邪极盛,与三焦相火相煽,最易内窜心包,逼乱神明,闭塞络脉,以致昏迷不语……闭者宜开,故以香开辛散为务。"故本例之治在清泄营热的同时配服安宫牛黄丸、紫雪丹以清心、芳香开窍。清营热和开心窍双管齐下,使神志转清、营热透解,诸症悉安。

5. 余热伤阴,强调养阴透热

温病以热盛伤津、阴液损耗为主要病变特点,故温热病后期每以阴液不足和余热未清并见,常有夜热早凉或低热不退,形瘦乏力,口咽干燥,舌红少苔,脉细数等症状,治以养阴透热法。但临床上余热与阴虚多有所偏重,以余热未清、邪留阴分为主者,用青蒿鳖甲汤加柴胡、地骨皮等；若以阴津耗伤为重者，宜雷氏清热保津法（石斛、生地黄、连翘、天花粉、麦冬、人参叶）加减。

──［案例］──

任某某，女，69岁，1973年10月12日初诊。患者于高热之后，两个多月来低热不退，每于午后身热，至晨热退身凉，时发时止，久延不愈，伴食纳减少、小便短赤，舌红且有裂纹，苔白带黄，脉沉细数。证系邪伏阴分，阴津耗损。仿雷氏法，以透热保津为主。处方：干石斛 15g，麦冬、生地黄各 12g，木通 3g，淡竹叶 6g，甘草梢 3g，鲜芦根 15g，元参 9g，青蒿叶 6g，地骨皮 6g。3 剂，水煎服。

二诊： 诸症好转，仍就前方出入。处方：石斛 15g，生地黄 12g，沙参 10g，鲜芦根 15g，明玉竹 6g，麦冬 10g，元参 10g，青蒿叶 10g，地骨皮 10g，胡黄连 4.5g。水煎服。

三诊： 上方续服 3 剂后，低热已除，苔白黄减退，舌质裂纹转浅，胃口顿开，小便增多。仍以养阴透热为治，予青蒿鳖甲汤加味。处方：青蒿叶 10g，生鳖甲 18g（先煎），地骨皮 10g，银柴胡 6g，当归身 6g，知母 6g，乌梅 5 枚，胡黄连 9g，元参 10g，麦冬 15g，石斛 15g。3 剂，水煎服。药后低热未再复发，诸恙尽除。

温热病后期，余热未退且阴津亏耗，顾护阴津尤为重要，故本例以滋养阴液为主，又配加透邪之品，使邪去热除阴复而病告愈。

6. 伏暑晚发，重视解表清里

伏暑多因夏月感受暑邪后未即发病，至深秋或立冬前后复感当令之邪而诱发的病证。虽然时至初冬季节，然其临床并未出现风寒外感之表现，而多具有暑湿的证候特点，如初起寒热如疟，以后但热不寒，入夜尤甚，胸腹灼热，心烦口渴，大便溏而不爽，脘痞，苔腻。其发病证型又有邪在气分与营分之别。此病实质上是发于初冬的暑病，正如吴鞠通《温病条辨》中所指出的："长夏受暑，过夏而发者，名曰伏暑。"俞教授治伏暑多采用解表清里之法，方用香薷蠲暑饮，既解表清暑，又清热利湿，表里同治而取效。

──［案例］──

林某某，男，46岁。患者因长夏感受暑湿之邪，留伏于里，至秋后发病，寒热往来，寒轻热重，口渴，心烦，头痛，自汗，苔白带黄，脉浮数。此证为伏暑晚发，其寒热往来难退，治宜解表清热利湿法，乃仿大埔林德臣治秋疟法，采取芩、连苦寒泻热之药，忌用沙参、地骨皮等甘寒滋腻之品，采用林氏所制之香薷蠲暑饮治之。处方：香薷 6g，黄芩 6g，川黄连 3g，粉葛根 3g，麦冬 6g，杏仁 4.5g，赤茯苓 4.5g，甘草 2g，天花粉 4.5g，滑石 6g，元参 4.5g；如便秘加大黄 4.5g。水 2 碗，煎至 1 碗服之。药后热尽退为止，连服 10 余剂而愈。

本案例为治伏暑之证，以苦寒之芩、连而清里热之邪；香薷、葛根解肌表之邪，赤茯苓、滑石以利暑湿之邪，从小便而解；麦冬、元参合天花粉、甘草生津止渴；杏仁宣开肺气，诸药配合，使表邪得解，里热得清，此乃俞教授仿林氏立方之意也。

（二）解表兼扶正治低热不退

俞教授认为，久病不愈易引起元气耗损，或温病后期，温热邪气久留，体内阴津亏虚，常导致低热反复不退，临床表现特点多见有疲惫倦怠、气短乏力、身热不高、微恶风寒，或口干心烦、动辄汗出等，此为虚人感冒之证，乃属体弱卫外不固，以致反复感邪，缠绵难愈，导致低热不退。由于低热不退的病因病机较为复杂，因此临床上应灵活运用扶正达邪的治疗方法，根据气虚和阴虚等不同表现，在解表药中酌加扶正之品，不可过于辛散，单纯祛邪，强发其汗，每每重伤正气。兹举验案三则如下：

1. 邪踞阴分低热

── ［案例］──

罗某某，男，35岁，1973年10月10日初诊。患者3个月前曾发高热，热退后两个多月来一直低热不退，每日午后热度均在37.5~38℃之间，神疲乏力，饮食无味，舌质中间光剥，旁有薄白之苔，脉象细数。参合脉证，此乃邪踞阴分，故晡热早凉，而现薄白之苔，则有夹湿之象，湿热羁留。治之先予蒿芩清胆汤，以清热除湿为主。处方：青蒿叶6g，淡竹茹10g，清半夏5g，赤茯苓10g，枯黄芩6g，绿枳壳5g，制陈皮5g，碧玉散10g（包）。水煎服。

10月12日二诊： 服上方2剂后，薄白之苔已去，继与青蒿鳖甲汤透邪养阴。处方：青蒿叶6g，生鳖甲18g（先煎），生地黄12g，肥知母6g，粉丹皮6g，干石斛12g，明玉竹10g，水煎服。嗣后均以此方出入，经服20余剂后，低热逐渐消退。

本证乃邪踞阴分，低热不退，且有薄白之苔，乃湿热羁留之象，故治疗分为两步。先予蒿芩清胆汤清热祛湿，使湿除热减；继以透邪养阴之青蒿鳖甲汤，使阴复而热退。立法有不同，用药有先后，均在于审因辨证，灵活用药。

2. 热邪伤阴低热

── ［案例］──

任某某，女，69岁，1973年10月12日初诊。患者于高热之后，两个多月来低热不退。每天9时以后热即上升，但热度不高，食纳减少，小便短赤，舌质裂纹，苔白带黄，脉沉细数。证系邪伏阴分，夜热早凉。治之仿雷氏法，以透邪保津为主。处方：丁石斛15g，麦冬9g，生地黄12g，细木通3g，淡竹叶6g，甘草梢3g，鲜芦根15g，黑元参9g，青蒿叶6g，地骨皮6g。水煎服。

二诊：上方连服 3 剂后，诸症均有好转，仍就前方出入。处方：干石斛 15g，生地黄 12g，北沙参 10g，鲜芦根 15g，明玉竹 6g，麦冬 10g，黑元参 10g，青蒿叶 10g，地骨皮 10g，胡黄连 4.5g。水煎服。上方续服 3 剂，低热已除，苔白黄减退，舌质裂纹转浅，胃口顿开，小便增多。仍以养阴透热为治。嘱其又服上方 3 剂后，低热未复发，其他症状亦显著好转。

本例为热邪伤阴，邪伏阴分则夜热早凉，故以养阴透热为主；待阴复则足以制火，邪去则低热自退。热邪伤阴，主要表现为舌现裂纹；湿热夹杂则苔显白黄；热邪潜伏阴分则脉象沉而细数。故本例之治，一者养阴，一者透热保津而获效。

3. 心气阴虚低热

─── [案例] ───

郑某某，女，32 岁，1985 年 8 月 15 日初诊。自诉平日头晕，心悸，胸痛，气促，月前高热之后，低热迄今未退，经医院青霉素滴注，尚无见效。察其舌质绛，苔薄白，脉细数。此为心气不足，阴虚发热。患者因有心悸、胸痛之象，故治疗当以益气养阴为主，以青蒿鳖甲汤加味治之。处方：青蒿叶 6g，生鳖甲 24g（先煎），左牡蛎 24g（先煎），地骨皮 10g，银柴胡 6g，乌梅肉 5 枚，当归身 6g，肥知母 6g，麦冬 12g，川郁金 6g，太子参 12g，远志肉 6g。嘱每日上午 8 时服头煎，下午 4 时服次煎，连服 5 天。

二诊：服上方 5 剂后，低热已退，尚觉头晕、胸痛。仍就前方出入而续服之。处方：太子参 12g，双钩藤 12g（后入），明天麻 12g，京丹参 12g，赤白芍各 10g，川郁金 6g，青蒿叶 6g，生鳖甲 24g（先煎），银柴胡 6g，麦冬 12g，当归身 6g，肥知母 6g，乌梅肉 5 枚。

三诊：服 5 剂后，低热未再发，食欲亦增，精神转佳。处以下方续服巩固之。处方：太子参 12g，双钩藤 12g，明天麻 12g，京丹参 12g，赤白芍各 10g，川郁金 6g，青蒿叶 6g，银柴胡 6g，麦冬 12g，肥知母 6g，远志肉 6g，五味子 5g。续服 5 剂后，诸症已瘥。

本例为心气不足、心阴亏耗，加之邪踞阴分而引起低热，故以益气养阴透邪为主。青蒿有透邪除热之功，鳖甲养阴退热为胜，加以知母、银柴胡二味助之，其效尤著。

（三）重视调理肺气治咳喘证

俞教授认为，咳与喘虽是两种病证，但往往互相关联，互为因果，同时发病。咳可致喘，喘常伴咳。咳喘是肺的主要病变，《灵枢·经脉》云："是主肺所生病者，咳上气喘。"因肺外合皮毛，皮毛先受邪气，感受外邪是咳喘的常见病因。但咳喘非独肺之病也，《素问·咳论》云："五脏六腑皆令人咳。"人体脏腑的病变多能影响肺脏而导致咳或喘，或出现累及多脏腑的复杂证候，其中以肺、脾、肾三脏病变为常见。

因此临证治疗咳喘先应分辨外感内伤，明察脏腑，详审病机，并根据病情的寒热虚实、标本缓急灵活施治。

1. 风寒咳喘首当宣肺祛痰

咳喘发病，每因感受外邪引起。肺主气属卫，司呼吸，具有宣发卫气之功能，如《素问·五脏生成篇》曰："肺之合皮也，其荣毛也。"由于肺和皮毛相合，所以外邪侵犯皮毛卫表时，常常影响及肺，导致清肃失司；若触动内蕴痰浊，痰阻气逆，肺失宣降，从而因痰而咳，因咳而喘，咳喘并见，临床上除了出现反复咳嗽外，常伴有呼吸急促、气喘痰鸣，治当宣肺祛痰，方用自拟治疗咳喘经验方止咳定喘汤，该方由蜜麻黄、杏仁、苏子、白芥子、葶苈子、蜜款冬、蜜橘红、茯苓、半夏、炙甘草等组成，具有宣肺平喘、祛痰止咳之功，治疗风寒咳喘痰多者有较好疗效。临床常用此方治疗急慢性支气管炎、支气管哮喘或轻度肺气肿病患。止咳定喘汤的临床运用：如恶寒发热、鼻塞流涕、表证明显者，加荆芥、防风、紫苏叶；痰黏稠、咳吐不爽者，加桑白皮、浙贝母；胸闷不舒者，加瓜蒌、郁金。如风寒外束、痰热壅肺的咳喘证，症见咳嗽痰黄，喘促，烦热口干，即用定喘汤加葶苈子、白芥子等治之。

──────[案例]──────

项某某，女，34岁，1992年1月23日诊。素有哮喘证，多年来经常发作。近日不慎受凉，咳嗽不已，喘促气急，胸闷，痰多色白，舌淡红，苔白，脉细缓。证属风寒引动内饮致肺气不宣之咳喘，治宜宣肺平喘、止咳祛痰，予止咳定喘汤加味。处方：蜜麻黄6g，杏仁5g，炙甘草3g，蜜款冬6g，浙贝母10g，陈皮5g，茯苓10g，半夏6g，紫苏子10g，白芥子6g，葶苈子6g（包）。服5剂后咳喘明显减轻，但仍感胸闷，以上方加瓜蒌15g，再进5剂后，诸症悉平。

外感风寒，外邪束表，痰浊壅肺致肺气不宣之咳喘，俞教授运用宣肺祛痰法并以止咳定喘汤治疗每获良效。止咳定喘汤虽是在古代名方三拗汤、三子养亲汤和二陈汤的基础上加减组成，然而其配伍巧妙，运用灵活，组方严谨。方中麻、杏、草（三拗汤），辛温散邪，宣肺平喘；葶苈子、紫苏子、白芥子三药是取三子养亲汤降气消痰之意，但先生习惯用葶苈子易原方中的莱菔子，是为增强该方降气消痰平喘之效，与三拗汤配合，一宣一降，疗效益彰。古人认为葶苈子是泻肺的峻品，不能轻易使用，但先生临床中常与白芥子、紫苏子配合治疗痰多咳喘症，每获良效，亦未发现有任何副作用。方中增加化痰止咳的款冬花和燥湿化痰的二陈汤诸药，旨在祛除气道痰浊，以达止咳平喘之目的，故止咳定喘汤有较好的止咳平喘功效。

2. 加减止嗽散治疗多种咳嗽

止嗽散出自清代程钟龄《医学心悟》，由荆芥、百部、紫菀、桔梗、白前、陈皮、甘草等组成。方中诸药温而不燥、润而不腻，其功用能宣能肃，能升能降，有表有里，具有宣不过散、肃不过下的特点，程氏称此方"温润平和、不寒不热，既无攻击过当之虞，大有启门逐贼之势"，是治外感咳嗽的通用方。俞教授根据止嗽散的组方原则，对原方进行化裁，重新配制成"加减止嗽散"，其药物有荆芥、百部、杏仁、浙贝母、款冬花、陈皮、甘草7味，全方具有疏风止咳、理气化痰之良效。临床上常以此为基本方，随症加减，广泛应用于治疗多种类型的咳嗽。如风热咳嗽，与桑菊饮或银翘散合方；风寒咳嗽，加防风、紫苏叶；痰浊咳嗽，与二陈汤合方；痰多气逆咳嗽，与三子养亲汤合方；肺热咳嗽，加桑白皮、黄芩、枇杷叶；如燥邪伤肺、耗伤津液，见咳嗽少痰者，加沙参、麦冬、知母、元参等。

—— [**案例**] ——————————————

王某，男，35岁，1990年10月11日诊。半个月前感冒，经西药治疗后表证已除，但咳嗽频作，咳声不扬，痰白黏稠，口干喜饮，脉弦滑，舌质稍红苔白。证属风邪犯肺，肺失清肃，且内蕴痰浊略有化热。治宜疏风宣肺止咳，兼清化痰热，予加减止嗽散加味。处方：荆芥6g，百部6g，杏仁6g，蜜款冬6g，蜜兜铃6g，茯苓10g、陈皮5g，蜜枇杷叶10g，浙贝母10g，紫苏子10g，炙甘草3g。服4剂后，咳嗽明显减轻，但仍痰白黏稠。前方加桔梗6g，又服4剂后咳嗽获愈。

本例感受风邪，表证解后，余邪未尽兼痰浊内蕴，肺失宣降致咳嗽不已，故俞教授用自拟加减止嗽散并加入具有清肺化痰、止咳降气作用的蜜枇杷叶、蜜兜铃、紫苏子等药治之，而获捷效。加减止嗽散是俞教授治疗咳嗽的经验方，其取程氏止嗽散原方的荆芥、百部、陈皮、甘草，加杏仁、浙贝母、款冬花所组成。俞教授认为，荆芥能疏风散邪，不仅表证用之，无表证咳嗽少量用之，有助于疏散肺经风邪，以达宣肺之目的；百部有润肺止咳之功，是治新久咳嗽的良药。俞教授又重视治咳方中理气药的应用，认为咳嗽主要因肺气不利引起，故用陈皮化痰湿、理肺气。原方的白前，因多用于肺气壅塞、痰多气逆的内伤咳喘证，俞教授常弃之不用，而加入止咳降气的杏仁和清肺化痰止咳的浙贝母，又用长于止咳作用的款冬花易原方的紫菀。诸药配伍得当，故止咳化痰作用优于原方，临床疗效也较原方显著。

3. 痰浊犯肺注重燥湿化痰

脾主运化水谷精微和水湿，若过劳伤食，损伤脾胃，则导致脾失健运，水谷精微和水湿不能正常输布，而聚湿生痰，痰浊上壅于肺，致肺失宣降出现咳喘。前贤所谓"脾为生痰之源，肺为贮痰之器"，即此之谓。此为脾肺同病，症见咳嗽反复发作，或喘促不已，喉间痰鸣，倦怠食少，舌苔腻白，脉滑。治宜健脾燥湿，化痰止咳。常用二陈汤随证加味。如常用二陈汤加前胡、杏仁、鱼腥草等药（前杏二陈汤），治疗外感痰黄之咳嗽；用二陈汤加厚朴、杏仁、莱菔子等药（朴杏二陈汤），治疗兼见胸脘满闷之痰咳者；用二陈汤加款冬花、杏仁、白前（款杏二陈汤），治疗咳甚痰多色白者。如伴有气逆喘促者，加葶苈子、白芥子、紫苏子（三子二陈汤）；体倦乏力、纳少者，与六君子汤合方。若咳痰黄稠、喘急口干者，加桑白皮、瓜蒌、浙贝母。

───［**案例**］───

赵某，女，61岁，1990年5月10日诊。患者有慢性支气管炎病史，咳嗽时作时止已10余年。近一周来咳嗽复作，痰色白量多，质黏稠，咯吐不利，夜寐欠佳，舌质淡红，苔白而干，脉弦缓。诊为痰浊内壅、肺气不宣，治宜燥湿健脾、化痰止咳。处方：前胡6g，杏仁5g，陈皮5g，半夏5g，茯苓10g，浙贝母10g，蜜枇叶10g，蜜兜铃10g，夜交藤12g，合欢皮12g，炙甘草3g。服5剂后咳嗽遂减，夜寐改善，痰量减少且易咯出。前方续服5剂后，咳嗽自平。

本例咳嗽因痰浊内蕴、肺络受阻、宣降失司而致，故用前杏二陈汤燥湿化痰、理气止咳且和中；又症见痰黏稠、咯吐不爽、苔白而干，此为痰浊已有化热致肺燥之象，故加蜜枇叶、蜜兜铃、浙贝母等以清肺化痰止咳。本例标本同治，药达病所，所以应手取效。

4. 气郁咳喘强调疏肝宣肺

肝与肺的关系甚为密切。《灵枢·经脉》云肝经"其支者，复从肝别贯膈，上注肺"，其经络相连，功能也相互影响。肝气升发，肺气肃降，二者互相协调，互相制约，则人体气机升降正常。若情怀悒郁，忧思恼怒，肝气郁结，失其升发疏泄之能，就会影响肺气的肃降而致咳喘。俞教授治此气郁咳喘证，常用疏肝宣肺、止咳平喘法，予肝肺同治，用四逆散合三拗汤加蜜款冬、香附等。若肝郁化火，逆乘于肺，肺失清肃之权，见气逆咳喘不已，常用四逆散合泻白散加杏仁、枇杷叶、浙贝母、黄芩等。

───［**案例**］───

林某某，女，35岁，1990年10月22日诊。患者咳喘反复已2个月余，每于情绪不佳时加剧，伴胸闷不舒，两胁胀痛，舌淡红，苔薄白，脉弦细。证属肝郁气滞，肺失宣降。治宜疏肝宣肺、止咳平喘。处方：柴胡6g，白芍10g，枳壳6g，炙甘草3g，蜜麻黄6g，杏仁5g，蜜款冬6g，香附6g，桔梗5g。服上方4剂后咳喘减轻，胸闷及两胁胀痛好转。又进原方5剂后，咳喘获愈。嘱其常服逍遥丸以善其后。

患者咳喘伴胸闷不舒，两胁胀痛，且情绪不佳时咳喘加重，而知咳喘因肝气郁结、气机不利、气逆犯肺所致。明代李梴《医学入门·卷五》指出，咳喘因"七情气逆者，则以枳壳、香附顺气为先。"故先生治疗从疏肝理肺入手，用柴胡、白芍、枳壳（易枳实）、甘草（即四逆散）疏肝理气解郁，配蜜麻黄、杏仁及甘草（三拗汤之意）宣肺平喘，并加蜜款冬、桔梗止咳化痰，加香附增强理气解郁之效。由于药中病机，故疗效显著。

5. 咳嗽日久多从肺肾论治

咳喘日久，多累及肺肾两脏，出现肺肾虚损的症候，尤以肾虚为多见。肺气虚之咳喘，每见喘促短气，汗出畏风，脉虚无力或脉大而芤。俞教授临证治疗以益气定喘法，常用生脉散加黄芪、胡桃肉。古人有肺主出气、肾主纳气之说，凡肾虚不能固守于下，每致肾不纳气、气逆而上发为咳喘。常见喘促、呼多吸少、动辄喘息加剧，兼见腰膝酸软、体倦乏力，脉沉细，舌淡苔白，治以降气平喘兼补肾敛气法，方用苏子降气汤（《医方集解》所载方）加山萸肉、旋覆花、代赭石；气阴两虚之喘促者，常用生脉散与参赭镇气汤合方治疗。俞教授治肾虚喘促，喜用山萸肉一药，常用山茱萸60g单味炖服取效。认为山茱萸不仅能补肾益精，而且有固涩敛气作用，治肾虚喘促疗效颇佳。肾阳偏虚者，以苏子降气汤加胡桃肉、补骨脂、油肉桂等助阳纳气之药，或配服人参蛤蚧散；肾阴偏虚者，用麦味地黄丸滋肾纳气。

──[案例]──

金某，男，63岁，1990年2月12日诊。患有慢性支气管炎合并轻度肺气肿。上月感冒，经治疗后表证已解，但咳嗽气喘仍反复发作，且胸闷气短，动辄喘促，腰酸肢怠，痰稀白量少，脉弦缓，舌淡红，苔白。证属肾气虚之咳喘，治宜降气平喘、补肾敛气。处方：紫苏子10g，半夏5g，当归6g，黄芪12g，陈皮5g，降香6g，川朴根5g，山萸肉12g，旋覆花6g（包），代赭石18g，炙甘草3g。服4剂后咳喘气促明显减轻。前方又续服8剂后，咳喘平息，精神转安。

俞教授对气逆喘促为主症的肾虚咳喘证，着重以降逆顺气为治，常用《医方集解》所载的苏子降气汤（紫苏子、半夏、陈皮、前胡、厚朴、当归、沉香、甘草）。方中紫苏子、陈皮、厚朴均能降逆顺气、止咳化痰平喘；当归既善养血润燥，也兼治喘咳上气；沉香一味，因药源较缺，临床常用行气降逆的降香代之。全方合用，降气作用尤著。故本例之治，选用苏子降气汤以降气平喘；因痰少稀白，且兼倦怠，故去前胡增入黄芪益气补虚，加山萸肉补肾敛气；配旋覆花、代赭石增强降气镇逆作用。本例因降气定喘兼顾补肾，故药后喘咳自平。

■ 二、协调脏腑　注重治肝

人身气机贵在条达，条达则气血流畅，气血冲和，运行无碍，则百病不生。肝脏有调节人体气机之功。肝主疏泄，其性条达，疏即疏通血脉，周流全身；泄为宣泄气机，疏泄协调，则气机条达，气血畅通而调和。肝又主藏血，司血的贮藏和血量的调节。所以人体气血运行与肝紧密相关。若肝失疏泄、气机郁滞、血行不畅，易致血瘀；

气滞常能化火，火性炎上，灼津而为痰；木不疏土，脾失健运则致食滞；气机不畅，又常引起水湿内停。因此，一旦肝的疏泄功能失调，可导致内伤杂病的主要致病因素如气郁、血瘀、痰饮、湿聚、火郁、食滞等在体内形成，故临床上常见的内伤杂病，多与肝的疏泄和调节功能失司有关。清代周学海《读医随笔》指出："凡病之气结、血凝、痰饮、浮肿、臌胀、痉厥、癫狂、积聚、痞满、眩晕、呕吐、哕呃、咳嗽、喘哮、血痹、虚损，皆肝气不能舒畅所致也。"所以俞教授临床治疗内科病证，重视从肝辨证施治，调理气机，常获得较好效果。

（一）健脾利水　顾及疏肝

俞教授指出，疏利水道、调畅三焦气机是治疗水肿的基本方法，临床上多数从肺的通调、脾的运化输布、肾的开阖等方面辨证论治。然而人体水液的运行与肝的疏泄功能密切相关，肝气条达，气机通畅，体内水湿津液才能正常运行输布。朱丹溪云："气顺一身津液亦随之而顺矣。"若肝失疏泄，气机受阻，即影响三焦决渎通利，脾虚导致水液运行障碍，使水湿不能下输膀胱而出现小便短少，溢于腠理肌肤而见浮肿，此属肝郁脾虚气滞之水肿。俞教授认为，治疗脾虚气滞浮肿应以疏肝理气和健脾利水法配合运用，方能见效。常用柴胡疏肝散或四逆散合五皮饮治疗。水肿较甚者，常加地胆草、赤小豆、车前子；气虚倦怠乏力者，加黄芪、太子参等。

───── ［案例］ ─────

倪某，女，49岁，1992年3月17日诊。面目及下肢浮肿两年余，时轻时重。伴头晕倦怠，脘胁胀闷不舒，嗳气纳少，上肢酸麻感。舌淡红，苔白，脉弦缓。尿常规检查阴性。证属肝郁脾虚水肿，治宜疏肝理气、健脾利水。处方：柴胡6g，白芍10g，枳壳6g，炙甘草3g，带皮苓30g，桑白皮15g，地骨皮12g，陈皮5g，太子参、黄芪、赤小豆各15g，地胆草30g，白术6g，威灵仙、豨莶草各12g。服上方5剂后，浮肿减轻，胃纳渐增，上肢酸麻已愈。前方去豨莶草、威灵仙，又连服10剂后，浮肿消退，精神转佳。

明代张景岳《景岳全书·肿胀》指出："凡治肿者，必先治水，治水者，必先治气。"强调疏理气机在水肿治疗中的重要作用。所以临床上对于浮肿且兼有脘胁胀闷、嗳气、脉弦之气滞者，俞教授多在利湿的同时配合疏肝理气法治疗而取效。

（二）涤痰宁心　兼以清肝

俞教授认为，人的精神神志活动除了心主神外，与肝的关系也甚为密切。心藏神，肝藏魂，肝与心包同属厥阴经。肝气条达，气机调和，则心情舒畅，神志清楚，语音清晰。如肝疏失常，则易引起情志的异常。俞教授临床上曾用治肝法治疗因惊恐而引起的神志异常证。此类病证，每因惊恐后耗伤心阴，导致肝肾阴液不足，木失濡润，肝胆之火挟痰热上扰神明,因而出现头痛失眠、坐卧不宁、性情急躁的神志异常,俞教授即用泻肝清火、涤痰宁心法治疗,方取龙胆泻肝汤或当归芦荟丸与温胆汤合方加减而获效。

──[案例]──

林某,男,38 岁,1974 年 8 月 20 日初诊。患者半年前带学生到郊区劳动,因遇塌方受惊后引起神志失常。家属带其就诊时,患者躁乱不安,时而两目直视,自言自语,又诉晚上睡眠不安,多做噩梦,大便秘结,小便短赤。诊其脉弦而有力,舌苔黄腻。此乃肝胆实火挟痰热为患,先以泻肝清热为治,予龙胆泻肝汤配服当归芦荟丸。处方:①龙胆草 4.5g,小木通 4.5g,建泽泻 4.5g,北柴胡 4.5g,车前子 12g,生地黄 12g,粉甘草 3g,山栀子 5g,条黄芩 4.5,当归身 6g。2 剂,水煎服。②当归 30g(酒洗),龙胆草 30g(酒洗),山栀子 30g,黄芩 30g(炒),黄连 30g(炒),黄柏 30g(炒),大黄 15g(酒洗),青黛 15g(水飞),芦荟 15g,木香 6g,麝香 1.5g。上药合研末和蜜为丸,每次服 15g,开水送下。

二诊:前方服 2 剂后,二便通利,神志稍安,火势稍敛;继以涤痰泻火、养心安神法治之,方用十味温胆汤加蒌、贝、胆星。处方:太子参 10g,全瓜蒌 30g,干地黄 10g,法半夏 6g,蜜橘红 4.5g,白茯苓 10g,川贝母 10g,枳壳 45g,酸枣仁 10g(炒),远志 3g,五味子 3g,胆星 3g,竹茹绒 10g,炙甘草 1.5g,生姜 3 片,红枣 2 枚。清水 2 碗煎至 1 碗,日服 2 次。

三诊:上方连服 3 剂后,精神显著好转,烦躁、夜寐欠安均有改善。察其苔仍黄浊,又予以蒌贝温胆汤加佩兰、荷叶,以祛痰泻火、升清降浊,使黄浊之苔得化。处方:全瓜蒌 30g,川贝母 10g,淡竹茹 10g,枳壳 6g,茯苓 10g,法半夏 6g,陈皮 4.5g,胆星 3g,生甘草 3g,佩兰叶 6g,荷叶 10g。水煎服。嘱其连服至浊苔消退。患者又照上方连服 5 剂后病愈。随访半年,未见复发。

本例由于受惊引起,此乃诱因,而平日寡语鲜言,抑郁过度,致心气不足,复因肝气郁结,肝胆实火随之而作。故先以龙胆泻肝汤、当归芦荟丸泻其实火;继以十味温胆汤加蒌、贝、胆星,以涤痰泻火、养心安神,使烦闷、急躁得解;但舌苔浊腻未去,故用蒌贝温胆汤加佩兰、荷叶,以祛痰泻火兼化湿浊,使浊苔退、火势戢;最后以甘麦大枣汤当茶饮,取甘缓之法,所谓"肝苦急,急食甘以缓之""心病者,宜麦食养之"的治疗方法,三药合用,甘润滋养,有养心安神、和中缓急之效。

(三)和胃建中 配合理气

俞教授治胃痛常用此法。因肝与胃是木土乘克关系。肝为刚脏,性喜条达而主疏泄,肝气条达能助脾胃运化功能。若忧思恼怒,则气郁而伤肝,肝木失于疏泄,横逆犯胃,致气机阻滞而出现胃脘胀痛。由于胁乃肝之分野,故胃痛常连及两胁,常因情绪不佳时胃痛发作。俞教授指出，肝郁气滞是本病的病理基础，疏肝理气是其治疗关键，是谓"治肝可以安胃"也。临床常用理气止痛、和胃建中法治之。方用自拟理气和胃汤（柴胡、白芍、枳壳、川楝、延胡索、台乌药、砂仁、甘草）加减。如胃脘灼痛、泛酸嘈杂，常与左金丸合方；伴胃阴不足、口燥咽干者，加生地黄、麦冬、玉竹等；若嗳气较频，可加旋覆花、川朴以顺气降逆。

─────[案例]─────

林某，女，38岁，1990年10月20日诊。患者胃脘疼痛已3年余，近4日来胃脘痛发作，且痛及两胁，伴胸脘胀闷，嗳气纳减，口干，大便干结，每日一行，舌质淡红，苔薄白，脉弦数。此为肝气犯胃证，治宜疏肝和胃、理气止痛，拟理气和胃汤加味。处方：柴胡6g，白芍10g，枳壳6g，川楝子12g，延胡索10g，砂仁5g，台乌药6g，火麻仁12g，郁李仁10g，麦谷芽各15g，甘草3g。服4剂后胃痛减轻，大便通调。前方去火麻仁、郁李仁，又续服8剂后胃痛痊愈。

理气和胃汤是以疏肝理气的四逆散与金铃子散合方加减组成，四逆散原方中的枳实因长于破气宽中、消积除痞，俞教授常弃去不用，而以理气宽中的枳壳代替；配以川楝、延胡索（即金铃子散），既能理气止痛，又能疏泄肝经郁热；加乌药增强理气止痛之效；又以砂仁行气理脾和胃。全方疏肝和胃、理气止痛的功效显著，是治肝安胃的良剂。

（四）祛风止痛　还须平肝

明代张介宾曾说："盖三阳之脉俱上头，厥阴之脉亦会于巅。故仲景《伤寒论》则惟三阳有头痛，厥阴亦有头痛，而太阴、少阴则无之。"指出头痛常因三阳经和厥阴经之病引起。俞教授临床诊治头痛从肝经立论，除了肝火上炎或水不涵木、肝阳偏亢之头痛外，对于反复发作的慢性偏头痛也常用治肝之法取效。此类头痛，大多病程较长，病势较缓，时发时止，头痛偏于一侧或两侧，痛止复如常人，伴有口苦口干、心烦失眠，脉数。先生认为，此类为肝经风火头痛，多因头部风邪留滞化火，或七情内伤，肝郁化火复感风邪，致风火上扰清窍所致，常治以平肝祛风法为主，方用清上蠲痛汤加减（川芎、白芷、羌活、独活、麦冬、黄芩、防风、蔓荆子、细辛、菊花、钩藤、柴胡、甘草）。若肝火偏盛者，加山栀子、龙胆草、夏枯草、地龙干；夜寐较差者，加夜交藤、合欢皮、酸枣仁、五味子等。

─────[案例]─────

陈某，男，42岁，1990年10月15日初诊。偏头痛5年余，痛处时左时右，常于情绪不佳时发作。伴头晕腰酸、胸闷不舒、口干寐差，舌质暗红，苔薄白，脉弦数。证属肝经风火头痛，治宜平肝祛风，佐以清热。处方：川芎、羌活、白芷各6g，麦冬10g，甘菊花6g，细辛2g，钩藤12g，葛根、柴胡各6g，甘草3g。5剂。

二诊: 患者头痛减轻, 但夜寐较差, 前方加夜交藤 15g、合欢皮 12g。又服 10 剂后, 头痛愈, 诸症改善。

《张氏医通》曰: "偏头风者, 其平素先有痰湿, 加以风邪袭之, 郁久化火, 总属少阳厥阴二经。" 指出偏头痛与风邪郁久化火有关, 且病多在肝胆二经, 故俞教授治本例以平肝祛风清热法, 运用明代龚廷贤清上蠲痛汤加减获效。加减后的清上蠲痛汤, 集中了治少阳、阳明、太阳经头痛的川芎、白芷、羌活, 配以祛风散邪的防风、细辛、独活、葛根, 又用菊花、钩藤、蔓荆子、黄芩清热平肝、清利头目, 柴胡疏肝解郁, 麦冬养阴生津, 甘草和中。全方具有清热、平肝、祛风、解郁的综合作用, 故用于治疗肝经郁火或风邪久滞化火的慢性偏头痛确有较好效果。

(五) 清热利湿 配合治肝

俞教授重视肝对疏通人体气机的作用, 认为消化系统的正常运行, 也需要体内气机的畅达。若情志失调、肝失疏泄、气机不畅, 常导致运化失常、消化功能紊乱。例如二便通调与否, 一般多从肺、脾、肾、膀胱、大肠等脏腑立论, 因肾司二便, 又与肺的宣肃、脾的运化、膀胱的气化等功能密切配合, 相互作用。然而, 这些器官的协调作用, 有赖于肝气条达、体内气机的流畅。因此临床治疗二便方面的病证, 在运用常法效果不佳时, 可以从治肝入手而取效。俞教授曾以疏肝理气法配合清热利湿药物治疗因肠道湿热所致泄泻, 且大便难以控制的病患, 取得满意疗效。

——[**案例**]————

王某某, 男, 65 岁, 1992 年 6 用 25 日初诊。患者大便难以控制已一月余。每于下腹部疼痛时, 大便就自行排出; 或一有便意, 也随即排便, 一日滑脱数次。大便不成形, 但带有黏液。近月来曾多方求治, 前医以涩肠固脱剂未能见效。患者精神抑郁, 胸胁胀闷, 时有嗳气, 舌质稍红苔白, 脉弦数。证属肝失条达、气机不畅兼热蕴肠道而致大便失约, 治宜疏肝理气、清热利湿, 拟四逆散与白头翁汤合方加减。处方: 柴胡 6g, 白芍 10g, 枳壳 6g, 葛根 6g, 白头翁 6g, 秦皮 9g, 黄柏 5g, 黄连 5g, 木香 5g, 淮山药 15g, 铁苋菜 15g, 甘草 3g。4 剂, 水煎服。

6 月 30 日二诊: 患者喜形于色, 诉前方服 1 剂后大便已能自禁。仍按前方又继服 3 剂后, 大便基本恢复正常, 每日排便 1 次, 下腹部疼痛亦除。为巩固疗效, 又按前方嘱服 4 剂, 以收全功。

本例大便失禁之证, 俞教授抓住肝失疏泄、气机郁滞的证候而从肝论治, 从疏理肝气入手, 用四逆散 (枳实易枳壳) 调畅气机; 因有热蕴肠道的兼证, 故治以白头翁汤加铁苋菜等清肠道热毒; 加淮山药补益脾肾; 木香行肠气、宣滞止痛; 葛根升发脾胃清阳之气。由于方证合拍, 故仅服 4 剂即取显效。

（六）理气止痛　注重疏肝

俞教授论治腹痛，多详分寒、热、虚、实，并根据经脉在腹部的循行路线而辨证施治。其诊治少腹疼痛，善于从厥阴肝经辨析，认为少腹是厥阴肝经循行的部位，《灵枢·经脉》云："肝足厥阴之脉……抵小腹，挟胃，属肝。"《素问·厥论》曰："厥阴之厥，则少腹肿痛，肿胀，泾溲不利。"俞教授指出，因足厥阴肝经循行经过少腹部，故少腹疼多与肝经病变有关。临床上如寒滞肝脉，肝气郁结，或大肠湿热等原因，均能导致少腹疼痛，但以肝气郁结的少腹痛为常见，其证见少腹痛时缓时急，时作时止，每因情志激动或过劳而发，或见少腹及脐旁肿起，聚散不定。常兼见两胁胀痛、胸闷太息，或腹痛泄泻、烦躁易怒，舌苔薄白或微黄，脉弦。治之以疏肝理气止痛法为主，方选四逆散或柴胡疏肝散合香连丸加减治疗；如见少腹部胀闷疼痛，且伴尿道不适、尿黄等脘腹胀闷、嗳气者，治宜疏肝理气兼通淋法，方用四逆散加车前子、萹蓄、滑石等，或四逆散与五淋散合方治疗；如少腹拘急冷痛、苔白、脉沉紧，证属下焦受寒、厥阴之气失于疏泄，常用暖肝煎或天台乌药散以温肝散寒；若痛及阴囊睾丸，每加橘核、荔枝核等。

—— ［案例］ ——

林某某，男，40岁，1992年3月10日初诊。患者近一个多月来脐下少腹部时常疼痛，或左侧或右侧，时作时缓，反复不已。痛时兼有胀闷感，有时于下半夜发生疼痛，经多次治疗无明显好转。检查腹部软，轻度压痛，无反跳痛。3月6日经市某医院行血常规及尿常规检查均属正常。患者自诉大便正常，小便频数，但尿色清，无涩痛感。舌质稍红，苔薄白，脉弦略数。证属厥阴腹痛，治之疏肝理气法为主，方用四逆散加味。处方：毛柴胡6g，杭白芍10g，绿枳壳6g，粉甘草3g，当归身6g，结茯苓10g，栀子仁5g，桂枝尖5g，川楝子12g，延胡索10g。4剂，水煎服。

3月14日二诊： 服上药后，少腹部疼痛减轻，但尚有胀闷感，尿频，尿量少，无涩痛感，舌质红，苔薄白，脉弦略数。仍守前法，按前方加减。处方：毛柴胡6g，杭白芍10g，绿枳壳6g，粉甘草3g，当归身6g，赤茯苓10g，栀子仁5g，益智仁6g，桂枝尖5g，延胡索10g，川楝子10g，台乌药6g。水煎服，4剂。药后，腹痛明显减轻，尿频略有改善。后又复诊2次，续服8剂后，少腹胀痛痊愈，小便基本恢复正常，余症亦瘥。

本例患者为中年男子，以少腹部时感胀闷疼痛为主症就诊。就诊前已经某医院行血常规及尿常规化验检查，未发现异常，且腹软无反跳痛，大便通畅，因此可排除急腹症或腹部其他炎症的可能。患者以少腹部的胀闷疼痛为主要临床表现。俞教授认为，少腹部是足厥阴肝经循行经过的部位，应从肝辨证论治，且疼痛呈胀闷感，此为肝气郁滞所致。因肝气不舒，气机阻滞，不通则痛，故见少腹胀痛，脉象见弦。又因肝郁气滞，亦能影响膀胱的气化，导致小便频数窘急，量少。故治以疏肝理气兼化气利水法，用四逆散、金铃子散与五淋散合方加减而获效。

（七）活血通络　勿忘理气

肝主疏泄，有调畅全身气机的作用，因而心主血脉之功能的正常发挥，须依靠肝气的条达和气机的通调。如果肝气郁结，疏泄失常，常导致心脉气血运行障碍的胸痹心痛。临床上多出现以胸中闷塞、胀痛的气滞为主症状。气滞日久，血流不畅，积聚成瘀，常见患者情绪抑郁，胸胁苦满，两胁不舒，嗳气，且胸部时有刺痛或钝痛，每于情绪变化而引起或加剧，舌紫，脉弦涩。俞教授常用疏肝理气、活血通络法治疗，选用四逆散或柴胡疏肝散加丹参、赤芍、川芎、当归尾、郁金等。若兼痰浊、胸闷明显，可合栝楼薤白半夏汤佐以豁痰通阳药物；若伴短气乏力、纳少倦怠等气虚证候，常加黄芪、太子参、五味子、桂枝尖等益气强心温阳药物。

——［案例］

林某，女，58岁，1990年3月12日诊。患者8年前经某医院诊为冠心病，近几年来经常出现心前区闷痛，痛及左肩背部，每次须服用中西药控制病情。今胸痛复发，且胸胁不舒，时有闷塞感，伴心悸、倦怠乏力、夜寐欠佳，舌质暗紫，苔白，脉滑。证属气血郁滞、胸阳不振，治宜疏肝理气、通阳活血。处方：柴胡、枳壳各6g，赤白芍各10g，甘草3g，黄芪15g，丹参12g，当归尾、桃仁、三七片各6g，干瓜蒌30g，薤白、半夏各6g，川楝、延胡索各10g。服4剂后，胸闷心痛明显减轻，其他症状随之好转。在原方基础上又连服8剂后，心痛基本控制，余症相继消失。

俞教授常指出，胸痹心痛之证，虽然主要是心和血脉的病变，但气机郁结是临床常见病因。《灵枢·百病始生篇》云："内伤于忧怒，……凝血蕴里而不散。"情志所伤，气血失调，气滞血瘀，心脉瘀阻而发为胸痛。治当从疏肝活血入手，以理气机、行血滞兼通胸阳法取效。方中柴胡疏肝解郁；枳壳理气散结；柴胡、枳壳一升一降，调理气机；白芍和营缓急；甘草益气和中；配以赤芍、丹参、三七片、桃仁、归尾活血祛瘀通络；黄芪补气扶正；又以瓜蒌、薤白、半夏开胸宣痹通阳；延胡索、川楝子行气止痛。诸药配合，有调畅气机、活血通络宣痹之功，故获良效。

（八）理脾清热　兼以调肝

肝与脾在生理上保持着相对的制约功能，以共同完成水谷的运化转输。如脾气虚弱复因肝失疏泄，每能乘脾侮土，导致脾失健运，出现肠鸣腹痛、大便溏泄症状，此为肝郁乘脾之证。临床表现以肠鸣、腹痛、泄泻等。治宜抑肝扶脾，兼以清热，常用经验方痛泻四苓汤治之。该方组成：茯苓、白术、淮山药、薏苡仁、白芍、陈皮、防风、泽泻、猪苓、甘草等。如脾虚食少、倦怠者，加党参、扁豆、麦谷芽等；如腹泻黏滞不爽，或带有黏液，为肠道湿热留恋，可与香连丸合方，或加野麻草。

—— [案例] ——

林某，女，26岁，1992年2月13日诊。患者大便溏泄，左下腹闷痛，反复发作已3年余。腹泻前每见腹痛，腹泻黏滞，泻下不爽，日行二三次。素来性情急躁，经常脘腹胀闷，肠鸣嗳气，胃纳减少，矢气较多，舌质稍红，苔白，脉弦数。证属肝郁脾虚，兼肠道湿热。治宜抑肝理气健脾，兼清热燥湿导滞。处方：黄芪15g，防风、白术各6g，陈皮5g，茯苓12g，白芍10g，淮山药15g，薏苡仁12g，木香、黄连各5g。服5剂后，肠鸣腹痛减轻，大便次数减为每日一二次，粪质稍稠，无黏滞感。仍守前法，按前方出入，又连服10剂后，腹痛愈，大便恢复正常，余症消除。

痛泻要方出自《景岳全书》所引刘草窗方。方中白芍泄肝缓急，白术健脾燥湿，陈皮理气醒脾，防风散肝疏脾，四药配合，药少力专；与健脾利湿的四苓散配合，是以治脾虚肝旺泄泻见长。本例患者既有胸闷嗳气、肠鸣纳减、腹痛泄泻的肝郁脾虚证，又兼有肠道湿热内蕴、泻下黏滞的症状。故俞教授治以痛泻要方抑肝理脾；加黄芪、茯苓、淮山药、薏苡仁益气健脾利湿，使脾旺不受邪；又配以木香、黄连清热燥湿、行气导滞。由于两调肝脾，兼清肠热，方证合拍，故药后即取良效。

■ 三、杂病治痰　法擅温胆

俞教授临床诊治内科杂病，善于从"痰"辨治，认为许多内科杂病是由"痰"引起，痰是人体的常见致病因素。俗语云"百病皆由痰而生"。考《内经》有"饮"字而无"痰"字，至《金匮》始有"五饮"之名，而痰饮居其一。盖痰之来源不一，有因气而生，有因风而生，有因寒而生，有因暑而生，有因湿而生，有因热而生，有因惊而生等。其中或由于多食而成，或伤冷物而成，或嗜烟酒而成，其主要病机则为脾虚所致。痰之为病，症状多端，性尤善变，流动不测，随气升降，于身内外无处不到。如痰滞于肺，则咳喘咯痰；痰迷心窍，则神昏癫狂、惊痫；痰停于胃脘，则痞满呕恶；痰犯颠顶，则头目昏冒、眩晕；痰流窜经络肢体，可生瘰疬痰核，或肢体麻木、半身不遂，以及许多疑难杂症的形成常与痰有密切关系。所以古代医家有"痰生百病""百病兼痰""怪病是痰"的论述。俞教授临床多遵前贤痰病之说，对许多内科杂病善于从痰论治，而获良好疗效。

俞教授临床治痰证，善用温胆汤（或温胆汤的加减方）随症灵活化裁，运用自如，颇有独到之处。温胆汤有清热和胃、化痰止呕之功效，常用于治疗痰热上扰、虚烦不得眠之证，是清化痰热的常用方。俞教授认为，温胆汤虽仅在二陈汤中加枳实、竹茹、大枣而成，然其方配伍合理，升降清和诸法运用恰当，枳实与半夏配合，其燥湿化痰、行气降逆之作用比二陈汤强；竹茹配陈皮，理气、化痰、和胃之效也较二陈汤为佳，且竹茹又能清痰热；而大枣配合茯苓、甘草，更有和中安神作用。故其方温凉相宜，祛痰湿而无过燥之弊，清痰热也不必有太寒之虑。因此俞教授在临床上常以温胆汤及其加减方的清痰热和化痰湿的两个主要功用治疗痰热或痰浊内蕴所致的多种病证。

（一）日久不寐

不寐，亦称失眠，每有虚实之分，临床上通常根据脏腑的证候特点而运用补虚泻实之法诊治。俞教授诊治不寐，多本《素问》"胃不和则卧不安"之旨，认为该证多起于胃气不和，积湿生痰，因痰化热，痰热上扰而致心烦不寐。素体虚弱或久病之人的不寐，亦常因兼有痰热内蕴，胃中不和，热扰神明而致。如《景岳全书·不寐》所述"该寐本乎阴，神其主也。神安则寐，神不安则不寐"。治疗方面，俞教授认为孙思邈《千金方》中原用于治疗"大病后虚烦不得眠"的温胆汤，确有化痰清热、和胃安神之功效，是治疗因痰热内蕴引起的不寐证的理想方剂，每于临床随虚实证候的不同而灵活加减，多获良效。对于迁延日久的顽固性失眠，常以痰热扰心且兼有心阴耗伤之候为多见，故用温胆汤加党参（或太子参）、酸枣仁、五味子、生地黄、远志等益气养心安神之品（即取十味温胆汤之意）治疗。

──［案例］──

林某某，男，47岁，1990年5月12日初诊。患者严重失眠已一年多，晚上常须服安眠药才能入睡，但亦仅能维持2~3h，甚则彻夜难眠。寐时梦多，似睡非睡。白天精神不振，头晕目眩，胸闷心烦，口苦口干，纳食欠佳。舌质淡红苔薄黄，脉细数。证属痰热内扰、心阴不足，治宜化痰清热、养心安神，拟十味温胆汤加减。处方：太子参15g，远志肉6g，五味子5g，酸枣仁12g，茯苓10g，陈皮5g，半夏6g，竹茹绒10g，枳壳6g，（朱砂拌）麦冬12g，干地黄15g，炙甘草3g，北秫米1撮（包），鸡子黄1个（冲）。水煎服，每日1剂。

二诊： 上方连服4剂后，睡眠明显改善，晚上停服安眠药能睡3~4h，头晕胸闷、口苦口干均有减轻。按原方加夜交藤12g，又续服7剂。

三诊： 睡眠已基本恢复正常，精神尚好，纳食增加。为巩固疗效，仍以5月12日方再进3剂。

本例患者既有痰热内蕴、上扰心神之候，又因迁延日久、心阴耗伤、心失所养而致失眠经久难愈。故俞教授从治痰和养心入手，以半夏、陈皮、茯苓、枳壳、竹茹、甘草清热化痰；太子参、麦冬、干地黄、五味子益气养阴生津；又以酸枣仁、远志养心安神；再加秫米、鸡子黄增强安神之效。全方配合，共奏清热化痰、养心安神之功，使心神得安，夜寐如常。

（二）忧郁脏躁

俞教授临证治脏躁证，常从治痰入手，并配合养心安神法而取效。认为脏躁多因平素忧思多虑，情志抑郁，积久伤心，劳倦伤脾，化源不足，脏阴亏虚，阴虚火动，灼液为痰，痰火上扰心神而致，治宜理气化痰、养心安神法，常用十味温胆汤合甘麦大枣汤治疗。

———［案例］———

俞某，女，26岁，1984年5月15日诊。患者婚后得脏躁证，近几个月来因新婚后丈夫久出未归而情志抑郁，胸闷烦躁，精神恍惚，日则悲伤欲哭，夜晚又难以入睡，心神不宁。诊其舌苔薄白，脉弦细滑，证属心脾两虚，痰热上扰心神。治宜理气化痰清热、养心安神润燥，拟十味温胆汤合甘麦大枣汤。处方：太子参15g，酸枣仁12g，五味子3g，远志6g，半夏6g，茯苓9g，陈皮4.5g，竹茹12g，龙齿15g（先煎），夜交藤12g。水煎服。并以北小麦30g，甘草10g，大枣10枚。水煎代茶饮。上方各服20剂后，脏躁得愈，精神复常。

本证因情志所伤，肝郁气滞，加之素体痰湿内停，痰与气互结而致气机不和、心神失常，故见精神恍惚、悲伤欲哭、烦躁不宁。俞教授运用理气清热化痰的十味温胆汤加安神之龙齿、夜交藤，并与养心安神缓急的甘麦大枣汤配合治疗，共奏理气化痰、养心安神之功，使脏躁得愈，精神复常。

（三）夜间惊悸

惊悸是患者自觉心脏搏动异常，悸动不安，临床多见有心动过速、因惊而心跳不能自主的症状，每因情志波动、劳累过度或因惊恐而发作，大多与素体气血亏虚或脏腑功能失调有关。主要有痰热内扰、心血不足或阴虚火旺等证型。俞教授临床常用温胆汤，或与养心汤、补心汤合方加减，根据病情的虚实而辨证选用。

———［案例］———

施某某，女，14岁，1976年9月6日初诊。患者近日来夜间经常惊悸不安，日间寡言少语，口苦，舌苔薄白质红，脉细数。此乃胆虚痰热为患，当以清热化痰、镇惊安神为主，予加味温胆汤，并配以生铁落饮、甘麦大枣汤及绿豆汤等治疗。处方：①竹茹10g，枳实6g，茯苓10g，橘红3g，半夏6g，远志4.5g，柏子仁10g，琥珀1.5g，朱砂0.9g（研冲），甘草3g。3剂，水煎服。②生铁落60g，磨冷开水冲服。③北小麦15g，甘草3g，大枣5枚。水煎代茶。④绿豆汤常饮。

二诊：服上药后，夜惊改善，右侧肝区及脐下闷痛，舌面有蛔虫点。据述曾排出蛔虫。予以四逆散加味。处方：柴胡 4.5g，白芍 6g，枳实 6g，甘草 3g，川楝子 10g，台乌药 6g，远志肉 4.5g，茯神 10g，乌梅 5 枚，使君子 5 枚（杵）。水煎服，3 剂。

三诊：服上方后，仍有夜惊，大便时腹闷痛，大便干结，咳嗽，气急，舌苔白，脉数。予温胆汤加减。处方：①竹茹 6g，枳实 6g，橘红 3g，瓜蒌 15g，茯神 10g，远志 4.5g，杏仁 4.5g，枇杷叶 10g（炙），甘草 3g。水煎服。②生铁落 60g，磨冷开水冲服。服 3 剂后，患者又复诊 2 次，基本上按前方加减。又服 6 剂后，夜间惊悸痊愈。因患者肝脾虚弱，嘱其多服调补肝脾之剂以善后。

本证因胆虚痰热引起惊悸不安，运用温胆汤加味治之，由于该方善清胆中虚热，化痰宁神；配方中的甘麦大枣汤及生铁落饮，功能甘滋润养、养心安神、和中缓急，且有镇惊安神之功。故合方治之，疗效较佳。

（四）癫痫抽搐

癫痫，即痫证，是一种发作性神志异常的疾病。《丹溪心法·痫》认为痫证发生，"非无痰涎壅塞，迷闭孔窍"。俞教授临床治痫证，每师此旨，多从痰论治。认为痫证的形成，或因七情之气郁结，或为六淫之邪所干，或饮食失调、脏腑受损而致，每以痰浊上蒙心窍为痫证的发病关键。因此，临床上不论治标或治本，运用豁痰、涤痰或化痰等法均为痫证治疗的重要一环。方用《济生方》的涤痰汤，常加琥珀、远志、茯神等宁心安神药物。若肝火偏旺者，则去人参，加龙胆草、石决明、地龙、山栀等以清肝泄热；脾胃虚弱者，可酌加健脾益气的白术、山药、扁豆等药；痫证日久耗伤肝肾之阴，可加枸杞子、山萸肉、熟地黄等以滋补肝肾。

—— ［案例］ ————————————

张某某，男，18 岁，1990 年 4 月 12 日初诊。患者 3 岁时因跌伤头部后而致癫痫证。每年经常发作 2~3 次。发作时头部疼痛，随即四肢抽搐，尖叫一声昏倒仆地，口吐痰涎，数分钟后苏醒如常人。近 2 年来发作频繁，今年已发作多次。常服鲁米那、安定之类药物控制病情。10 天前痫证又发作 1 次。患者胸闷痰多，口干、口臭，大便干结，2~3 天通便 1 次，舌质红、苔白，脉细数。此属蕴痰化热上蒙心窍之痫证。今值间歇期，治宜涤痰开窍、清热安神，拟涤痰汤加减。处方：①制胆星 6g，陈皮 5g，清半夏 6g，茯苓 10g，石菖蒲 5g，浙贝母 10g，枳壳 6g，竹茹 10g，琥珀 5g，龙胆草 6g，（朱砂拌）麦冬 15g，石决明 24g，瓜蒌 15g。5 剂，水煎服。②琼花 20g，地龙 20g，小春花（阴地蕨）15g。5 剂，水煎代茶饮。③明矾 60g，郁金 30g，共研细末，为丸如绿豆大，每次服 3g，每日 2 次。

4 月 19 日二诊：上药服后精神好转，胸闷、口干口臭减轻，大便已通，每日 1 次。仍守原法。处方：制胆星 6g，浙贝母 10g，石菖蒲 5g，陈皮 5g，半夏 6g，琥珀 5g，龙胆草 6g，（朱砂拌）麦冬 15g，石决明 20g，远志肉 5g，杭白芍 10g，地龙干 15g。5 剂，水煎服。

5 月 3 日及 5 月 10 日患者又 2 次复诊，前方连服 10 剂。精神转佳，诸症悉除。随访一年未再复发。

本例因头部受外伤后而致痫证，患者时值幼年，元气未充，因跌仆惊恐，致心气逆乱，痰浊蕴伏化热，复因饮食起居失于调摄，痰浊随气机逆乱而蒙闭心窍发作痫证，故用涤痰汤去党参、枣、姜，加龙胆草、琥珀、浙贝母、（朱砂拌）麦冬、石决明等以豁痰开窍、宁心兼清热，获得良效。附方中的明矾、郁金研末为丸，即《永类钤方》中的白金丸，功能豁痰安神定痫。俞教授又以经验方琼花（即昙花）、小春花（即阴地蕨）、地龙水煎代茶，增强定痫作用。三方配合，相辅相成，效果显著。治疗后痫证未再复发。

（五）恐惧症

恐惧症是由于内脏功能失调，或素体气血不足，复受情志内伤或恐惧惊吓而诱发的一种神志失调证候。俞教授认为，恐惧症多有本虚标实、虚实夹杂的证候特点，本虚则患者气血亏虚或心气不足，标实系内蕴痰热扰心。俞教授指出，临床诊治惊恐症，应区分虚实，虚者多责之心肝，《诸病源候论》有"心虚则惊，肝虚则恐"之说；实者，每治之以痰，如《红炉点雪》所云"惊者……痰因火动"。俞教授善从心肝两脏和痰浊方面进行辨证论治，以调理气血治本、祛痰宁心治标的标本并治法取得良效。

——［案例］————

陈某某，男，63 岁，1992 年 9 月 3 日初诊。一周前因骑自行车外出，途中忽疑有歹徒拦截，随即惊恐万分，大声呼救，弃车逃走。返家后仍惶惶不安，心惊胆战，惧怕歹徒又来扰乱，终日坐卧不宁。患者素常胸闷不舒、目涩、大便干结，夜晚心烦难寐，面部烘热潮红，时有梦吃。诊其脉弦细数，舌质稍红，苔腻微黄，布苔不匀。证因阴虚内热、痰火上扰心神而致。治宜养阴清肝、祛痰宁心。处方：石决明 30g，水牛角 15g，干地黄 15g，杭白芍 12g，丹皮 12g，代赭石 18g，小春花 10g，陈皮 5g，茯苓 10g，制胆星 6g，天竺黄 6g，炙甘草 3g。3 剂，水煎服。并配服牛黄清心丸，每晚 1 丸，分 2 次服，又嘱其家属设法购买羚羊角，以取代方中水牛角一药。

9 月 7 日二诊：药后惊恐减轻，精神好转，但夜寐欠安，心悸烦躁。前方加远志肉 6g，酸枣仁 12g，五味子 3g。水煎服，7 剂。同时配服牛黄清心丸。

9 月 21 日三诊：惊恐已明显改善，神情安定，夜寐转佳，大便通调。但胃纳较差，夜寐梦多。舌质稍红，苔白腻，脉弦缓。处方：太子参 15g，伏苓 10g，白术 6g，扁豆 10g，陈皮 5g，淮山药 15g，炙甘草 3g，佩兰 6g，荷叶 10g，莲子肉 15g，夜交藤

15g，合欢皮 12g，地龙干 15g，小春花 10g。水煎服。服 4 剂后惊慌恐惧症状消失，余无异常。

本例惊恐症患者入夜面部烘热潮红、心烦难寐、目涩、大便干结、脉弦细数、舌苔腻微黄，可见此证由于肝阴不足、虚火偏盛、灼津为痰、痰火上扰心神而致，故俞教授着重以养阴清肝、祛痰宁心安神为治。方中水牛角、石决明、代赭石、丹皮、小春花善清肝热、定心神；干地黄、白芍养肝阴；又用导痰汤诸药（去枳实、半夏）加天竺黄，既可理气祛痰，又能清心定惊；配服牛黄清心丸以增强清心定惊作用。诸药配合，其清肝祛痰、宁心定惊疗效显著，故三诊后惊恐症状消失。

（六）痰厥

痰厥之证，多为平素形盛气弱之人，嗜食甘肥之品，脾胃受伤，运化失常，聚湿生痰，痰浊内蕴，气机不利。由于日积月累，气滞痰阻，偶因惊恐或恼怒，致气机逆乱，痰随气生，上蒙清窍，而猝然眩仆昏厥。临床常见患者喉中有痰声，或呕吐涎沫，呼吸气粗，如《儒门事亲》所指出"有涎如拽锯声在咽喉中为痰厥"。俞教授诊治此证，针对患者素有多湿多痰的证候特点，运用豁痰开窍安神法，以涤痰汤加减治疗。

—— ［案例］——

王某，男，13 岁，1994 年 8 月 22 日初诊。患儿 5 日前因受惊后，随即神志出现异常，言语不清，继而四肢厥冷，昏倒不省人事，几分钟后苏醒，逐渐恢复正常。平素痰多，色白而黏，不易咯出，口渴喜饮，四肢有麻痹感。治宜豁痰开窍安神法，拟涤痰汤合甘麦大枣汤加减。处方：清半夏 4.5g，陈皮 4.5g，枳实 6g，茯神 10g，竹茹 9g，石菖蒲 3g，郁金 5g，胆星 5g，瓜蒌 15g，珍珠母 20g。3 剂，水煎服。另以北小麦 15g，甘草 3g，大枣 5 枚，水煎代茶，3 剂。

1994 年 8 月 25 日二诊：药后患儿精神转安，痰浊减少，但四肢仍有麻痹感，自觉耳鸣，口干，舌质暗红，脉数。仍按前方出入。处方：瓜蒌 15g，浙贝母 6g，茯苓 10g，陈皮 4.5g，半夏 4.5g，竹茹 9g，麦冬 9g，珍珠母 20g，琥珀 3g，石菖蒲 3g。水煎服。服 3 剂后耳鸣已除，余症明显减轻，仍有痰，舌苔黄白相兼，舌尖红，脉滑数。前方又服 3 剂。另送服猴枣散 1 瓶。药后诸症消除，昏厥未再发作。

厥证，临床常见有气厥、血厥、痰厥、食厥、暑厥等。本例属痰厥，证因素体痰涎壅盛，湿浊内停，偶因受惊，致气机逆乱，痰蒙心窍，而猝然昏厥。又症见痰黏不易咯，口渴喜饮，而致痰郁化热，故用温胆汤化痰清热，又加郁金、胆星、菖蒲、瓜蒌、琥珀等药，以顺气豁痰、开窍安神。因方药对证，诸恙若失。俞教授并用养心安神的甘麦大枣汤代茶作厥后调治，加速病情痊愈。

"久病从瘀治"是俞教授师法古代医家活血化瘀理论，并灵活运用于临床而总结出的治疗经验。多年来他对叶天士化瘀通络诸法、王清任活血逐瘀诸方以及唐容川《血证论》的治血理论精心研究，颇有心得。认为临证治病，调理气血尤为重要，特别是久病之人，每在损伤正气的情况下，导致气血运行的障碍，而出现血瘀症。如叶天士所云"初为气结在经，久则血伤入络"，所以俞教授临床上对久病不愈的疑难痼疾，多着眼于治瘀，或寓祛瘀法于其他种治法之中，往往取得满意疗效。临床上他常细察患者面色是否晦滞，舌质有无青紫或瘀斑，同时结合病程的久暂、疼痛性质和痛位是固定还是游走不定，全面分析，灵活运用。

（一）健胃理气化瘀法治胃痛

俞教授认为，胃脘疼痛迁延日久，屡治不愈，每有瘀血阻滞胃络。临床常见胃痛如针刺或刀割样，固定不移，拒按，有时痛连肋背，舌质暗紫或有瘀斑，脉弦涩。宜以活血祛瘀、理气止痛为治。常用四逆散、四君子汤与金铃子散或活络效灵丹合方加减。

——［案例］——

蔡某，女，66岁。胃脘疼痛反复发作已10多年，近一周来疼痛较剧，时呈针刺样疼痛，痛有定处，且有胀闷感，胃纳少，舌质暗红，苔白，脉弦细。俞教授诊为气滞血瘀，久病入络，治以健胃理气化瘀法为主。处方：毛柴胡6g，杭白芍10g，绿枳壳6g，粉甘草3g，京丹参12g，白桃仁6g，当归身6g，川三七5g，川楝子10g，延胡索10g，潞党参15g，绵黄芪15g。服5剂后，胃痛明显减轻。前方去潞党参，加台乌药10g，川郁金10g，又服5剂后胃痛消失。

俞教授诊治本例，针对患者胃痛日久，且痛如针刺，舌质暗红等血瘀征象，在疏肝理气止痛基础上，加入丹参、桃仁、当归、三七、赤芍等活血祛瘀药物，以疏通胃络；又配党参、黄芪以补脾益气。理气、祛瘀、补虚并治，故疗效颇佳。

（二）温阳活血通脉法治脱疽

脱疽，多因素体阳虚，肝肾不足，寒邪侵袭，凝滞脉络而致。脾肾阳气不足，不能温养四肢，复感寒邪，导致气血凝滞不通，从而引起肢末气血不充，失于濡养，或无血供养，则皮肉枯槁不荣；或寒邪郁久化热蕴毒，血脉闭塞。由于上述的各种病因而导致血泣不通，出现肢末无血供养，而肢节焦黑坏死。因此俞教授指出，血脉瘀阻是本病的重要病变机理，临床上在运用温阳通脉的同时，应重视活血祛瘀。常用药物有黄芪、桂枝、附子、丹参、当归尾、桃仁、红花、乳香、没药、川三七等。

―― ［案例］―――

张某，女，53岁。患者患雷诺病20余年，平素肢末欠温，指端青紫疼痛，除拇指外，其余指端有指节脱落的伤口，略溃烂、胀痛。患者体虚形瘦，面色㿠白，舌质胖嫩，色暗，苔薄白，脉沉细。证属寒伤脉络、血脉凝滞而成脱疽，治以温阳通脉、活血祛瘀为主。处方：黄芪15g，桂枝6g，杭白芍10g，丹参12g，当归尾6g，桃仁6g，淡附子5g，川红花6g，延胡索10g，明乳没各10g，川三七5g，粉甘草3g。上方服用20余剂，诸证好转，指端胀痛消失，伤口痊愈，肢末转暖。

脱疽有寒湿、血瘀、热毒和气血虚等多种证型，俞教授尤为重视本病的体虚和寒邪凝结、血脉阻滞的致病之因，而以温阳通脉、活血祛瘀为主治之，并兼顾本虚，以攻补并用而获满意疗效。

（三）宣痹通络活血法治久痹

俞教授指出，无论是风寒湿痹或是热痹，如反复发作、迁延日久，则风寒湿邪每入于血脉，而出现气血运行不畅、瘀血凝滞的证候。血瘀久痹的疼痛一般较为剧烈，痛有定处，有时可见皮下瘀斑或关节周围结节，舌色暗紫，脉细涩。临床常以活血祛瘀与宣痹通络之法合用，每用张锡纯的活络效灵丹配合祛风散寒除湿或清热的药物治疗，也常加入虫类搜剔络道之药，如白花蛇、乌梢蛇、地龙干、全蝎、蜈蚣等药，以助祛瘀通络、除痹止痛之功效。

―― ［案例］―――

高某，女，30岁。患者近两年来经常出现全身关节疼痛，每于天气变化或遇冷时加剧。近5日疼痛发作，尤以上肢关节和右侧腰腿部酸痛为甚，弯腰及右腿抬高均感困难，舌质暗红，边有瘀点，苔白，脉弦细而涩。证属风寒痹痛，且日久气血瘀滞、脉络闭阻。治宜活血行滞、通络强筋，拟乌头汤合活络效灵丹加减。处方：黄芪30g，川草乌各5g，乳没各10g，延胡索10g，桃仁6g，红花5g，丹参12g，当归6g，赤白芍各10g，牛膝12g，续断12g，寄生15g，甘草3g，水煎服。另以七叶莲根40g，南天竹30g，鸡屎藤30g，合瘦肉50g炖服。以上两方各服10剂后，肢体及关节疼痛明显减轻，右腿已能抬起。又按原方加减，前后又予续服14剂后，肢体疼痛消失，步履自如。为巩固疗效，又嘱其服前方4剂。

重视活血祛瘀、疏通脉络是俞教授临床治痹的特点之一，他常运用此法治疗日久不愈的风湿性关节炎、类风湿关节炎、慢性腰腿痛、肩周炎等，均获得较好的治疗效果。

（四）调气活血化瘀法治胸痹

胸痹是以胸闷胸痛或心痛、呼吸不畅为主要特征的病证，常见于现代医学的冠心病、心绞痛、心肌损害、肋间神经痛等。俞教授认为胸痹的主要病变多在心和肺，其发生与气血功能紊乱和失调有关。所以常采用调理气血之法,尤其是对胸痹日久、络脉不通、胸部闷痛或钝痛者,着重以活血化瘀、通络止痛治疗,常用血府逐瘀汤或活络效灵丹合瓜蒌薤白半夏汤加减。

—— [案例]

林某,女,47岁。胸部疼痛时缓时剧已3年余,经省某医院诊为心肌炎与肥厚型心肌病。表现以左胸痛为甚,伴胸闷气短、呼吸不畅,舌淡红而边紫斑,苔薄白,脉沉缓。证属气血郁滞、胸阳不振,治宜活血祛瘀、通阳止痛。处方:京丹参12g,白桃仁6g,当归身6g,川楝子12g,延胡索24g,赤白芍各10g,苏薤白6g,干瓜蒌24g,清半夏6g,(朱砂拌)麦冬15g,夜交藤12g。5剂,水煎服。又配服复方丹参片。上方服后,左胸痛明显减轻,余证亦改善。仍守前方继服7剂后,精神转佳,胸痛消失。

俞教授运用活血祛瘀法治疗胸痹时,同时注意到病情的虚实与标本缓急。既运用活血祛瘀这一治疗原则,使气血运行,"通则不痛";又善于配合理气化痰、益气通阳等治法,标本兼治,通补兼施,以协调人体气血阴阳和脏腑的功能,加速病情痊愈。

(五)活血通络宁心法治心悸

《素问·五脏生成篇》云:"诸血者,皆属于心。"心脏因血液的奉养方能维持正常的生理活动。若心失所养,则导致心悸不安;心气不足,血行不畅,日久气滞血瘀,亦可致胸闷不舒、心悸不安。心悸日久的患者,除心悸症状外,兼见唇甲青紫,舌质紫暗或有瘀斑,脉涩或结代。俞教授临证上多运用血府逐瘀汤治疗,但常根据病情的虚实兼夹不同化裁,且加入通络宁心药物,如丹参、郁金、酸枣仁、远志等。

—— [案例]

魏某,女,43岁,1990年3月14日初诊。多年来经常心悸,胸闷不适,时发胸痛。去年5月经福州市某医院心电图检查提示"完全性右束支传导阻滞"。患者纳食欠佳,舌质暗红且边有瘀斑,苔白,脉弦细。证属血瘀气滞、心失所养,治宜活血祛瘀、兼以行气宁心,拟血府逐瘀汤加减。处方:干地黄15g,当归尾5g,川芎5g,赤芍12g,柴胡6g,桃仁6g,川红花5g,川郁金15g,枳壳6g,丹参12g,酸枣仁12g,远志5g,粉甘草3g。5剂,水煎服。

3月21日二诊:患者服药后胸闷痛减轻,心悸明显改善,但纳食较差。舌质暗红,边有瘀斑,苔白,脉弦细。仍按前方加减。处方:干地黄15g,当归尾5g,川芎5g,赤芍12g,柴胡6g,桃仁6g,川红花5g,川郁金15g,麦谷芽各15g,丹参12g,酸枣仁12g,远志5g,粉甘草3g。5剂。患者药后又复诊1次,嘱续服前方5剂后,胸闷痛和心悸未再发作。

心悸怔忡，是心脏的主要症状，治疗应着重抓住宁心和气血痰瘀的病变特点。本例患者有胸闷心悸的主症，并兼见舌质暗红且边有瘀斑、脉弦细的征象，得知心悸因血瘀气滞而致，故运用血府逐瘀汤加酸枣仁、远志等宁心安神药物，使心络通畅、心悸自止。

■ 五、急危重症　通权达变

俞教授对危症急症的处理，能精于辨证，详审病机，通权达变，故能屡起沉疴。

（一）外感高热

外感高热通常发病较急，病程短，热势重，有感受六淫、疫毒之病史，常可见有其他外感之兼症，易于辨别。俞教授认为，因外感高热易并发变证，如神昏、谵语、抽搐等，故应以退高热为急务，并根据病情配合息风、清肝、凉血、开窍等治法，以防病情变化。

——［案例］——

黄某某，女，4岁。患儿每次高热均达39℃以上，必致抽风。此次因外感时邪，发热数天，体温达40℃左右，始则烦躁不安，口渴喜饮，继而出现抽风。黄母急邀俞教授前往会诊。见患儿汗出不畅，露睛抽搐，舌苔薄白，舌质偏绛，脉象弦数，指纹赤紫，直透气关。俞教授认为此乃高热邪窜肝经，急以凉肝息风、柔润舒筋为主，予地龙钩藤饮加减。处方：地龙干、石决明（代羚羊角）各18g，冬桑叶、甘菊花、杭白芍、双钩藤（后入）各10g，川贝母、天竺黄各6g，白僵蚕3g，抱茯神、生地黄、麦冬各12g，粉甘草3g。水煎，每煎分3~4次服。另以小儿回春丹每次1~2粒，每日2~3次，开水送服。

二诊：药后，高热渐退，抽风亦息，继以平肝清热法治之。处方：地龙干、石决明各18g，冬桑叶、甘菊花、麦冬各10g，明银花、连翘壳、杭白芍各6g。水煎，每煎分3~4次服。

小儿高热，当防邪窜肝经，引起抽风，故急需退热。如已见抽风，更应以退热为主。本例以高热烦躁、手足抽搐、舌质偏绛、脉象弦数为主症，乃肝经热盛、热极生风、风火相煽所致，故急以小儿回春丹清热开窍，继进地龙钩藤汤以凉肝息风、增液舒筋。

（二）暴喘汗出

俞教授指出，暴喘汗出是气喘之急症，大多由体弱多病致气阴亏虚，或心肾阳虚欲脱之象，临床治疗既要定喘，又要固脱，但本证以虚为主，补益气阴、温阳敛气为治本之法。

林某某，男，16 岁。患者素体羸弱，得喘证 2 年。1991 年立春过后，暴喘汗出，声低息短，心悸动甚，口干唇燥，精神疲乏，四肢厥冷，扪之面额烘热，脉来浮散无力。俞教授认为，此乃肝肾两亏，阳气不固致暴喘欲脱。考参附同用，虽可救脱，然本证口唇干燥，大有伤阴之象，非附子所宜，山萸肉既可补益肝肾、纳气平喘，又可滋阴敛阳、止汗固脱，故俞教授嘱用山萸肉 60g（去核），浓煎顿服，须臾喘缓厥回，继以来复汤收功。处方：山萸肉 60g（去核），生龙牡各 30g（捣碎），生杭芍 18g，潞党参 12g，炙甘草 6g。水煎服，连服 5 剂。

二诊：药后，喘息尽已，嘱其常服山萸肉为主，意在敛汗固脱。

据现代药理研究报道，山萸肉所含的酒石酸、苹果酸、没食子酸等具有补血和收敛作用，故善于救脱。而龙、牡亦能收敛固脱，且牡蛎又能滋阴潜阳，杭芍柔肝养血，参、草补中益气，诸药相伍，其救脱之力更为显著。

（三）心悸重症

俞教授认为，心悸病证多有本虚标实、虚实夹杂的证候特点。本虚则素体气血亏虚或心气不足，以致心失所养；标实系内蕴痰浊或痰热扰心，而出现心悸不宁。然而，本虚也常常是痰浊内蕴的病变基础，如《证治汇补·惊悸怔忡》所云的"心血一虚，神气失守，神去则舍空，舍空则郁而停痰，痰居心位，此惊悸之所以肇端也"。所以在治本虚心悸证时，常兼以治痰。俞教授曾运用益气补阴兼化痰理气法，治愈 1 例心悸重症病患。

吴某某，女，53 岁，住省某医院心外科。会诊记录："患者系风湿性心脏病二尖瓣分离术后 14 年，再度狭窄关闭不全。5 日前在全麻气管插管体外循环下作二尖瓣机械瓣 27 号置换术。术中经过良好，术后亦自觉良好，唯目前咳嗽较多，食欲欠佳，难以入眠，特邀会诊，赐予中药治疗。"由病人家属送"会诊记录"，前来邀诊。经会同前往诊察。

1990 年 4 月 27 日前往诊查：患者形疲神倦，心悸气促，咳嗽，痰白不易咯出，渴不喜饮，舌质光绛，脉象带促，有不规则间歇现象。据家属代诉，患者心烦不寐，食欲不佳，大便硬结，小便短赤。该证乃气阴两伤，病势危重，应先以益气救阴、涤痰宁心为治。处方：西洋参 10g（另炖，冲），（朱砂拌）麦冬 15g，五味子 3g，天竺黄 6g，竹沥汁 1 匙（冲），川贝母 10g，制胆星 6g，瓜蒌实 15g，降香 6g，制苏子 10g。水煎服，连服 3 剂。牛黄清心丸（北京同仁堂制）3 丸，每次 1 丸化服。

4 月 29 日二诊：心悸好转，尚能入睡，痰易咯出，食量不多，胃中有火，口干，津亏，宜以养胃保津为主。处方：北沙参 10g，干石斛 12g，扁豆仁 12g，淮山药 15g，结茯苓 10g，干地黄 15g，黑元参 12g，麦冬 15g，川贝母 10g，酸枣仁 12g，竹沥汁 1 匙（冲）。水煎服，连服 3 剂。

5 月 2 日三诊：前方服 3 剂后，饮食以半流质为主，尚觉有味，神疲转好，痰黏，不寐。以涤痰安神为治。处方：南沙参 10g，制胆星 6g，盐陈皮 5g，川贝母 10g，结茯苓 10g，炙甘草 3g，天竺黄 10g，远志肉 6g，酸枣仁 12g。3 剂，水煎服。朱砂安神丸 3g（晚 9 时左右送服）。

5 月 7 日四诊：食欲增进，尚有恶心，但痰少而有神。治宜化痰安胃。处方：竹茹绒 10g，绿枳壳 6g，盐陈皮 5g，川贝母 10g，结茯苓 10g，炙甘草 5g，酸枣仁 10g，竹沥汁 1 匙（冲），朱砂安神丸 3g（晚 9 时左右送服）。

患者至 7 月底已基本好转，嘱其要注意疗养。不久即离院返家，悉心以中药调治。9 月上旬又来诊查，见患者形容尚好。自诉饮食、二便正常，唯食量不多，咳嗽痰白。姑以促进食欲及止嗽化痰之药予服。

本证为风湿性心脏病术后重症，俞教授以生脉散为主治之，以防心源性休克。据实验研究报道，生脉散对心源性休克有保护、强心、升压作用，其性能和功用符合本证气阴两伤所呈现的症状。另配服牛黄清心丸镇静安神、化痰息风，治心气不足、惊恐虚烦、神志昏乱有效。本证除了益气救阴之外，又加入胆星、川贝母、竹沥、瓜蒌、天竺黄等化痰理气药物以化积痰，用盐陈皮、紫苏子、降香以理气行滞，俾病能转危为安，方是辨证求因正治之法也。

（四）上腹钝痛

上腹部疼痛剧烈属内科急症，它包括西医学的肝、胆、胃、脾、胰等多种器官的疾患。中医认为，上腹疼痛大致与感受六淫之邪、食滞所伤、气滞血瘀等因素有关。因病情较为复杂，应认真诊察，尤其要详分疼痛的部位和性质，辨证用药。

───［案例］───

王某某，女，43 岁。患者就诊前一天，于餐后 2h 左右左上腹钝痛不已，且痛引肩背，伴恶心呕吐，腹胀纳减，大便秘结，舌苔淡黄，脉象细数。测体温达 39℃。实验报告：血清淀粉酶 819U（温氏法），尿淀粉酶 684U（温氏法），白细胞 11×10^9/L。西医诊断：急性胰腺炎，类似中医"胃脘痛"范畴。俞教授认为此乃肝郁气滞，治宜理气止痛为主，佐以清热通里，用清胰汤加减。处方：毛柴胡、杭白芍各 15g，条黄芩、胡黄连、广木香、延胡索、制大黄（后入）各 10g，芒硝 6g（冲服）。药后，病情明显改善，仿上方出入，再服 2 剂，以巩固疗效。

本方用治肝郁气滞型或脾胃实热型均有一定疗效。如本病急性症状已缓解，硝、黄的药量可减少，加入白蔻仁、陈皮、神曲、鸡内金、山楂等理气消导药。如系肝郁气滞型而脉显细弱或紧，则硝、黄减量或不用；如为脾胃实热型而脉显洪数，可酌加枳、朴、知、膏等品。

（五）中风病证

中风，俗称"脑卒中"，多由忧思恼怒、恣酒暴食、劳累过度等，致阴阳失调、脏腑气偏、气血逆乱，临床表现以猝然昏仆、口眼㖞斜、半身不遂或言语謇涩、偏身麻木为主要特征，亦有未见昏仆，仅见㖞斜不遂者。临床上常因病情轻重缓急之不同，又有中经络、中脏腑之分，闭证、脱证之别，以及急性期与后遗症期之异。俞教授临证多根据该病本虚标实的特点，针对不同的病情表现，灵活运用柔肝息风、化痰通络、清肝息风、化痰开窍，或益气活血、回阳固脱、祛瘀通络诸法。

1.络脉空虚，风痰阻络

——[案例]——

洪某，男，65岁，1992年7月6日初诊。患者一周前凌晨起床时，突然口眼㖞斜，左侧面颊部麻木不仁，前额皱纹消失，口角下垂，口流涎水，语言謇涩，但两侧上下肢活动尚可。平素血压偏低，痰涎量多，色白。舌淡红，苔白，脉弦滑。证属风痰阻络，治宜祛风化痰、活血通络。处方：白附子5g，白僵蚕5g，全蝎梢6g，地龙干15g，制胆星6g，川贝母10g，盐陈皮5g，干地黄15g，川芎5g，赤芍10g，当归尾6g，清半夏9g。5剂，水煎服。

7月11日二诊：服上药后口眼㖞斜略有改善，口角流涎减少，语言仍謇涩。舌淡红，苔白，脉弦滑。仍按前方加减。处方：白附子5g，白僵蚕5g，全蝎梢6g，地龙干15g，制胆星6g，川贝母10g，盐陈皮5g，清半夏9g，石菖蒲6g，枳实6g，干地黄15g，川芎5g，赤芍10g，当归尾6g。7剂，水煎服。

7月18日三诊：服上药后面颊部㖞斜已减轻，痰涎减少，语言稍流利。舌淡红，苔白，脉弦滑。处方：白附子5g，白僵蚕5g，全蝎梢6g，地龙干15g，制胆星6g，盐陈皮5g，清半夏9g，石菖蒲6g，远志6g，京丹参12g，川芎5g，赤芍12g，当归尾6g。5剂，水煎服。

7月23日四诊：服上药后口角及面颊部㖞斜已愈，语言已流利。舌质淡红，苔白，脉滑。治宜益气活血通络，以善其后。处方：绵黄芪15g，太子参15g，京丹参12g，赤白芍各10g，白桃仁6g，粉丹皮12g，干地黄15g，当归尾6g，薏苡仁12g，怀牛膝15g。水煎服。嘱其再服5剂，以巩固疗效。

本例年老体虚，卫外不固，络脉空虚，风痰乘虚内窜阻络，导致气血痹阻，运行不畅，筋脉失于濡养，则见面颊麻木，口眼㖞斜，语言謇涩。本例之治，以牵正散加地龙干祛风痰、通经络；又以制胆星、陈皮、半夏、贝母等燥湿豁痰；配以干地黄、赤芍、川芎、当归尾等品活血通络。全方配合，共奏祛风化痰、活血通络之功效。

2. 肝肾阴亏，中络痰闭

──［案例］──

吴某某，女，67岁，1988年3月15日初诊。患者平素血压高，痰湿重。今年3月以来，手足发麻，风痰上壅，头晕，目眩，口眼㖞斜，舌謇语涩，苔白质绛，脉象弦滑。饮食虽少而神志尚清。脉证互参，系肝肾阴亏，风痰闭窍，络脉受阻，气机失调。先以平肝息风、化痰开窍、行血通络为治。处方：制胆星6g，蜜橘红5g，法半夏5g，川贝母10g，结茯苓10g，石菖蒲5g，炙甘草3g，远志肉6g，天竺黄10g，竹沥汁1匙（冲），京丹参12g，白桃仁6g，双钩藤10g（后入），明天麻10g，石决明20g（先煎）。4剂，水煎服。另送大活络丹4丸，每次1丸化服。

二诊：前方服4剂后，症状好转，仍以化痰开窍、行血通络为治。处方：绵黄芪30g，白桃仁6g，京丹参12g，制胆星6g，地龙干15g，炙甘草3g，天竺黄10g，竹沥汁1匙（冲），川贝母10g。4剂，水煎服。另送服大活络丹4粒，每次1粒化服。

三诊：药后痰少、舌謇语塞亦减，唯面瘫未去，神差尚在。仍就前法，加清心宁神为治。处方：绵黄芪60g，全蝎梢6g，地龙干15g，京丹参12g，白桃仁6g，远志肉6g，石菖蒲6g，竹沥汁1匙（冲），川贝母10g，（朱砂拌）麦冬15g。3剂，水煎服。另送牛黄清心丸3粒，每剂1粒（冲化）。服前方3剂后，症状显著好转，嘱其继续服用。15剂后，一切恢复正常。

本例属于阴亏火旺之证，阴血虚则风痰盛，风痰盛则窍闭、气机失调，故舌謇语涩。化痰通络，则以益气行血为先，故重用黄芪而益气，丹参、桃仁以行血祛瘀，全蝎、地龙以祛风镇痉，竹沥、川贝以化痰，石菖蒲、远志以开窍，（朱砂拌）麦冬以安神泻火，大活络丹以通络止痛，牛黄清心丸以清心安神，使病得疗。

3. 肾阴亏损，中风脱证

──［案例］──

马某，男，70岁，1975年8月10日初诊。患者为肾阴大亏，虚阳上越。症见人事不省，昏仆口开，眼合，肢厥，汗出，痰壅，面赤，脉浮大无根。治以补真阴、豁顽痰、开窍救脱、引火归原为主，以刘河间的地黄饮子加味。处方：熟地黄12g，山茱萸6g，五味子5g，干石斛6g，麦冬6g，肉苁蓉10g，九节菖蒲3g，远志肉3g，淡附子6g，油肉桂3g（研末，分头次煎冲），巴戟天10g，结茯苓10g，制胆星6g，天竺黄4.5g。水煎服。

8月12日二诊：上方连服2剂后，脱证有好转，但痰涎仍壅盛，续用导痰汤。处方：法半夏6g，蜜橘红4.5g，结茯苓6g，制胆星3g，绿枳实3g，九节菖蒲3g，粉甘草1.5g。

水煎服。上方服 3 剂后，痰壅已平，后以加味二陈汤收功。

本例为中风脱证，乃阴虚阳越之候，应以滋补真阴、引火归原之法，用刘河间之地黄饮子，取地、冬等补真阴，桂、附等引火归原，故为壮水制火之剂也。本证最忌痰壅窍闭，故急宜导痰开窍，所以施用导痰汤加菖蒲，俾病得以收效。

4.肝阳偏亢，邪热内闭

──[案例]──

吴某，男，72 岁，1982 年 8 月 15 日初诊。患者由于猝然昏倒，神志不清，牙关紧闭，两手瘈疭，半身不遂，口眼㖞斜，语言謇涩。家人因其病猝发，急抬医院抢救，一面请俞教授以中药为之治疗。因患者素体为肾阴不足、肝阳偏亢，致热闭之证，先以宣窍开闭，宜用至宝丹，继用镇肝息风汤，以息肝风内动。处方：怀牛膝 30g，代赭石 30g，飞龙骨 15g，左牡蛎 15g，败龟甲 15g，白芍 15g，黑元参 15g，天冬 15g，川楝子 6g，生麦芽 6g，绵茵陈 6g，生甘草 4.5g。水煎服。

患者先服至宝丹（中成药）宣窍开闭，后服镇肝息风汤，诸症均瘥，续以补阳还五汤服用，以益气活血、祛风通络，治后遗症之半身不遂等。处方：绵黄芪 60g，当归尾 6g，赤芍 4.5g，地龙干 15g，川芎 3g，白桃仁 6g，川红花 3g，全蝎梢 4.5g。水煎服。

上方前后连服 20 剂后，患者半身不遂、口眼㖞斜有明显改善，语言謇涩、口角流涎、大便干燥、小便频数及遗尿不禁等症状均有逐渐消失。迄今已 5 年，患者生活上善于调摄，身体仍然健康。

（撰文：刘德荣　俞鼎芳）

第二节　妇科病治疗经验

俞慎初教授临床善于从肝论治妇科经带诸病，认为肝与妇女的经带胎产关系密切。《名医汇萃》云："女子……以肝为先天。"肝藏血功能健全则能下注冲脉，使血海盈满，月经自调。冲任血海的充盛流通又有赖于肝之条达。气机疏利，血脉畅通，冲任协调，则经潮如期。若肝之气血失调，常能病及冲任，不但会导致血海失充，经量减少，甚至经闭不行；而且因损伤冲任，肾精亏虚导致崩中漏下。肝失疏泄，气滞血瘀，多导致痛经、闭经、月经滞延量少，或癥瘕不孕等。

■ 一、疏肝解郁　善于调经

俞教授认为女子虽以血为本，但气为血之帅，气行则血脉畅通，气滞则血脉瘀阻，治血必须理气。而女子以情志拂郁为多见，肝气郁结则血行不畅，常能出现月经先期、后期、前后不定期、经量多、经量少或闭经等月经不调证候，所以妇女疾患尤以疏肝解郁、调理气机为要。

（一）月经先期

月经先期，虽有气虚和血热之分，然而临床以血热者居多，常因平素肝郁气滞、郁久化热、邪热迫血，而致冲任不固、月经先期。俞教授每以清肝解郁调经法治疗，用丹栀逍遥散加减，常获良效。

──［案例］──────────────────────────

魏某，女，27 岁，1992 年 5 月 4 日初诊。每次月经均提前近 10 天，伴头晕胸闷，性急易怒，倦怠纳少，心烦难寐，口干欲饮，大便干结，经量少、色暗红，偶见血块，舌边尖红，苔白，脉弦细数。证属肝郁脾虚，郁热迫血致月经先期。治以清肝理脾解郁，兼以养营调经。处方：毛柴胡 6g，杭白芍 10g，当归尾 6g，制香附 6g，漂白术 5g，结茯苓 10g，炙甘草 3g，粉丹皮 10g，山栀子 6g，京丹参 12g，白桃仁 6g，干地黄 12g。水煎服。

5 月 9 日二诊：上方服 5 剂后，胸闷心烦减轻，夜寐改善，胃纳尚少，口干，大便干结，舌边尖红，苔白，脉弦细数。仍按前法。处方：毛柴胡 6g，杭白芍 10g，制香附 6g，漂白术 6g，结茯苓 10g，粉丹皮 10g，山栀子 6g，麦谷芽各 15g，干地黄 12g，干瓜蒌 15g。连服 5 剂后，诸症著减。又嘱其续服 4 剂以善其后。经过 3 个月的调治，患者经行如期而至。

俞教授运用丹栀逍遥散加味治疗本证，是针对患者肝郁气滞兼有郁热的病机，从清肝理气解郁法为治，并顾及理脾活血调经，故药后取得良效。

（二）月经后期

月经周期延后 7 日以上，称为"月经后期"，常因忧思郁怒，而致气机郁结。血为气滞，血海不能按期盈满；或饮食劳倦，思虑伤脾，生化之源不足。证见月经延后，常兼经前乳房胀痛、胸闷不舒、月经量少等。俞教授治疗月经后期并兼有肝气郁结的病患，常用调理肝脾法，多以逍遥散加减治之。

──［案例］──────────────────────────

林某，女，20 岁，1992 年 7 月 22 日诊。月经延后一周，经量少，色暗红，兼胸胁胀闷，乳房时胀痛，头晕不适，纳食减少，口干，脉弦细，舌质稍红，少苔。治宜疏肝解郁、理气调经。处方：毛柴胡 6g，杭白芍 10g，当归身 6g，漂白术 6g，麦冬 15g，黑元参 12g，炙甘草 3g，结茯苓 10g，干地黄 12g，盐陈皮 5g，益母草 12g，制香附 6g。嘱于每次经前 5 天服药，连服 3 个月。经服 15 剂后，月汛如期而至。

俞教授治妇科疾病喜用逍遥散加减，因该方重在疏肝解郁、养血健脾，是调和肝脾的良方。脾土得木疏则健，气血生化有源，经水自然应时自至。

（三）痛经

痛经为妇科常见病，其病因多有气血郁滞、气虚寒凝、肝肾虚损之异，尤以肝郁气滞为多见。肝气条达，则经行畅运，若情志抑郁、肝郁气滞，常引起冲任气血郁滞、血运不畅，而见经期腹痛。故疏肝活血是俞教授临床治痛经的常用法。对症见胸胁胀闷、经色紫暗、夹有血块之痛经证，每治以疏肝理气、活血调冲法，常用逍遥散合失笑散加香附、益母草。

─ ［案例］ ─

何某，女，30岁，1992年11月5日诊。一年来每于行经时腹痛，经色暗红，夹有血块。本次经潮，小腹疼痛，伴胸闷心烦，口干不欲饮，脉弦细略数，舌质稍红苔薄白。证属肝气郁结、气滞血瘀之痛经，治宜疏肝理气、活血调冲法。处方：毛柴胡6g，杭白芍10g，当归身6g，结茯苓10g，盐陈皮5g，漂白术5g，炙甘草3g，生蒲黄6g，五灵脂6g，益母草12g，制香附6g，延胡索10g。服5剂后腹痛明显减轻，原方加麦冬12g，续服5剂后，诸症悉除。嘱其下月来经前5日仍服前方5剂。经过3个月的调理，患者痛经已愈。

俞教授认为，经行腹痛常因肝郁气滞、肝脾不和、血行不畅所致，其病机与"瘀""滞"有关，故临床治疗多运用疏肝解郁、调理肝脾、行气活血法，方选逍遥散合失笑散加减，每可应手取效。腹痛甚者加川楝子、延胡索等理气行血止痛之品。

（四）经行头痛

经行头痛是指每值月经期或经行前后，即出现明显的头痛，严重者剧痛难忍。本病主要是气血为病。妇人经行以气血流畅为顺，气血协调，血运不息，"通则不痛"，自然无经期诸痛之忧。多因平素情志不舒，肝气郁结、气机不利，而导致血行不畅，日久则瘀血阻滞脉络，上至清窍，则每逢经期血行而发作头痛。俞教授临床以理气活血通络法治之，常用柴胡疏肝散加活血通络、祛风止痛药物，如赤芍、当归尾、白芷、藁本、薄荷等。

─ ［案例］ ─

胡某，女，40岁，1992年4月30日初诊。近5年来每逢经期即见左侧头痛，时缓时剧。今正值月经来潮，头痛发作，经自服止痛片未见改善，伴胸闷不舒，乳房胀痛，月经量少，色暗红，夹有血块，舌淡红，苔薄白，脉沉弦略数。证因气滞血瘀、脉络不遇，上至清窍。治宜理气祛风、活血通络，方用柴胡疏肝散加减治疗。处方：毛柴胡6g，赤白芍各 10g，当归尾 6g，制香附 6g，川芎 5g，白芷 5g，藁本 5g，细辛 2g，薄荷叶 6g，炙甘草 3g。4 剂，水煎服。

5 月 4 日二诊： 药后头痛减轻，精神尚佳，脉沉缓，舌淡红苔薄白。仍按前方加减。处方：毛柴胡 6g，杭白芍 10g，当归尾 6g，制香附 6g，益母草 15g，川芎 5g，香白芷 5g，薄荷叶 6g，北藁本 5g，盐陈皮 5g，炙甘草 3g。4 剂，水煎服。

5 月 8 日三诊： 服上药后，头痛已愈，胸闷改善。仍按前方加减。处方：毛柴胡 6g，粉葛根 6g，川芎 5g，香白芷 5g，甘菊花 6g，北细辛 3g，薄荷叶 6g，北藁本 5g，蔓荆子 10g，赤白芍各 10g，粉甘草 3g。水煎服，续服 4 剂，以巩固疗效。

次月，经潮将至，患者恐头痛发作而复诊，俞教授仍按前方加减施治，头痛未再复发。

本例经行头痛日久，俞教授运用理气活血通络法治疗取效。方中以柴胡、香附、白芍疏肝理气解郁；赤芍、当归尾、川芎活血通络，行血中之滞；又配白芷、藁本、细辛、薄荷以疏散上部风邪而止头痛。全方理气兼以活血，通脉络配合祛头风。因切中病机，故二诊后头痛即解，三诊而收全功。

（五）带下

俞教授认为，带下的病因虽有多种，但总离不开湿邪为患。《傅青主女科》有"带下俱是湿症"之说，而其中以肝脾失调致水湿下注为临床常见病因。此证每因平时忧思恼怒或精神郁闷，肝失条达，肝气横逆克脾，致脾失健运，水谷精微未能上输化血而反聚成湿，水湿流注下焦累及任、带而为带下。如萧壎《女科经纶》引缪仲淳语所云，白带"皆由肝木郁于地中使然"。此类带下病常伴有胸胁胀痛、情志不舒、心烦性急、脉弦等肝郁气滞之候，故俞教授每以疏肝理气、利湿止带法治之，常用柴胡疏肝散加椿根皮、鸡冠花等药。例如一患者平时带下量多、黏稠如涕、绵绵不止已半年余，伴头晕倦怠、情志抑郁、少腹胸胁时感胀痛，两眼干涩，心烦寐差，口干，舌淡红，苔白，脉弦数。俞教授诊为肝郁脾湿、湿蕴化热之证，治以疏肝利湿兼清热。运用柴胡疏肝散加椿根皮、鸡冠花、黄柏、元参、夜交藤、合欢皮等，经服 10 余剂后，带下痊愈。

■ 二、补养气血　益气健脾

妇人以血为本，但血赖气行，如气血充沛，则经脉通畅，冲任充盛，经、孕、产、乳正常；若气血虚衰，则任脉虚太冲脉衰少，而易出现经、带、胎、产方面的疾病。俞教授重视对气血的调治，或通过健脾益气生血法，达到气血双补。常用四物汤、正元丹、补中益气汤等随症加减。

（一）月经量少

妇人月经量少，有虚实之分。虚者或因化源不足，血海亏虚；实者多由气滞瘀血，痰湿阻滞，血行不畅。患者临床表现为月经周期虽基本正常，但经量很少，甚或点滴即净。俞教授治疗月经少，重视补脾益气法，运用正元丹益气健脾以滋化源，配合补营养血调肝的药物，肝脾兼顾，使脾健气生血长，血充气调，则月经自然恢复正常。

──［案例］──

王某，女，23岁，工人，1992年9月17日初诊。患者素体虚弱，近半年来月经不调，时常2~3个月来潮1次，月经量少，经色暗红。最近两个月又未来潮。患者头晕倦怠，纳食欠佳，四肢乏力，舌淡红，苔薄白，脉弦细。证因脾胃虚弱，化源不足，血海不充所致。治宜健脾益气、补血调经。处方：太子参15g，绵黄芪15g，结茯苓10g，淮山药15g，漂白术6g，毛柴胡6g，当归身6g，杭白芍10g，川芎5g，熟地黄15g，盐陈皮5g，炙甘草3g。5剂，水煎服。

9月22日二诊：药后精神好转，头晕改善，胃纳增加，仍按前方加减。处方：潞党参15g，绵黄芪15g，结茯苓10g，淮山药15g，漂白术6g，当归身6g，杭白芍10g，川芎5g，熟地黄15g，盐陈皮5g，益母草15g，炙甘草3g。续服4剂后，月经来潮。俞教授嘱其下月来经前4~5天，仍服前方5剂，以巩固疗效。

此例属于脾胃虚弱、化源不足、血海不充的月经不调证，俞教授运用健脾益气、气血双补法，用正元丹配合四物汤并加入疏肝理气的柴胡、陈皮治疗取效，体现俞教授临床善调气血的丰富经验。

（二）崩中漏下

女子以血为本，血的生成和运行，有赖于脾胃的化生和脾气的统摄。若素体脾虚或饮食劳倦损伤脾气，致气虚下陷、统脾无权、冲任不固，而出现经期大量下血或淋漓不断的崩漏证。俞教授治疗崩漏证注重调补脾胃，以益气摄血为主，常用补中益气汤加煅龙骨、煅牡蛎、阿胶、艾叶等固涩止血之品，临床多验。

──［案例］──

王某，38岁，机关职工。患者素体虚弱，每次经潮出血量均较多，色淡，质清稀。近月因单位工作繁忙，致月经量多且延期未尽，身体倦怠，气短懒言，精神疲乏，食量减少，舌质淡，脉细弱。证属中气不足、脾失统摄，治宜补脾固本、益气摄血，方用补中益气汤加味。处方：绵黄芪15g，潞党参10g，当归身6g，盐陈皮5g，漂白术10g，北柴胡5g，绿升麻3g，炙甘草3g，正阿胶10g（烊化），山萸肉10g，煅龙牡各30g。5剂，水煎服。药后上症改善，经血渐止，嘱其再服3剂，以收全功，随访数月，经量已基本恢复正常。

沈目南《金匮要略注》云："五脏六腑之血，全赖脾气统摄。"脾虚则统摄无权，血不归经而崩中漏下，故以补脾益气之法，用补中益气汤治之。方中黄芪、党参、白术、炙甘草健脾益气、固经止血；佐以陈皮理气和胃，柴胡、升麻助参芪益气升提之力，当归身和加入的山萸肉、阿胶能补阴养血且有止血作用；配龙骨、牡蛎以达固涩止血之效。诸药合用，使脾胃强健，血得统摄，归经而止。

■ 三、滋补肝肾　顾护冲任

俞教授治疗妇科疾病，强调整体调治，既重视调理气机，条畅气血，也注重补益肝肾。妇女的疾病重在血分，肝主藏血，肾主藏精，精血互生，乙癸同源，肝肾为冲任之本，精血充足，奇经调节功能正常，太冲脉盛，任脉气通，月事以时下。若肝肾不足，冲任应之，月事随之干涸，致使月经失调。俞教授重视补益肝肾，调养冲任，常用圣愈汤、八珍汤或六味地黄丸随证加减。

（一）月经量多

月经每次来潮，经量明显增多，是本病的诊断要点。大多因素体虚弱，或饮食劳倦，久病伤肝脾肾导致。中气虚弱，统摄无权，冲任不固，每次月经来潮时，经血失约，出血量多。俞教授认为月经量多虽有气虚、血热、血瘀之分，但是病情若日久不愈，常伴有头晕眼花、腰酸膝软的肝肾不足症状，治当以滋补肝肾、补气养血固冲法，运用圣愈汤加枸杞子、杜仲、续断等益肝肾以固其本，气血同治，肝肾双补，冲任得固。

──［案例］──

甘某，女，35岁，1992年4月30日初诊。每次经来量甚多，色淡红，质清稀，月经周期基本正常，伴有头晕眼花、腰膝酸楚、精神倦怠，舌质淡红，苔薄白，脉弦细。治宜滋补肝肾、补气养血固冲法，拟圣愈汤加味。处方：太子参15g，绵黄芪15g，当归身6g，杭白芍10g，川芎5g，熟地黄12g，北枸杞12g，怀牛膝12g，川杜仲15g，桑寄生15g，川续断12g，明天麻10g。5剂，水煎服。

5月4日二诊：药后头晕眼花改善，经量减少。但精神倦怠，腰膝仍酸楚，舌质淡红，苔薄白，脉弦细。仍按前方加减。处方：党参15g，黄芪15g，当归身6g，杭白芍10g，熟地黄12g，甘菊花5g，枸杞子10g，怀牛膝12g，川杜仲15g，桑寄生15g，川续断12g，明天麻10g。5剂，水煎服。

5月9日三诊：服上药后诸症均有好转，经潮已净，腰酸减轻。处方：党参15g，黄芪15g，当归身6g，熟地黄12g，杭白芍10g，制首乌12g，北枸杞12g，川杜仲15g，怀牛膝10g，淮山药15g。患者前后又服10剂后，诸症均瘥，次月来经时经量恢复正常，精神转佳，头晕腰酸消失。

本例治疗用四物汤加潞党参、黄芪即圣愈汤以补气益血，并加枸杞子、杜仲、续断等益肾以固本，因气血同治、肝肾双补，故患者服 10 余剂后，诸症明显改善，次月来经时经量恢复正常。

（二）闭经

闭经临床多分虚实，或精血不足，血海空虚，无血可下；或肝气郁结，气血瘀滞，经闭不行。俞教授指出，禀赋不足及久病伤肾所致的闭经为临床常见病因，多因素体虚弱、肾气不足、冲任未通；或久病及肾精亏耗，冲任虚损，以致月经停闭，当以补肾养肝调经，常用左归丸或六味地黄丸加调经固冲药物治疗。如因气滞血瘀导致的经闭不行，则治以疏肝理气、活血通经法，常用柴胡疏肝散加赤芍、桃仁、当归尾、益母草等。

———［案例］———

赵某，女，18 岁，在校学生，1990 年 7 月 3 日初诊。患慢性肾炎 3 年多，头晕腰酸，四肢酸楚，月经近 6 个月未潮，面目略浮肿，舌淡红苔白，脉沉细。证属久病伤肾，肾精耗损，冲任亏虚所致。治宜补益肝肾、调经固冲为主。处方：绵黄芪 30g，北枸杞 15g，熟地黄 15g，山萸肉 12g，淮山药 15g，建泽泻 12g，粉丹皮 12g，带皮苓 30g，赤小豆 15g，怀牛膝 12g，车前子 12g，益母草 12g。服上药 7 剂后，月经来潮。又复诊 2 次，前后共服 30 剂，诸症大有改善，月汛基本如期来潮。

本例治疗用六味地黄丸补益肝肾为主，又加补气、利湿及调经药味，使肾精得充，肝血和调，化源充足，冲任得养，血海渐盈，经潮自复。

（三）带下

带下病主要由于湿邪影响任、带二脉，以致带脉失约、任脉不固而形成。有虚、实之不同。如因素体肾气不足、肝肾亏损，兼有脾虚湿盛的带下病，俞教授常以滋补肝肾、健脾利湿法，用六味地黄丸加减治疗。

———［案例］———

魏某，34 岁。患者已生育 2 子，断乳 2 个月，脾胃虚弱，阴盛阳衰，致月经延期、湿留下焦、带下淋漓；伴遍身酸痛，以腰部为甚。近日饥不欲食，脉象微。俞教授认为应治以滋补肝肾、健脾利湿为主，以加减六味地黄汤治之。处方：黑大豆 90g，红大枣 10 枚，白果肉 10 粒，九蒸熟地黄 30g，山茱萸 12g，淮山药 12g，薏苡仁 12g，建泽泻 6g，川续断 6g，杜仲 9g。水煎服。

二诊：服前方 3 剂后，诸症悉减，尚觉身痛，食欲不振。以补中益气汤加减为主。处方：潞党参 15g，漂白术 6g，当归身 5g，炙黄芪 9g，北柴胡 5g，川升麻 5g，广化皮 5g，炙甘草 3g，北秦艽 5g，川黄柏 3g，寸麦冬 9g。水煎服，连服 3 剂后，基本痊愈。

本例以滋肝肾、理脾土为主，以六味地黄丸为滋补肝肾之主方，加薏苡仁助茯苓以健运渗湿，合淮山药固脾土；黑豆、红枣甘平益阴，一以补肾而利水湿，一以益脾而和中气；杜仲、续断之补肾阳以治腰痛；白果性涩收敛，助山萸肉以止带浊。盖脾土不胜，则饥不欲食，而气血愈虚，所以健脾利湿，使土旺则带下自愈，后以补中益气汤加减收功。

俞教授妇科临证，善用易黄汤加减治湿热带下，用完带汤加减治脾虚带下，用补中益气汤加减治气虚崩漏，用寿胎饮或保产无忧散加减治胎动不安，用生化汤加味治产后恶露未净等。用方灵活，辨证遣药创见颇多，对后学很有启发。

（撰文：刘德荣　俞鼎芳）

第三节　儿科病治疗经验

俞教授不仅精通内、妇科，也擅治小儿科疾病，其临床注重小儿生理病理特点，认为小儿之气阳未盛，血气未充，神气未实，为稚阴稚阳之体，脏腑娇嫩，腠理不密，体质和功能均较脆弱，因此小儿易于发病，且传变迅速，如《小儿药证直诀》所指出，小儿"脏腑柔弱，易虚易实，易寒易热"，所以俞教授儿科临床善于根据小儿特点，针对各种儿科疾病，精心辨证，灵活用药，颇有独到之处。

■ 一、诊病精细　用药轻灵

俞教授临证，注重明理，其治小儿疾病，尤重视对小儿病候的诊视，强调应全面掌握病情，洞悉病机，庶于临床无惑。他每诊治一患儿，必先认真望形观色，详察各种异常变化，如小儿的神态、面色、眼神、涕泪、毛发、皮肤、二便、口唇和舌象等，并按年龄不同分别诊视脉象和指纹，然后脉证合参，审因施治。例如发热的小孩，他每察看耳后、胸背和四肢，检查有无疹点；咽喉和颈项部是否异常；询问发热时间、汗出情况。如伴有恶寒鼻塞、流涕、喷嚏，多从外感诊治；口渴唇燥为邪热伤津；便秘溲黄为里热等。对于腹泻病儿，多检查皮肤干湿，诊按腹部有无胀气，了解饮食情况，尤其注意观察和询问泻下的粪质。如见大便稀溏，色淡不臭，多为脾虚泻；泻下酸臭，夹有不消化食物，多为伤食泻；泻下稀水样，粪色深黄而臭，或带黏液，为湿热泻；下利清稀，洞泄不止为虚寒泻。又如小孩脐周腹痛，时作时止，常进一步诊察有无舌面小红点、面部白斑、下唇内颗粒样小点及粪便检查，以帮助诊断蛔虫证。

俞教授儿科临床不但诊察认真，辨证精确，而且在儿科的各种病证中，有独到的治疗经验和用药特色。

（一）用药轻灵

俞教授认为，儿科用药必须顺应小儿形质娇弱、脏气清灵、病因单纯的特点，力求药味精简轻灵，剂量适宜，切忌用药猛烈，大剂攻伐或杂药乱投。俞教授临证，每次处方均在10味药以内，用药分量也偏轻，除健脾胃药外，一般在3~6g之间。治外感热证，常用桑叶、菊花、薄荷、金银花、连翘、竹叶等数味轻清透泄之品而获效。如治1例惊泻患儿，仅以钩藤、夜交藤、山楂、神曲、谷麦芽、水牛角7味药予服3剂后，症状明显改善；治小儿习惯性便秘，常用桑椹、胡桃肉2味炖服而取效。对山栀、黄连、黄芩之类的苦寒药物，俞教授主张用量宜轻，一般不超过10g，病愈即停用，以防克伐阳气，损伤脾胃。

（二）治法简便

儿科用药要适应小儿的特点，婴幼儿服味苦的中药较为困难，因而俞教授临床常采取简便的用药方法和小儿易于接受的药膳治疗。如治婴儿湿疹，常用金银花、土茯苓、苦参、白鲜皮、甘草等水煎外洗，并以三黄散扑撒患处，又嘱家长给绿豆汤饮服。治脾虚久泻证，每予患儿服用自拟"四味扶脾散"（山药、茯苓、扁豆、莲子各等量，研粉），每次1匙，加面粉3匙，白糖适量炖服。又如小儿麻疹不透，则用芫荽9g单味水煎，随时饮服，以促其透发；麻疹恢复期邪热伤阴、咳嗽咽干，常用荸荠六七粒、鲜芦根30g、甘蔗60g水煎代茶饮。由于方法简便，小儿易于接受，常取得较好治疗效果。

（三）选方灵活

俞教授儿科临证，既善用前贤名方，又能结合自己的经验、灵活化裁，数十年来积累了丰富的用药经验。例如治小儿急惊风，每以清肝镇痉息风的羚羊钩藤汤加减，从肝论治为先。又如小儿癫痫、惊厥等神志疾患，又善于从痰论治，灵活运用导痰汤、温胆汤，每取得满意疗效，常用药物有半夏、陈皮、茯苓、菖蒲、远志、胆星、天竺黄、琥珀等。临床上对于久咳不愈而无兼他症的患儿，每用理气配合温化的方法治之，认为小儿久咳多因不能忌口、多食冷饮所致，如一味采用清肺热法，很难获效。他从理气和温化入手，运用加减止嗽散（荆芥、百部、杏仁、浙贝母、半夏、陈皮、紫菀、茯苓、炙甘草）治疗，而取得良效。其中陈皮一药，俞教授每用之，认为陈皮长于温化痰湿、调理肺气，与其他止咳药配合，效果很好，而俞教授咳嗽治方中所用的甘草，多以蜜炙，是取其温化之功。

俞教授指出，小儿肌肤娇嫩，腠理不密，外邪易于由表而入，感受外邪后容易出现高热动风、惊厥，所以儿科病退热尤为重要。他治小儿外感发热，十分推崇紫雪丹，常用紫雪丹作为退热药。认为有清热解毒、解痉开窍之长，用于小儿热证，具有服药简便、退热迅速、疗效稳定、且可预防小儿高热惊厥的优点，是儿科退热上品，常嘱家长备有此药。对于小儿蛔虫证，主张驱虫与健脾并施，认为患虫证小孩，多伴有脾胃虚弱、营养不良，若单用驱虫杀虫法，每每更伤脾胃。故常在健脾益胃的参苓白术散或四君子汤中加乌梅、榧子、使君子、槟榔等驱虫药。对于小儿胆道蛔虫证，多选用拔萃四逆散，以苦、辛、酸药物如胡黄连、川椒、乌梅等治之，疗效颇佳。

俞教授在儿科临证中，医望甚高，治愈患儿无数，尤其对于各种儿科急性重症，每能精确辨证，灵活施治，屡获良效。

如患儿，7 岁，3 天来外感高热不退，体温达 39.7℃，伴头痛、鼻塞流黄涕、咽喉肿痛、口干纳差、溲黄，舌边尖红，苔薄黄，脉数。证属风热感冒。俞教授以辛凉解表、清热解毒法，运用银、翘、桑、菊、薄等辛凉轻清之品疏风解表，配以鱼腥草、鬼针草、车前草、粉甘草、桔梗等清肺泄热、解毒利咽，全方疏风清热解毒作用显著，故服一剂热即降，二诊后诸症悉平。又一患儿，腹泻 2 天，泻出稀水样便，色黄而臭，每日 6～7 次。身微热，体温 37.8℃，口渴纳减，腹胀，小便短少，舌质红，苔黄，指纹青紫。俞教授诊其证属湿热内蕴肠胃，治以清热利湿法，以外解肌表之邪、内清肠胃之热的葛根芩连汤加清热利湿的铁苋、薏苡仁和消食导滞的山楂、神曲等，又加山药，患者连服 6 剂后，腹泻即止。方中山药不但因性涩能止泄泻，而且善补脾气，可防清热苦寒药克伐脾胃。所以俞教授治婴儿腹泻，山药是常用之药。

■ 二、调理脾胃　注意饮食

俞教授十分重视小儿的饮食调理，主张对婴幼儿要合理喂养和顾护，反对家长溺爱。他力倡北宋儿科名医钱乙的"若使小儿安，常带三分饥与寒"之说，认为一些儿科疾病，多因平时饮食不当所致。虽然小儿生机旺盛，处在发育阶段，水谷精微所需较多，然而婴幼儿脏腑柔嫩，脾胃功能尚未健全，平时饮食稍有不慎，则容易造成脾胃损伤，尤其是现今家庭冰箱常备，零食冷饮充足，家长又缺乏科学育儿知识，每以小孩多食善饮为佳事，任其食用，不加节制，常导致脾胃损伤，消化功能紊乱，临床多见食积腹胀、腹痛吐泻、厌食等。又如小儿久咳，也常因冰箱冷饮未能节制造成，小孩咳嗽又服冷饮，寒邪每由咽喉犯肺，加剧肺气失宣，致久咳不愈。所以临床上常嘱家长要注意小儿饮食调理，食物冷热要适中，切勿过饥过饱而损伤脾胃。

俞教授在临证中尤其重视顾护脾胃，认为脾胃为后天之本，小儿一身营养之来源、小儿的生长发育无不依赖于脾胃对水谷精微的吸收、输布和供养。所以俞教授善于审察脾胃之虚，一见不足，及时扶助正气，补益脾胃，尤其是疾病后期，重视补益脾胃以资复元。

（一）厌食证

俞教授治小儿厌食证，多从健脾益气入手，认为临床以脾胃虚弱而致厌食为常见。多因小儿平素饮食不当，导致脾胃功能障碍，受纳运化失健而产生厌食。常用参苓白术散随症加减治疗。例如一患儿，一年来不思饮食，三餐食量甚少，精神倦怠，面色无华，夜间盗汗，舌淡红，苔薄白，脉细数。俞教授诊之属脾胃虚弱厌食证，治宜健脾益气，用参苓白术散加谷麦芽。患儿连服14剂后胃纳增多，面色润泽，精神转佳。诚如《幼幼新书·乳食不下第十》所云"脾脏也，胃府也，脾胃二气合为表里，胃受谷而脾磨之，二气平调，则谷化而能食"。

（二）遗尿

婴幼儿遗尿，多由小儿气血未充，脏腑未坚，智力未全，致尿液未能自控。《灵枢·本输》曰："虚则遗溺，遗溺则补之。"俞教授诊治本病遵从"经"旨，以"遗溺多虚"立论，临床多采用温补脾肾法治疗。例如治疗一6岁患儿，近年来几乎每夜必遗，甚则一夜2次，伴精神倦怠，四肢欠温，食欲不振，舌淡红，苔白，脉细缓。俞教授诊其证属脾肾阳虚、膀胱失约，治宜温补脾肾、固涩缩尿法，缩泉丸加鸡内金以温肾缩尿，并加健脾益气的白术、山药、薏苡仁等药治疗。服用7剂后，遗尿明显改善，精神转佳。又嘱服7剂后，遗尿痊愈。这种脾肾同治、标本兼顾法，临床疗效甚好。

三、医术精湛　屡治屡验

对于各种儿科急性重症，俞教授每能精确辨证，灵活施治，屡获良效。

1. 外感高热

———［案例］———

崔某，女，7岁，1992年11月20日诊。4天来反复发热不退。今晨体温达39.7℃，伴头痛，鼻塞，流涕，咽喉肿痛，口干纳差，溲黄，脉数，舌边尖红，苔薄黄。证属风热感冒，治以辛凉解表、清热解毒法。处方：银花6g，连翘6g，桑叶6g，菊花6g，蔓荆子6g，鬼针草12g，鱼腥草12g，车前草12g，桔梗5g，薄荷5g，甘草3g。3剂，水煎服。前方服1剂后汗微出，翌日体温降至37.5℃；服2剂后热退，咽痛减轻，但胃纳仍差，前方加牛蒡子6g、谷麦芽各10g；进3剂后症状消失，纳食增加。

本例外感高热，俞教授以银、翘、桑、菊、薄等药清热解毒、疏风透表；又配以治咽痛的经验方利咽桔梗汤（鱼腥草、鬼针草、车前草、粉甘草、桔梗）清肺泄热、解毒利咽；并用蔓荆子散风热、止头痛。全方疏风清热解毒作用显著，故服1剂热即降，二诊后诸症悉平。

2. 麻疹肺闭

——［案例］

陈某，男，6岁，1966年1月10日初诊。陈孩染患麻疹，当发疹期时高热达40℃左右，痰鸣喘咳，气急鼻煽，伴胸痛，指趾及口唇呈青紫色，舌苔黄，脉浮数。肺部听诊有湿性啰音。此为温邪闭肺，当以辛凉开肺为治，拟予麻杏石甘汤加味。处方：麻黄6g，杏仁6g，石膏18g（先煎），甘草3g，川贝粉6g（分冲），瓜蒌15g，枳壳4.5g，白芍6g。水煎，分5次服，并结合肌注青链针剂。

上药用后，痰鸣喘咳、气急鼻煽均瘥，即用千金苇茎汤加味。处方：鲜苇茎15g，白桃仁6g，冬瓜仁10g，白茅根10g，川贝母6g，枯黄芩6g。水煎，分3次服，并另服猴枣散。前方服后，痰显著减少，胸痛亦除，嘱自以白茅根、上己菜（荠菜）各15g，水煎代茶饮。

当时有20余个病孩染患麻疹，其中较严重者有五六人，均以上述方法出入治愈。该证由于麻毒内陷于肺，闭阻肺络，肺失清肃，以致肺气上逆而为咳喘；又因邪郁不达，化热生痰，痰壅气道，痰随气升，以致痰鸣气急。同时因邪气闭塞、气滞血郁而出现气急鼻煽，指趾、口唇青紫。故俞教授以清热泻火、宣肺开闭为治，用麻杏石甘汤加味取得满意疗效。

3. 麻疹热泻

——［案例］

陈某，男，5岁。1966年春节期间，正值麻疹流行。病孩染患麻疹，于透疹期，正当疹毒炽盛，护理不当，邪毒不得外透而内陷大肠，迫致泄泻，日10余次，便出如喷射状，呈蛋花样，口渴引饮，烦躁不宁，疹色紫赤，苔黄而燥，舌质红，脉滑数。此为麻毒内盛、移热大肠所致，当以葛根黄芩黄连汤清肠泄热治之。处方：粉葛根6g，黄芩4.5g，银花6g，飞滑石10g，粉甘草3g，天花粉10g。水煎，分2次服。

上方连服2剂后，腹泻次数减少三分之一，再用前方加减治之。处方：粉葛根6g，黄芩4.5g，黄连3g，粉草3g，白茅根10g，车前草10g。水煎，分2次服。服药后，泄泻已止，遂以健脾之药如淮山药、茯苓、薏苡仁、白扁豆等与服。

麻疹正当透疹之期，邪毒不外透而内陷，以致热迫大肠见协热下利，此为麻疹之逆证，急宜清肠泄热治之，迅速控制病情。如治之不得法，每易变生他证。

4. 高热抽搐

——［案例］

董某外孙女，4岁，1973年10月10日初诊。患儿经常发作高热抽搐，此次因外感时邪，发热数天，昨起发热至 40℃左右，始则烦躁不宁，口渴喜饮，继则高热抽搐。其母急来邀诊。俞教授察其汗出不畅，露睛搐搦，舌苔薄白质绛，脉弦数，指纹赤紫。此乃高热邪窜肝经，以凉肝息风、柔润舒筋为治，予地龙钩藤汤加减。处方：地龙 18g，石决明（代羚角）18g，桑叶 10g，菊花 10g，生地黄 12g，川贝母 6g（分冲），天竺黄 6g，白僵蚕 3g，茯神 12g，麦冬 12g，白芍 10g，甘草 3g，钩藤 10g（后入）。水煎，分 3~4 次服。另用小儿回春丹，每次 1~2 粒，每日 2~3 粒，开水调服。

二诊：服上药后，高热渐退，抽搐亦止，继以平肝清热治之。处方：地龙干 18g，石决明 18g，桑叶 10g，甘菊花 10g，银花 6g，连翘 6g，白芍 6g，麦冬 10g。水煎，分 3~4 次服。

小儿高热，当预防邪窜肝经，引起抽搐，此时治疗的关键在于解表退热，热解则风定，抽搐自止。因高热易引动肝风，肝常有余，故在解表退热的同时，应适当加入平肝息风之药，如钩藤、僵蚕、地龙干等，才能达到治愈的目的。如果"见痉止痉，病必不除"，古人的"祛风必先解热"之论，确是心得之言。

5. 热痢夹血

—— ［案例］

林某，3 岁，1975 年 8 月 25 日诊。患儿暑天感染细菌性痢疾，大便检查有脓血，里急后重，次数多，腹部拘痛。察其舌质绛，苔薄白，脉数。证属热毒蕴结肠道、损伤肠络，治宜清热解毒为主，拟予白头翁汤加减。处方：白头翁 10g，秦皮 6g，黄连 4.5g，黄柏 4.5g，白芍 10g，甘草 3g，木香 3g，野麻草 12g。水煎服。嘱其每剂头煎均分 2~3 次服，连服 3 剂，并日以野麻草 15g 代茶，服后即愈。

该证为热毒蕴结大肠，致成血痢，故用白头翁汤加减以清解热毒，且有秦皮、黄连、黄柏之属配合，以苦寒燥湿止痢，再加野麻草为治血痢之有效药，诸药配合，疗效满意。

6. 急性腹泻

—— ［案例］

詹某，女，1 岁 4 个月，1992 年 6 月 8 日诊。患儿腹泻 2 天，泻出稀水样便，色黄而臭，每日 6~7 次。身微热，今晨体温 37.8℃，口渴纳减，腹胀，小便短少，舌质红，苔黄，指纹青紫。证属湿热内蕴肠胃，治宜清热利湿。处方：葛根 6g，黄芩 5g，黄连 5g，甘草 2g，神曲 5g，山楂 5g，铁苋菜 10g，薏苡仁 6g，山药 10g。3 剂，水煎服。上方服后热退，腹泻次数明显减少，粪稍稠，大便每日 2 次，小便增多。按上方加茯苓 6g，又连服 3 剂后，腹泻止，腹胀消，余症除。

本例为感受湿热之邪后移热肠胃，导致运化失常、清浊不分而腹泻，故治宜外解肌表之邪，内清肠胃湿热，以葛根芩连汤为主治之，并加铁苋菜、薏苡仁以增强清热利湿之效。因兼腹胀和泻下粪臭，故配以山楂、神曲以消食导滞。方中加山药一味，该药不但性涩能止泄泻，而且善补脾气，可防止清热苦寒药克伐脾胃，所以俞教授治小儿腹泻，山药是常用之药。

7. 小儿盗汗

———［**案例**］————————————————————————————

肖某，男，3岁，1975年8月15日诊。患儿晚间睡后每多流汗，醒来时见汗出如洗，以致体形消瘦，食欲不振。察其舌质绛，指纹淡。小儿本为纯阳之体，今汗多出则阴必亏，故钱氏为小儿阴亏着想，特制定名方剂"六味地黄汤"以补肝肾之阴（见《小儿药证直诀》）。俞教授先以滋阴敛阴止汗之剂六味地黄汤加减治之。处方：麻黄根10g，北浮麦12g，大枣5枚，飞龙骨15g，左牡蛎15g，干地黄10g，粉丹皮9g，山萸肉6g，淮山药6g，麦冬6g，五味子3g。水煎，每剂均分2~3次饮服。连服3~4剂，多汗已平，并嘱其常服"四味扶脾散"（淮山药、白茯苓、莲子肉、薏苡仁等量，洗净，晒干研粉，每次1匙，面粉4匙，白糖适量，调匀炖服），以振食欲。

汗为心液，睡中汗出过多，称为"盗汗"。方中用六味地黄汤加龙、牡养阴敛阴潜阳而止汗为主药，五味子、浮小麦敛心阴、止虚汗为辅药，加麻黄根专于止汗，大枣健脾益气，而收其效。

8. 湿热黄疸

———［**案例**］————————————————————————————

陈某，女，12岁，1973年2月12日初诊。患儿春节前得黄疸病，先就市某医院诊治，断为急性黄疸性肝炎，经服药后黄未尽退，饮食欠佳。闻俞教授返榕，前来求治。察其巩膜及脸部仍黄，小便短赤，应以利湿退黄为主，予栀子柏皮汤合茵陈四苓汤出入为治。处方：茵陈蒿15g，栀子6g，黄柏6g，赤苓10g，光泽泻10g，猪苓10g，白术6g，甘草3g。水煎服。

2月16日二诊：上药连服4剂后，患儿黄退，食量增加。其母喜谓："先生之方，价廉药验，如往返医院就诊不唯车费、药费多所负担，而一去奚止半日。"续处茵陈四苓汤加味。处方：茵陈蒿15g，山栀子6g，黄柏6g，赤苓10g，光泽泻10g，猪苓10g，白术6g，淮山药15g，薏苡仁15g。水煎服。嘱其续服5剂以善其后。

本病黄未尽退，饮食欠佳，小便短赤，不用茵陈蒿汤之大黄去其肠中瘀热，而用栀子柏皮汤合茵陈四苓汤治之，旨在既利湿退黄，又顾及脾土。盖脾受湿困，饮食欠佳，又湿热逗留，小便短赤，所以俞教授用茵陈、山栀、黄柏以利湿热，以四苓健脾渗湿，而收黄退食增之效。

9. 小儿遗尿

———［**案例**］—————————————————————————————

刘某某，男，8岁，1992年1月2日诊。患儿夜间遗尿已2年余，每夜遗尿1~3次，多则3~4次，伴神疲形瘦、倦怠肢冷、食欲不振，舌淡红，苔白，脉细缓。证属肾气虚寒、膀胱失约，治宜温肾益气、固涩缩尿，拟内金缩泉饮加味。处方：内金10g，乌药6g，益智仁6g，山药15g，黄芪15g，桑螵蛸10g，金樱子10g，覆盆子6g，甘草2g，谷麦芽各15g。4剂，水煎服。前方服后，遗尿著减，4天间仅遗尿1次，精神尚好。嘱其按原方再服7剂后，夜间无尿床。半年后随访，遗尿未再发。

《灵枢·本输》曰："虚则遗溺，遗溺则补之。"俞教授诊治本病，遵从《经》旨，以"遗溺多虚"立论，治法多用温补。如本例肾气虚寒、膀胱失约之遗尿症，着眼于温肾缩尿，运用经验方内金缩泉饮加黄芪为主治之。该方是以古方缩泉饮为基础，并加入善于固涩止遗的内金和温肾缩尿的覆盆子、金樱子、桑螵蛸等组成。全方标本兼治，故临床应用每获佳效。

10. 泻利烦渴

———［**案例**］—————————————————————————————

吴某，男，1周岁，1973年9月18日初诊。患儿泻利烦渴，日泻水样便20余次，某医院诊为中毒性消化不良，先后两次住院急治未瘥，经人介绍前来问治。询其病况，据云小孩患腹泻、高热达一周，经服中西药后，热度虽降，而腹泻未止，大便如蛋花样夹有黏液，腹胀，小便不利，予白头翁汤加减。处方：白头翁10g，秦皮6g，川黄柏4.5g，黄连4.5g，黄芩4.5g，广木香1.5g，淮山药12g。水煎，头次煎均分3次服。

二诊：上方连服2剂，泻利次数即减大半，而胸腹气滞仍有，又予温胆汤加味。处方：竹茹6g，枳壳4.5g，赤茯苓10g，陈皮4.5g，法半夏4.5g，粉甘草3g，白头翁10g，川朴根4.5g，淮山药12g，川黄柏4.5g。水煎服。头次煎均分3次服。前方服后，腹胀已愈，腹泻亦止。

患儿泻利数天，住院治疗后，经及时输液，虽未至严重脱水，但腹泻未瘥。该证乃湿热阻滞，酿成泻利，且便如蛋花样夹有黏液，热毒蕴结于大肠，故用白头翁汤加减，以清热解毒、燥湿止痢，使大肠热毒蕴结得解，而泻利自止。

11. 胎儿黄疸

———［**案例**］—————————————————————————————

程某，初生儿，即发黄疸，皮肤面目均黄。1965年2月10日诊。该证由于母体素蕴湿热而起。胎儿精神困倦，不欲吮乳，小便深黄，大便干燥，舌苔黄腻，指纹带赤而在风关。其证初起当用茵陈蒿汤加减。处方：绵茵陈 6g，栀子 3g，酒大黄 1.5g，黄柏 1.5g，黄连 1.5g。水煎，分 3 次服。

服药第 2 天，黄疸即迅速减退，再用下方。处方：绵茵陈 6g，山栀子 3g，白毛藤 6g，水煎，分 3 次服。经再服药，第 3 天黄疸全部消失，吮乳正常。

初生胎儿脏腑娇嫩，形气未充，由于母体素蕴湿热，因致黄疸，其发黄颜色鲜明，此为阳黄之象，故投茵陈蒿汤而消退迅速。

12. 小儿浮肿

———[案例]———

白某，男，6 岁，1976 年 9 月 22 日初诊。患儿近日来面部、眼睑突然出现浮肿，阴囊肿坠作痛，口不渴，苔薄白，脉沉缓，检查阴囊有积水现象。此乃水湿为患，当以利水消肿为主。处方：桑白皮 10g，炒陈皮 3g，茯苓皮 10g，大腹皮 6g，赤小豆 12g，建泽泻 6g，槟榔子 10g，绿枳壳 3g，车前子 6g，水煎，分 2 次服。

二诊：上方连服 2 剂，面部、眼睑浮肿均已消失，阴囊肿坠已缩小，舌苔薄白，脉象沉缓。应以健脾渗湿为治，用四苓汤加味。处方：建泽泻 6g，赤茯苓 6g，盐陈皮 4.5g，猪苓 6g，赤小豆 10g，车前子 6g，漂白术 4.5g，槟榔 6g，绿枳壳 4.5g。水煎，分 2 次服。上方续服 2 剂后，浮肿基本痊愈。

本病初诊以利水消肿为主，投五皮饮加减治之，使水利肿消。继以健脾渗湿为治，以四苓散加味，使脾土健运，水湿得化。因辨证正确，故平常的方剂所以能胜病也。

以上数则案例，足见俞教授丰富的儿科临证经验之一斑。

（撰文：刘德荣　俞鼎芳）

第三章　俞慎初教授方药运用经验

俞教授近 70 年的医疗实践中，不但精通医理，辨证准确，而且临床运用方剂具有丰富的经验。不论是仲景经方，或唐宋以后的时方，凡疗效确切的前贤名方，均兼收并蓄，广为应用，且随症灵活化裁，不断拓展古方的应用范围，临证运用自如，颇有独到之处。俞教授又重视总结自己的处方用药经验，创制了许多行之有效的经验方，广泛应用于临床内、妇、儿诸科，取得较好的治疗效果。

第一节　临床用方经验

一、经方运用　独具匠心

俞教授对张仲景的《伤寒论》《金匮要略》推崇备至，反复强调学习仲景学说主要应探讨其辨证施治大法，掌握其基本法则和规律以指导临床。其对经方的研究匠心独具，认为两书所载的 260 多首方剂具有很高的实用价值，是"中国医学方书的鼻祖"，是"众方之宗，万方之祖"，他运用经方治疗内科杂病，左右逢源，灵动活法，值得效法。

（一）小柴胡汤

小柴胡汤出自《伤寒论·辨少阳病脉证并治篇》，是张仲景治疗伤寒少阳病的主方。其证为外邪侵犯少阳，胆火上炎，枢机不运，经气不利，进而影响脾胃，出现口苦、咽干、目眩、寒热往来、胸胁苦满、默默不欲饮食、心烦喜呕，脉弦细，舌苔白等。亦应用于妇人伤寒热入血室，以及疟疾、黄疸与内伤杂病而见少阳证者。伤寒的少阳病，是病邪既不在太阳之表，又未达于阳明之里，称邪居于半表半里之间，运用汗、吐、下三法治疗均属禁忌之列。少阳病的治疗原则应以和解为主，小柴胡汤是其主方。该方组成："柴胡半斤、黄芩三两、人参三两、半夏半升（洗）、甘草（炙）、生姜（切）各三两、大枣十二枚（擘）"。方中柴胡苦、辛、微寒，为治疗少阳证专药，轻清升散，疏邪透表，为该方的君药；黄芩苦寒，善清少阳相火，柴、芩合用，能解少阳半表半里之邪，故为臣药；半夏和胃降逆、散结消痞，为佐药，为助君臣药攻邪之用；人参、甘草为佐，生姜、大枣益胃气、生津液、和营卫，以扶正祛邪。全方寒热并用、升降协调，有疏利三焦、调达上下、宣通内外、和畅气机的作用，即《伤寒论》所言之"上焦得通，津液得下，胃气因和，身濈然汗出而解"。

俞教授临床应用小柴胡汤治疗的范围较广，在外感证中，只要有寒热往来症状，舌苔白、脉弦者均可运用。他认为，因为邪在半表半里之间，没有定处，邪正相争，进退不一，其症状表现也不一致，只要主症存在，就可运用小柴胡汤加减。正如张仲景《伤寒论》中指出："伤寒中风，有柴胡证，但见一证便是，不必悉具。"俞教授指出，小柴胡汤中既有祛邪清热之药，又有扶正补虚、调和营卫之品，祛邪扶正两法并施。然而祛邪清热是本方的主要作用，其中柴胡疏解少阳经之邪，黄芩清泄少阳之热，柴胡、黄芩合用，共解少阳半表半里之邪；再配合半夏和胃降逆，以疏利上下，调畅少阳枢机。所以，柴胡、黄芩、半夏是小柴胡汤的主药。方中的人参、大枣、甘草等为益气和营之品，并非和解少阳的必用之药，可酌情选用。临床上大致有以下几种应用方法。

1. 加入清热解表药物，治外感发热

外邪侵犯人体肺卫，出现恶寒发热、鼻塞流涕、咳嗽等外感症状，运用解表法，一般表证可解。如果反复出现发热和恶寒交替症状，俞教授认为，从六经辨证分析，此时外邪不在太阳经，已进入半表半里之间，可以运用小柴胡汤治疗。

——［案例 1］——

陈某，女，55 岁，1993 年 6 月 3 日初诊。感冒发热已 8 天，经几次服药治疗，热退后感到怕冷，但每天下午和傍晚又出现发热现象。今天体温 38℃，伴有咳嗽，咳引胸胁不适，咽痛，口干。舌质稍红，苔薄黄，脉弦细数。治宜和解少阳、清泄邪热，方用小柴胡汤加减。处方：柴胡 5g，黄芩 5g，清半夏 5g，浙贝母 12g，盐陈皮 5g，茯苓 10g，银花 12g，山栀子 6g，淡豆豉 10g，竹茹 12g，绿枳壳 6g。4 剂，水煎服。

6 月 7 日二诊：药后热退，咽痛好转，但仍有咳嗽、痰黄。仍按上方加减。处方：柴胡 5g，黄芩 5g，清半夏 5g，浙贝母 12g，盐陈皮 5g，茯苓 10g，银花 12g，山栀子 6g，前胡 8g，枇杷叶 10g，竹茹 12g，粉甘草 3g。又服 3 剂后，感冒已愈。

——［案例 2］——

陈某，男，37 岁，1993 年 12 月 2 日初诊。感冒数天未愈，就诊前一天仍有恶寒发热，体温不高，仅在 37~38℃之间，伴有咳嗽，咯痰不利，咳引胸痛，头晕，两侧头痛，鼻塞，咽痛，口干。舌质稍红，苔微黄，脉弦细数。治宜和解少阳、清泄邪热，方用小柴胡汤加减。处方：柴胡 5g，黄芩 5g，清半夏 5g，蔓荆子 6g，甘菊花 6g，青陈皮各 3g，辛夷花 6g，香白芷、丝瓜络、浙贝母各 12g，苍耳子 6g。5 剂，水煎服。

12 月 9 日二诊：药后热已退，头痛已愈，近日咳嗽较剧，伴咽痒，咳时痰较少，

色白。舌稍红，苔薄白，脉弦细。证属风邪仍稽留肺系、肺失宣肃，治宜理气化痰、疏风止咳。处方：北荆芥6g，薄荷叶6，杏仁5g，百部6g，苦桔梗5g，浙贝母12g，陈皮6g，香前胡6g，蜜枇叶12g，蜜兜铃6g，炙甘草3g。服5剂后，咳嗽愈。

以上案例1的患者感冒发热1周余，经治疗后仍时有发热怕冷，外邪已居半表半里，所以俞师用小柴胡汤疏解少阳经之邪，又加入银花，既能清热解毒，又能疏散外邪；山栀子清热泻火；淡豆豉宣散表邪；陈皮、枳壳、浙贝母、竹茹理气清热化痰，故服4剂后，病情好转。二诊热退后咳嗽明显，加入前胡、枇杷叶等止咳化痰药物。因方药对证，故药后诸症悉除。案例2的患者感冒数日，邪居半表半里，少阳经之火循经上犯清空，因头部两侧是少阳经循行之处，故致两侧头痛，肺失宣肃致鼻塞，运用小柴胡汤的柴胡、黄芩、半夏3味主药清泄少阳经邪热，加上疏解清窍风邪药物治头痛鼻塞，因组方合理，故5剂后取得良效，二诊后咳嗽亦愈。

2. 加入清热平肝药物，治肝经湿热低热证

肝经湿热内蕴，致肝失疏泄，气机不利，久郁发热，临床多表现长期低热不退，午后热甚，常伴脘胁胀闷疼痛，口苦口干，肝火偏亢则头目眩晕，食欲不振，大便秘结或大便黏滞不爽，舌苔黄腻，脉弦数或滑数。俞教授常用小柴胡汤加减，并加入清热平肝药物，如石决明、夏枯草等治疗，多获良效。

—— ［案例］

刘某，58岁，福清市二轻局干部，1992年6月22日初诊。3个多月来，经常发作眩晕，且时有头痛，头痛以两太阳穴处为甚，呈闷胀感。伴午后低热，体温常持续在37.5~38℃之间。脘胁部时觉闷痛，口苦口干，小便淡黄，大便自调。患者形体较壮实、肥胖，精神尚好，声高息粗，舌苔微黄，脉弦数有力。素有高血压病史。5月2日经当地医院做血脂测定：总胆固醇6.2mmol/L，甘油三酯2.0mmol/L，β-脂蛋白4.2g/L，高密度脂蛋白胆固醇1.2mmol/L。血压29.3/13.3kPa。证属肝经湿热、肝阳偏亢，治以清热平肝退热之法，拟小柴胡汤加入清热平肝行气药物。处方：柴胡6g，黄芩10g，煮半夏9g，青陈皮各5g，青蒿叶10g，夏枯草15g，石决明30g（先煎），枳壳6g，川朴根5g，葛根10g，粉甘草3g。水煎服，每日1剂。另配服复方丹参片，每次2片，每日3次。

7月20日二诊：前方汤药连服10剂后，眩晕头痛明显减轻，低热已除。血压降至21.3/12kPa。舌质略暗红，苔白，脉弦数。处方：双钩藤12g，明天麻10g，甘菊花6g，干瓜蒌15g，薤白6g，半夏9g，夏枯草15g，石决明20g（先煎），三七粉6g（分冲），丹参15g，山楂肉12g。又嘱服5剂后，诸恙基本改善。

本例患者素体阳盛，肝经湿热内蕴，致长期低热不退；肝火偏旺，阳升风动，上

扰清窍，则发为眩晕头痛；少阳胆经行头之两侧，故头痛偏两太阳穴处。舌苔微黄，口苦口干，脉弦数，小便黄，均为肝经湿热之候。俞教授先以清热平肝利胆之法清泄肝胆热邪，重在祛除病因，并酌加行气药物以调畅气机、疏解郁热。二诊以平肝息风潜阳为治，佐以通络，以达去除眩晕症状的目的。

3. 加入清热利湿药物，治湿热黄疸

湿热型黄疸是由于湿热之邪阻遏中焦，脾胃升降功能失常，影响肝胆的疏泄，以致胆液不循常道，渗入血液，或溢于肌肤，而发生黄疸。俞教授认为，本病的病因是湿热之邪所致，其病变脏腑是肝胆失其疏泄，胆液不循常道而外溢肌肤。足少阳之脉络肝属胆，肝胆失其疏泄，导致经气不利。若疏解少阳，有助于清利肝胆湿热。所以治黄疸可在小柴胡汤的基础上，再根据病情而随症加减。

──［案例］──

蔡某，女，49 岁，1989 年 11 月 13 日初诊。患者近一个月来皮肤轻度发黄，但目黄不明显，兼见头晕身困，口干而苦，食欲不振，胸脘痞闷，小便短少而黄，舌质红，苔黄腻，脉弦数。黄疸指数测定偏高。证属湿热内蕴、胆汁外溢，治宜清热利湿退黄，拟小柴胡汤加减。处方：柴胡 5g，黄芩 5g，清半夏 5g，杭白芍 10g，绿枳壳 6g，粉甘草 3g，绵茵陈 15g，玉米须 15g，板蓝根 12g，薏苡根 12g。7 剂，水煎服。

11 月 20 日二诊：服前药后，皮肤色黄及小便黄均有减退，尿量增多，但胸脘仍痞闷，食欲不振。仍守前法、前方加减。处方：柴胡 5g，黄芩 5g，清半夏 5g，杭白芍 10g，绿枳壳 6g，粉甘草 3g，结茯苓 12g，麦谷芽各 15g，绵茵陈 20g，玉米须 15g，板蓝根 12g，薏苡根 12g。5 剂，水煎服。

患者又复诊 2 次，仍按上方加减，药后黄疸已退，复查黄疸指数已恢复正常，余症亦除。

本例的治疗，俞教授用小柴胡汤疏解少阳经之邪，又加入清热利湿退黄药物，其中绵茵陈味苦，性微寒，功专清利湿热而退黄疸；玉米须味甘、淡，性平，善于清利肝胆湿热。据现代药理研究，玉米须能显著增加胆汁排泄，降低其稠度，减少其中胆红素的含量；板蓝根味苦，性寒，有清热解毒凉血之功；薏苡根味苦、甘，性寒，功能清利湿热。这几味药均有较强的清热利湿退黄作用，故配合疏解少阳胆经热邪的小柴胡汤治黄疸，达到较好的治疗效果。

（二）大柴胡汤

大柴胡汤是张仲景治疗少阳病兼里实证的汤方，《伤寒论》103 条："太阳病，过经十余日，反二三下之，后四五日，柴胡证仍在者……呕不止，心下急，郁郁微烦者，为未解也，与大柴胡汤下之则愈。"少阳病兼阳明里实证，临床见呕不止，胃脘痞满，

烦闷难当，运用大柴胡汤和解兼通下并行之法治疗。大柴胡汤是小柴胡汤去人参、炙甘草加芍药、枳实、大黄组成。因属少阳病未解，故用柴胡、黄芩合用以和解少阳，清少阳邪热；又因兼阳明里实，用大黄、枳实泻阳明热结；半夏、生姜、大枣以和胃降逆止呕，合为少阳兼里实的两解之剂。

俞教授指出，大柴胡汤是仲景为少阳病兼里实证而设，所治病症中是以往来寒热、胸胁或脘腹痞满疼痛、大便秘结、舌苔黄、脉滑数为主症。该方临床上多以加减方而被广泛运用，如急性胆囊炎、胆石症、急性胰腺炎、胆道蛔虫病合并胆道感染等兼见上述症状者，宜以大柴胡汤为基本方加减治疗。若胸胁胀闷者，加川郁金、青皮、木香；面目及皮肤黄疸者，加茵陈、玉米须、栀子；胸胁疼痛者，加延胡索、川楝子；大便数日不解者，加玄明粉；胆石症者，加金钱草、海金沙、鸡内金等。

────［案例1］────

陈某，男，36岁，1990年11月15日初诊。患者前天与朋友聚会，饮食较多，当夜左上腹及左胁部疼痛剧烈，且痛引肩背，伴恶心呕吐、脘腹胀闷。随即往市某医院急诊，实验室检查：血清淀粉酶658U，尿淀粉酶726U，白细胞12×10^9/L，当时初步诊断为急性胰腺炎，经治疗疼痛缓解后回家。今晨起左上腹仍疼痛不已，大便已数日未通，时发寒热，体温37.8℃，舌质稍红苔黄厚，脉象滑数。俞教授认为此为肝胆郁热、胃腑燥结，治宜疏肝泄胆、通腑止痛法，用大柴胡汤加减。处方：柴胡10g，条黄芩10g，清半夏9g，杭白芍15g，枳实6g，蒲公英12g，延胡索10g，川楝子10g，广木香6g，制大黄6g（后入），芒硝6g（冲服），粉甘草3g。3剂，水煎服。

11月18日二诊：药后体温正常，大通已通，每日1次，左上腹疼痛明显改善，仍按上方出入治疗。处方：柴胡6g，条黄芩12g，清半夏9g，杭白芍15g，枳实6g，川郁金10g，延胡索10g，川楝子10g，广木香5g，制大黄6g（后入），粉甘草3g。水煎，再服3剂，以巩固疗效。

────［案例2］────

林某，女，45岁，1990年5月3日初诊。患者经常出现右上腹部疼痛，时缓时剧。近日疼痛较甚，疼痛常放射至右肩胛部，伴口干口苦，大便秘结，3天未解。3月9日某附属医院经超声探测提示"胆囊内多个结石"。患者就诊时舌质稍红，苔厚、微黄，脉滑数。此证为湿热阻滞肝胆所致，治宜疏肝利胆、清热通腑排石法，拟大柴胡汤加减。处方：柴胡6g，条黄芩10g，清半夏9g，杭白芍15g，枳实6g，川郁金10g，延胡索10g，川楝子10g，金钱草30g，海金沙15g（包），车前草12g，制大黄6g（后入），粉甘草3g。7剂，水煎服。

5月10日二诊：药后右上腹疼痛明显减轻，大便已通，但仍干结，口干口苦缓解，舌质稍红苔厚微黄，脉滑数。仍按前法治之。处方：柴胡 6g，条黄芩 10g，杭白芍 15g，枳壳 6g，川郁金 10g，延胡索 10g，川楝子 10g，金钱草 30g，海金沙 15g（包），鸡内金 10g，干瓜蒌 20g，粉甘草 3g。水煎服。患者又服 7 剂后，右上腹疼痛已愈。

以上是运用大柴胡汤治疗肝胆气滞兼湿热内结见少阳阳明合病取得较好疗效的案例。案例 1 患者急性胰腺炎，出现左上腹及胁下胀闷疼痛，胁下为肝胆经脉循行之处，多从肝胆论治。案例 2 为胆石症，病位在肝胆，肝失疏泄，胆失通降，胆汁郁结，则湿热内生，湿热熏蒸，日积月累，久经煎熬而成结石。故疏肝利胆、通腑清热为其治，大柴胡汤是有效方剂。俞教授根据临床证候和急性胆囊炎、胆石症和急性胰腺炎的不同疾病特点进行加减，使大柴胡汤的疗效更为显著，足见其用方之灵活。俞教授又嘱，如急性症状已缓解，硝、黄药量可减少或不用，加入麦谷芽、陈皮、神曲、鸡内金、山楂等健胃消导药，以利于脾胃功能恢复。如胆石症出现黄疸，应酌加茵陈、黄柏、虎杖等清热利湿退黄药物。

（三）瓜蒌薤白半夏汤

瓜蒌薤白半夏汤出自张仲景《金匮要略·胸痹心痛短气病脉证治第九》，曰："胸痹不得卧，心痛彻背者，栝蒌薤白半夏汤主之。"原方的组成和服法："栝蒌实一枚（捣），薤白三两，半夏半升，白酒一斗。上四味，同煮，取四升，温服一升，日三服。"方中栝蒌（瓜蒌）开胸涤痰，薤白疏滞散结，半夏逐饮降逆，白酒通阳宣痹，是治疗痰饮壅盛、闭塞心脉、胸阳痹阻的一首有效方剂。

俞教授认为，胸痹的主要病变多在心和肺，其发生与气血功能紊乱和失调有关。所以临床治疗胸痹常采用调理气血之法，尤其对胸痹日久、络脉不通、胸部闷痛或钝痛者，则着重以活血化瘀、通络止痛治疗。由于《金匮要略》的瓜蒌薤白半夏汤具有通阳散结、祛痰宽胸的功效，临床上对气滞痰浊血瘀而致的胸痹，或胸部闷痛，均可以运用瓜蒌薤白半夏汤，且根据具体病情适当加入调理气血药物进行治疗，可获良效。

1. 加入活血化瘀药物，治疗胸痹心痛

胸痹是以胸闷胸痛或心痛、呼吸不畅为主要特征的病证，常见于现代医学的冠心病、心绞痛、心肌损害、肋间神经痛等。其主要表现是时发前胸憋闷疼痛，常痛及左上肢内侧，或痛及后背，伴有心慌短气，如《金匮要略》所指出的"胸痹不得卧，心痛彻背者"。其病机是心脉痹阻而致胸痛。俞教授临床常用瓜蒌薤白半夏汤加入行气活血化瘀的药物，如丹参、桃仁、赤芍、川芎、当归尾等，用于治疗心脉痹阻所致的胸前区疼痛、胸闷气短等症。

———［**案例 1**］———

胡某某，女，62 岁，1992 年 8 月 27 日初诊。患者 2 个月来胸部时时感到闷痛，

伴头晕心悸，动辄气急，每于劳累后胸闷胸痛加剧，脘腹痞闷，腹皮增厚，下肢微有浮肿，入夜口干，夜寐欠佳，舌质红，少苔，脉细数。7月4日心电图提示：室性早搏，心肌供血不足。血压 17.7/12.3kPa。证属脉络痹阻胸痛，治以益气活血、宣痹通络，兼以利湿之法。处方：绵黄芪 15g，山萸肉 12g，京丹参 12g，当归尾 6g，赤白芍各 10g，白桃仁 6g，苏薤白 6g，干瓜蒌 15g，清半夏 6g，带皮苓 30g，赤小豆 15g，（朱砂拌）麦冬 15g。4剂，水煎服。另：秋石丹 100g，代盐食用。

9月3日二诊：服上药后胸痛缓解，下肢浮肿减轻。舌质红，苔薄白，脉细数。仍按前方加减。处方：绵黄芪 15g，干瓜蒌 15g，苏薤白 6g，清半夏 6g，京丹参 15g，当归尾 6g，赤白芍各 12g，白桃仁 6g，山茱萸 15g，带皮苓 30g，赤小豆 15g，代赭石 18g。7剂，水煎服。

9月13日三诊：服药后胸痛未再发作，下肢浮肿消退。近日大便干结，3日1解。舌质红，苔薄白，脉细数。处方：生地黄 15g，山萸肉 15g，粉丹皮 10g，麦冬 15g，淮山药 12g，北沙参 15g，京丹参 12g，赤小豆 30g，干瓜蒌 20g。7剂，水煎服。

9月20日四诊：服上方后患者精神尚好，大便自调，诸症已瘥。嘱其续服5剂，以巩固疗效。

──[**案例2**]──────────────────────────

黄某某，女，49岁，福州市公安局干部，1992年7月13日初诊。胸闷、胸痛发作3天。患者近几年来经常出现胸闷、胸痛，以心前区疼痛较甚，常于劳累、情绪紧张或受凉、饱食后诱发，伴心悸，气急，头晕，倦怠乏力，舌淡红，苔薄白，脉弦细。6月12日福州市某医院血脂测定：总胆固醇 5.53mmol/L，甘油三酯 1.93mmol/L。心电图提示：心肌劳累、窦性心动过缓。证属气滞血瘀，胸阳痹阻。治宜活血化瘀，益气通阳宣痹。方用瓜蒌薤白半夏汤加味。处方：绵黄芪 15g，太子参 12g，京丹参 12g，干瓜蒌 30g，苏薤白 6g，清半夏 6g，赤白芍各 12g，当归身 6g，白桃仁 6g，北楂肉 10g。5剂，水煎服。

7月18日二诊：药后胸闷、胸痛减轻，精神好转，仍按前法。处方：绵黄芪 15g，太子参 12g，京丹参 12g，干瓜蒌 15g，苏薤白 6g，清半夏、赤白芍各 12g，当归身 6g，白桃仁 6g，川芎 5g，三七粉 6g（分冲）。

7月25日三诊：上方服7剂后，胸痛未再发作，但仍时觉胸闷，上下肢稍有麻痹感。近2个月来经量少，色暗红。尿量多，色清，时有余溺。舌淡红，苔薄白，脉弦细。处方：毛柴胡 6g，赤白芍各 12g，结茯苓 10g，粉甘草 3g，益母草 15g，制香附 6g，威灵仙 12g，豨莶草 12g，怀牛膝 12g，桑寄生 15g，益智仁 6g，覆盆子 10g。续服5剂，胸闷、胸痛已瘥，余症均有明显改善。

心居于上焦胸部，主血，司血液运行。若心气不足、心血不畅，导致气机阻痹、胸阳不展、气滞血瘀而出现胸部闷痛。以上两个案例的治疗，体现俞教授在运用瓜蒌薤白汤治疗胸痹心痛证时，不但重视配合运用活血祛瘀法，同时也注意到病情的虚实和标本缓急，配合应用理气化痰、益气通阳等各种治法，标本兼治，通补兼施，以协调人体气血阴阳和脏腑的功能，加速疾病的痊愈。

2. 配合疏肝理气药物，治气滞胸闷

平时因情志所伤，肝气郁结，导致精神不振，气机不畅，胸闷胁痛，善太息，脘闷嗳气，纳呆等，其中胸闷痛是肝郁气滞的常见症状。俞教授指出，因瓜蒌薤白半夏汤具有通阳散结宽胸的作用，配合活血祛瘀药物，可治心脉瘀阻之胸痹心痛；如加入疏肝理气药物，亦可用于肝郁气滞的胸胁闷痛，常与柴胡疏肝散合方治疗。

—— [案例] ——

陈某，女，39岁，1992年7月2日初诊。患者近来因家事缠绕，心情不好，烦躁易怒，胸闷不舒，喜叹息，入夜难寐，咽部不适，口干，食欲欠佳，舌质淡红，苔薄白，脉弦细数。证属肝郁气滞之胸闷，治宜疏肝理气宽胸法，拟瓜蒌薤白半夏汤与柴胡疏肝散合方加减治疗。处方：瓜蒌实30g，苏薤白6g，煮半夏6g，毛柴胡6g，杭白芍10g，绿枳壳6g，粉甘草3g，制香附6g，川芎5g，地龙干15g，小春花10g。4剂，水煎服。

7月6日二诊： 服4剂药后，胸闷改善，晚上睡眠仍较差，舌质淡红，苔薄白，脉弦细数。上方加夜交藤、合欢皮。处方：瓜蒌实30g，苏薤白6g，煮半夏6g，毛柴胡6g，杭白芍10g，绿枳壳6g，粉甘草3g，制香附6g，川芎5g，地龙干15g，小春花10g，夜交藤15g，合欢皮15g。又服5剂后，胸闷已愈，诸症均改善。

本例患者因情志不畅、肝郁气滞、气机不利而致胸闷不舒，俞教授运用理气宽胸散结法，用瓜蒌薤白半夏汤与柴胡疏肝散合方而取效。方中小春花一味，为阴地蕨科植物，学名阴地蕨，微甘、苦，凉，有清热平肝功效，福州地区民间常用阴地蕨治疗因肝热而引起的入夜失眠症。

3. 与二陈汤合方，治痰浊胸痛

患者平时饮食不当，如过食肥甘生冷，以致脾胃损伤，运化失职，聚湿生痰，痰阻脉络，则气滞血瘀，胸阳不振而致胸痹疼痛。患者多体形较为肥胖，常有胸闷胸痛，时缓时剧，且多因阴雨天气加重或诱发，伴有肢体倦怠，咳唾痰涎，恶心纳呆，舌苔白腻，脉象沉弦。俞教授临床治疗痰阻脉络的胸痹胸痛，每以瓜蒌薤白半夏汤与二陈汤合方加减并配合活血祛瘀药物治疗，常用药物有瓜蒌、薤白、茯苓、半夏、陈皮、厚朴、枳壳、丹参、桃仁、红花、赤芍等。

—— [案例] ——

张某，男，57岁，旅居印尼华侨。素有高血压、冠心病史，常以西药控制病情。

近日返乡省亲，因旅途劳累，生活欠调，致胸闷心痛发作而来求诊。察其体形较胖，行走气促，自诉心前区闷痛，痛甚彻背，平素痰多。按其脉沉弦，舌淡红、边有瘀紫，苔白腻。证属痰浊闭阻、胸阳不宣、心脉瘀滞，治宜祛痰通阳法。处方：瓜蒌15g，薤白6g，半夏9g，茯苓12g，陈皮6g，枳壳6g，郁金10g，川朴5g，延胡索10g，桃仁6g，丹参12g，莱菔子10g。水煎服。

上方服5剂后，病情基本稳定，胸痛明显改善，痰浊减少。去川朴，加赤白芍各12g、薏苡仁12g。又服10剂后，胸闷心痛基本消失。为稳定病情，乃嘱其带药回去续服10剂。

本例痰浊中阻、胸阳不振，致胸部隐痛、痛甚彻背。俞教授以瓜蒌薤白半夏汤祛痰散结，通阳宣痹；又配合二陈汤加枳壳、川朴，增强理气、燥湿、祛痰之功效。俞教授指出，痰阻心胸者，易于气滞血瘀，导致痰瘀互结于心脉，故在应用祛痰宣痹法时，应配合活血祛瘀之品，乃称良方。本例治疗，即运用痰瘀同治之法，方中加入丹参、桃仁、郁金、延胡索等药，以达活血祛瘀、通络止痛之目的，配合祛痰药物而取效。

4. 加入温阳益气、活血宁心药物，治疗胸闷心悸

俞教授指出，心主血，有赖于阳气的温煦和推动以维持其正常的生理功能，运行周身，荣养脏腑和四肢百骸。若心阳不振、心气不足，则无以保持血脉的正常活动，从而导致心失所养而作悸。同时心气不足，血行不畅，心脉受阻，亦可出现胸闷心悸。临床运用温阳益气、活血宁心法治疗，常选用仲景的瓜蒌薤白半夏汤加桂枝以温通胸阳，并配合益气、活血、宁心的药物，如黄芪、太子参、桂枝、京丹参、酸枣仁等治疗。

——［案例］————————————————————

卓某某，女，73岁，1977年8月2日初诊。患者主诉胸部闷痛已有年余。初时胸中痞满，半年后胸闷且痛，胸部压抑，多梦善惊，时有心悸，纳食渐减，痰多色白兼黄，颜面及下肢偶发浮肿，二便自调。曾经省某医院心电图检查，诊断为冠心病、心绞痛。望其面部微浮，色滞面暗，声低息弱，舌苔薄白，根部苔厚带黄，脉细数。证属痰浊内蕴、胸阳不振，兼阳气不足、心脉瘀阻，治宜通阳宣痹、益气宁心活血法。处方：干瓜蒌30g，苏薤白6g，法半夏6g，桂枝5g，陈皮6g，丹参12g，桃仁6g，太子参12g，黄芪15g，延胡索10g，酸枣仁12g，（朱砂拌）茯神12g。7剂，水煎服，并嘱配服毛冬青片，每次3片，每日3次。

8月9日二诊： 药后胸部闷痛稍减，痰亦转稀，苔垢薄黄。拟按前法。前方去桂枝，易以赤白芍各10g，活血凉血而止痛；去茯神，酸枣仁易（朱砂拌）麦冬，安镇灵台而养阴降火；另加茯苓皮15g，行水而消肿，7剂。仍配服毛冬青片，用量如前。

8月16日三诊： 胸闷痛已明显减轻，痰量减退，精神稍好，浮肿亦差，舌苔根黄

已转白，再守前法进退。处方：太子参 15g，黄芪 15g，丹参 15g，赤白芍各 10g，干瓜蒌 30g，苏薤白 6g，法半夏 6g，茯苓皮 15g，（朱砂拌）麦冬 15g，延胡索 10g。7 剂。并嘱其续服毛冬青片 3 个月。

自 1977 年 8 月下旬至 1983 年 5 月追访，上证未见复发，经市某医院心电图复查，大致正常。

盖胸中为阳气宣发之所，今痰浊内蕴、胸阳不振而气血郁滞，故患者出现胸闷而痛；血滞失荣，故面色晦暗；心气不足则声低息弱，且年高患者，本气自虚。俞教授治之以祛痰通阳宣痹，又配以益气宁心通络法而取效。

（四）四逆散

四逆散原方出自张仲景《伤寒论·辨少阴病脉证并治篇》，方中有柴胡、芍药、枳实、甘草，"上四味，各十分"，是治疗"少阴病，四逆，其人或咳，或悸，或小便不利，或腹中痛，或泄利下重者"。此证因肝胃气机不畅、阳气内郁所致，如阳气不能外达四肢，致手足轻微厥冷；升降失常，影响心气则悸；影响水道的通调，则小便不利；肝胃气机不利而腹中痛、泄利下重。张仲景的四逆散，方中柴胡主升，能疏肝解郁而透达阳气；枳实主降，行气散结而宣通胃络；芍药、甘草制肝和脾而益阴缓急，全方有疏肝和胃、透达郁阳的作用，故仲景用于治疗肝胃气滞、阳郁致厥的病证。如近代医家陆渊雷所说，四逆散"实治后世所谓肝郁之病"。由于四逆散是治疗肝郁气滞的基本方，故后世医家广泛运用于临床。

四逆散是俞教授临床运用较多的经方，而且应用灵活，经验丰富，每有得心应手之效，这与其"重视肝胆、调畅气机"的学术思想密切相关。俞教授不但认为人体内脏腑协调、气机畅达的重要性，而且指出肝（胆）在人体脏腑组织协调中起主导作用。俞教授认为，四逆散为疏肝理脾平剂，能和解表里，具有透热解郁、理气缓急的功用，所以在临床上广泛应用于治疗肝郁气滞、肝脾失调所致的各种疾病。俞教授在临床应用时，枳实多改为枳壳，因枳实破气作用较强，能消食导滞，较多用于积滞内阻之脘腹胀满、腹痛便秘实证，而枳壳药性较为平和，长于行气宽中、消胀除满，较多用于胸胁胀痛、痞满不舒之气滞证。

1. 加疏风解表药物，治肝郁寒热证

俞教授指出，四逆散的主要作用是透邪达郁、疏肝理脾，如肝郁气滞、气郁发热、阳气不得外达所致的身发寒热，或平素情志抑郁、肝气郁结之人，感受外邪而出现寒热外感，临床可运用四逆散加疏风解表药物治疗。此类患者多有胸胁胀闷不舒，伴有寒热往来，或时发低热，或烦躁不寐，或饥不思食，或大便秘结、小便短赤等。临床上可用四逆散解热透邪、疏肝解郁兼理脾，酌加薄荷、淡豆豉、桑叶等，助柴胡疏解

外邪；或加延胡索、郁金，加强解郁止痛作用；或加黄芩、山栀子、鱼腥草以清热解毒；或加麦芽、内金而增强食欲；如有便秘，则加瓜蒌、玄明粉等；小便短赤，则加赤茯苓、通草等；如郁火上扰清空，致偏头痛，可加甘菊花、蔓荆子、天麻等。

─── [案例] ───

力某，女，65 岁，1975 年 5 月 8 日初诊。患者因郁怒伤肝，兼有外邪，致寒热往来，两胁作痛，伴烦躁不寐，便秘，溲赤，舌苔白，脉弦数。证属肝郁挟邪，宜疏肝理气、和解表里。四逆散加味为主。处方：毛柴胡 6g，赤白芍各 10g，绿枳实 6g，粉甘草 3g，苏薄荷 5g，山栀子 5g，淡豆豉 6g（后入），川郁金 6g，全瓜蒌 30g，赤茯苓 10g，白通草 3g，水煎服。

5 月 11 日二诊：上方服 3 剂后，寒热消失，二便通调，诸症均瘥，唯两胁仍感闷痛，夜寐尚差。再以原方加减。处方：毛柴胡 6g，赤白芍各 10g，绿枳实 6g，粉甘草 3g，延胡索 10g，川郁金 10g，酸枣仁 12g，夜交藤 12g，真珠母 30g（先煎）。水煎服。上方服 2 剂后，胁痛已除，夜寐改善。

肝具疏泄作用，性喜升发舒畅。本例患者情志抑郁，恼怒忧思，影响气机升发和疏泄，导致阳气不得疏达，又兼有外邪，从而出现寒热往来，俞教授治疗即运用四逆散疏肝透邪解热，又加入疏风解表药物助其疏解外邪而获较好疗效。

2. 与一贯煎合方，治肝阴虚胁痛

肝居胁下，其经脉布于两胁下，胆附于肝，其脉亦循于胁，故胁痛之病，主要责之于肝胆。如肝气郁结、气机不畅、日久化热、耗伤肝阴，或久病体虚、精血亏损、肝阴不足、肝络失养，每致胁肋部隐痛。如《金匮翼·胁痛统论·肝虚胁痛》所述的"肝虚者，肝阴虚也。阴虚则脉细急，肝之脉贯膈布胁肋，阴虚血燥则经脉失养而痛"。俞教授认为，肝阴虚胁痛的患者，肝郁气滞是其发病之因，故临床症状除了胁痛外，多兼有肝郁之证。俞教授治疗此证，常用疏肝解郁的四逆散与养阴柔肝的一贯煎合方治疗。

─── [案例] ───

王某某，女，37 岁，1992 年 7 月 16 日初诊。患者近一年来因情绪不佳，遇事易于发怒。近 3 个月来右胁下出现疼痛，起初胁痛有时，后来痛无休止，终日胁痛隐隐，每于情绪不佳时右胁疼痛加剧，并伴有头晕，且有重着感，口苦口干，饮食减少，夜寐欠佳，多梦易醒，大便干结。患者形体较瘦，月经愆期，经量时多时少，舌质稍红，苔薄白，脉细数。5 月 27 日经附属医院 B 超检查提示：肝、胆、脾均未见明显异常回声。肝功能检查正常。证属肝郁气滞兼阴虚之胁痛，治宜疏肝养阴法。处方：毛柴胡 6g，杭白芍 10g，绿枳实 6g，粉甘草 3g，当归身 6g，枸杞子 12g，川郁金 10g，粉丹皮 10g，京

丹参 12g，麦冬 12g，北沙参 12g，生地黄 12g。4 剂，水煎服。

7 月 20 日二诊：右胁下疼痛减轻，口苦口干及便干均有改善，舌淡红，苔薄白，脉弦数。处方：毛柴胡 6g，杭白芍 10g，绿枳实 6g，粉甘草 3g，当归身 6g，枸杞子 12g，川郁金 10g，粉丹皮 10g，京丹参 12g，麦冬 12g，北沙参 12g，干地黄 12g，小春花 10g。5 剂，水煎服。

7 月 25 日三诊：药后胁痛大减，病情好转，夜寐改善。仍以养阴疏肝法。处方：毛柴胡 6g，杭白芍 10g，绿枳实 6g，枸杞子 12g，川郁金 10g，粉丹皮、京丹参、麦冬各 12g，北沙参、麦谷芽各 15g，酸枣仁 12g。5 剂，水煎服。服药后胁痛未再发作，诸症改善，月经基本恢复正常。

本例患者因平素肝郁气滞，肝失条达，脉络不畅，肝郁日久生热化火而伤阴。俞教授治以疏肝养阴法，用四逆散与一贯煎合方加减治疗获得良效。如见患者心中烦热，可酌加炒栀子、丹皮、酸枣仁以清热安神；头晕目眩者，加北枸杞、女贞子、甘菊花以滋肾清肝；阴虚肠燥、大便秘结者，加火麻仁、柏子仁以润肠通便。

3. 加入苦、酸、辛的安蛔药，治胆道蛔虫病

胆道蛔虫病的发生，多因人体肠胃功能失调，引起蛔虫不安，窜入胆道，以致肝气闭郁，胆气不行，不通则痛，脘胁部剧痛，猝然发作，痛引肩背，进而肝胃上逆，则恶心呕吐，甚则吐出胆汁或蛔虫，喉间自觉有物梗塞等，或以往有吐蛔虫史。俞教授认为，胆道蛔虫病的病机特点是肝胆郁滞、气机受阻、血行不畅所致，运用疏肝利胆解郁的四逆散，加入苦、酸、辛的安蛔止痛药物，如胡黄连、川花椒、使君子、乌梅肉、川楝子等，常获得较好的治疗效果。

—— [案例 1] ——————————————————————

林某某，女，58 岁，1968 年 6 月 5 日诊。患者有吐蛔史，近来右胁经常作痛，有时寒热交作，便秘、溲赤，胸闷欲呕。舌苔薄白带黄，按脉弦急。法宜疏肝利胆驱蛔为主，拟四逆散加减治疗。处方：北柴胡 6g，杭白芍 9g，绿枳壳 6g，粉甘草 3g，胡黄连 4.5g，川花椒 2g，乌梅肉 5 枚，川楝子 9g，使君子 10 枚。水煎服。上方连服 3 剂后，痛止，呕平，寒热亦除。

—— [案例 2] ——————————————————————

罗某，女，55 岁，1990 年 3 月 22 日初诊。患胆囊炎、胆石症已 10 余年，经常出现胃脘及右胁部闷痛，时痛时止。近日胆区疼痛发作，伴脘腹胀闷不舒，头晕，嗳气泛酸，大便干结，舌质稍红，苔白，脉弦数。经福州某医院肝胆 B 超提示：胆总管蛔虫；肝内胆管扩张。治宜疏肝理气、利胆安蛔法，方以四逆散加味。处方：毛柴胡 6g，杭白芍 9g，绿枳壳 6g，粉甘草 3g，胡黄连 5g，川花椒 2g，乌梅肉 6g，玄明粉 12g，金钱

草 30g，鸡内金 10g，海金沙 15g，川朴根 6g。5 剂，水煎服。

3 月 29 日二诊：药后胆区疼痛减轻，大便通畅，余症均有好转。仍守前法，前方略加减。处方：毛柴胡 6g，杭白芍 9g，绿枳壳 6g，粉甘草 3g，胡黄连 5g，川花椒 2g，乌梅肉 6g，延胡索 10g，川楝子 10g，金钱草 30g，鸡内金 10g，海金沙 15g，川朴根 6g。再服 5 剂后，胆区疼痛已止。

上述 2 个案例的治疗，俞教授均注重胆道蛔虫病肝胆郁滞的病机，运用四逆散（枳壳易枳实）疏肝利胆解郁，使气机得以舒展；又加入苦、酸、辛的胡黄连、乌梅、川花椒、使君子等安蛔驱蛔药物，使病情缓解。案例 2 配合利胆药物治疗，加入金钱草、海金沙等药物，又用金铃子散行气活血止痛，所以胆区疼痛很快缓解。

4. 加入理脾清热止泻药物，治下利便溏

七情所伤，或情绪紧张之时，气机不利，肝失疏泄，影响脾的运化功能，导致胸胁胀满，脘腹疼痛，或下利便溏。俞教授常用四逆散加理脾清热止泻的药物治疗，如舌苔薄白、里急腹痛者，四逆散加炒山楂、炒银花；肠鸣便溏者，加茯苓、淮山药、神曲；下利多者，加黄连、野麻草；如脘腹胀痛甚者，加木香、川朴根、黄连等。

———［案例］———

吴某某，男，32 岁，机关干部，1990 年 4 月 13 日初诊。患者因肝脾失调，胸腹胀痛、便溏已 3 天，大便每日 2~3 次，伴嗳气，纳食减少，舌淡红，苔白，脉弦数。治以疏肝理脾为主。处方：毛柴胡 6g，杭白芍 10g，绿枳实 6g，生甘草 3g，炒山楂 12g，盐陈皮 5g，广木香 5g（后入），川朴根 5g，野麻草 15g，结茯苓 10g。水煎服。

4 月 16 日二诊：服上方 3 剂后，胸腹胀痛减轻，余症改善，大便略溏，每日 2 次。按前方加减。处方：毛柴胡 6g，杭白芍 10g，绿枳实 6g，生甘草 3g，炒山楂 12g，盐陈皮 5g，广木香 5g（后入），川朴根 5g，淮山药 15g，结茯苓 10g。水煎服。上方又服 4 剂后，腹痛已愈，大便恢复正常。

本例治疗，俞教授以疏肝理脾、清热止泻立法，重视肝脾二脏的相互关系，在清肠道湿热常规治法的同时，注重患者胸腹胀满、嗳气、脉弦等肝郁气滞的症状，配合四逆散（枳壳易枳实）以疏肝解郁、协调肝脾，故治疗后效果较好。

5. 加入清热散结药物，治乳房胀痛

乳房胀痛多由七情内伤，肝气郁结，气血运行不畅所致。乳头属肝，乳房属胃。若肝气失疏，乳络欠通，可导致乳房胀痛，常治以疏肝解郁、理气止痛法，用四逆散加味治之。如伴有寒热交作，以四逆散加蒲公英、野菊花治之；若乳房胀硬、结节成块者，则加夏枯草、王不留行以通络散结。

郑某某，女，29 岁。1978 年 4 月 4 月初诊。患者左侧乳房一个多月前，曾发现有一硬结块，初按之有微痛感，继而硬结渐大，疼痛较经常，时痛如针刺，伴有寒热，舌边红，苔薄黄，脉弦数。证属肝郁化热之乳房痛，治以疏肝理气、清热散结，以四逆散加味。处方：北柴胡 5g，赤白芍各 6g，绿枳壳 6g，粉甘草 3g，蒲公英 15g，野菊花 10g，明银花 15g，夏枯草 10g，明乳香 6g，明没药 6g。3 剂，水煎服。以芥蓝菜和红糖捣烂外敷。

4 月 7 日二诊：上方药服后，痛减大半，寒热亦平，乳房硬结缩小，仍按前方加减。处方：北柴胡 5g，赤白芍各 6g，绿枳壳 6g，粉甘草 3g，蒲公英 15g，野菊花 10g，明银花 15g，夏枯草 10g，明乳香 6g，明没药 6g。续服 3 剂后，乳房胀痛消退。

妇女乳房胀痛，大多在经期反复发作，月经后多逐渐消失，此种为经行乳房胀痛，治宜疏肝解郁、理气止痛法，用柴胡疏肝散加减治疗。本例乳房胀痛，与经行无关，且触及结块，伴寒热和舌脉热证征象，故俞教授运用疏肝解郁的四逆散加入清热解毒的蒲公英、野菊花、银花等，又配合活血散结止痛的药物而取得较好的疗效。临床上如见乳房结块日久未能消散者，应及时往医院检查，防止病情变化。

6. 加入宣肺止咳药物，治气郁咳喘

《灵枢·经脉》指出，肝经"其支者，复从肝别贯膈，上注肺""肝脉布两胁上注于肺"。肝与肺的关系密切，既有经络内在的络属关系，又有五行相克的内在联系，如肝失疏泄，气机郁结，木反侮金，导致肺失清肃而出现咳嗽。此类患者既有咳嗽、气逆喘促的症状，又有胸胁胀闷、情志不舒、脉弦的气郁之象。俞教授常用四逆散合三拗汤加蜜款冬、川郁金治疗。若气郁化火、肝火灼肺、肺失清肃，而出现胁肋灼痛、急躁易怒、咳嗽咯血等肝火犯肺的证候，应治以清肝泻肺、理气止咳法，用四逆散与黛蛤散、泻白散、三拗汤合方加减；兼肺阴虚者加沙参、麦冬、五味子、百合等。

—— ［案例 1］——

王某，女，42 岁，1990 年 3 月 12 日初诊。患者反复咳嗽已 1 个多月，伴气急、喘促，每于心情不舒时咳嗽加剧，且胸闷胁胀，痰白、量少、黏稠，舌质淡红，苔薄白，脉弦细。诊为肝郁气滞、肺失宣降之咳喘，治宜疏肝宣肺、止咳平喘。处方：毛柴胡 6g，白芍 10g，枳壳 6g，粉甘草 3g，蜜麻黄 6g，杏仁 6g，蜜款冬 6g，紫苏子 10g，川郁金 10g，蜜枇叶 12g，浙贝母 10g。4 剂，水煎服。

3 月 16 日二诊：前药服后即觉胸宽气顺，咳喘明显减轻。舌质淡红，苔薄白，脉弦细。仍按前法。处方：毛柴胡 6g，杭白芍 10g，枳壳 6g，蜜麻黄 6g，杏仁 6g，蜜款冬 6g，紫苏子 10g，浙贝母 10g，蜜枇叶 12g，盐陈皮 5g，粉甘草 3g。又服 8 剂后，

咳喘已愈。嘱其常服逍遥丸以巩固疗效。

────[案例2]────

何某，男，57岁，1990年10月22日初诊。患者近因家事烦恼，情绪不佳，夜间难以入眠，胸闷不舒，两胁胀痛，咳嗽反复不已，常在发怒时咳嗽频作，舌淡红苔薄白，脉弦细。证属肝郁气滞、肺失宣降。治宜疏肝解郁、宣肺止咳法。处方：柴胡6g，白芍10g，枳壳6g，炙甘草3g，蜜麻黄6g，杏仁5g，蜜款冬6g，蒸百部9g，制香附6g，桔梗6g。4剂，水煎服。

10月26日二诊： 上方服4剂后，咳嗽减轻，胸闷及两胁胀痛好转，仍守前法。处方：柴胡6g，杭白芍10g，枳壳6g，炙甘草3g，蜜麻黄6g，杏仁5g，蜜款冬6g，蒸百部9g，制香附6g，川芎5g，麦谷芽各15g，桔梗5g。又进原方5剂后，咳喘已愈。嘱其常服逍遥丸以善其后。

以上两案例患者咳嗽伴胸闷不舒，两胁胀痛，且情绪不佳时咳喘加重，知其咳嗽或咳喘因肝气郁结、气机不利、气逆犯肺所致。明代李梴《医学入门·卷五》指出，咳喘因"七情气逆者，则以枳壳、香附顺气为先"。俞教授治疗从疏肝理肺入手，用柴胡、白芍、枳壳（易枳实）、甘草（即四逆散）疏肝理气解郁，配蜜麻黄、杏仁及甘草（取三拗汤之意）宣肺平喘，并加蜜款冬、桔梗止咳化痰，加川郁金增强理气解郁之效。由于药中病机，故疗效显著。

7. 配合养阴息风药物，治手臂震颤

手足震颤，属中医颤证范畴，以四肢颤动、振摇为临床特征，乃属颤证之轻者，患者一般生活尚能自理。若颤证重者，多出现头部或肢体震颤大动，甚至兼有项强、四肢拘急，或痉挛扭转样动作。本病常见于年老或体弱病患。俞教授临床治疗颤证，重视疏肝解郁、协调人体气机的作用，临床上曾运用四逆散疏理肝气，配合养阴息风药物，治疗手臂震颤证而取得满意疗效。

────[案例]────

赵某，女，57岁，1989年11月20日初诊。患者一年前因家事恼怒而出现左手臂震颤，时轻时重，反复不已，每于心情烦躁时手颤加剧。平素性急易怒，胸闷不舒，两眼干涩，体倦乏力，头晕心悸，口唇干燥，舌淡红，苔薄白，脉弦细数。患者五官对称，语音清晰，血压15.2/11.2kPa（114/84mmHg）。1989年10月24日曾往某医院就医，后经省心研所血液生化检查：甘油三酯89mg/dl，总胆固醇215mg/dl，HDL-C 69mg/dl，LDL-C 128mg/dl，HDL-C/TC 32%，LDL-C/HDL-C 1.9。省立医院CT颅脑平扫报告："颅脑未见异常改变"。此证为肝阴不足兼肝气失于条达所致。治宜疏肝解郁、养阴息风法。处方：①毛柴胡6g，杭白芍10g，绿枳壳6g，干地黄15g，元参18g，（朱砂拌）麦冬 15g，粉丹皮 10g，天麻 10g，钩藤 12g，地龙干 15g，白僵蚕 6g，粉甘草 3g，小春花 6g。5 剂，水煎服。②绿萼梅 5g，玫瑰花 5g。5 剂，水煎代茶。

11 月 26 日二诊：手臂震颤减轻，头晕、胸闷、口干好转。近日左肩胛部时感酸痛。仍守前法，原方加味。处方：毛柴胡 6g，杭白芍 10g，绿枳壳 6g，粉甘草 3g，干地黄 15g，元参 18g，（朱砂拌）麦冬 15g，丹皮 10g，明天麻 10g，钩藤 12g，地龙干 15g，白僵蚕 6g，小春花 6g，冬桑枝 15g。水煎服，7 剂。代茶方仍按原方，7 剂。

12 月 4 日三诊：手颤明显改善，精神尚好，仍按前方出入。处方：毛柴胡 6g，杭白芍 10g，绿枳壳 6g，粉甘草 3g，干地黄 15g，元参 18g，（朱砂拌）麦冬 15g，粉丹皮 10g，天麻 10g，钩藤 12g，地龙干 15g，白僵蚕 6g，左牡蛎 30g（先煎），小春花 6g。嘱其续服 5 剂，以巩固疗效。

两年间，患者又因心情不佳而复发 2 次，仍按理肝气、养肝阴兼息风法治疗而取效。

本例患者两眼干涩、神疲心悸、口唇干燥、脉弦细数，均系肝阴不足之象，又伴有胸闷不舒、心烦性急易怒，为肝失疏泄的证候。阴虚与肝郁是病情的关键，故俞教授以四逆散（枳壳易枳实）疏理肝气，用地黄、元参、（朱砂拌）麦冬滋阴养肝安神；加地龙干、钩藤、僵蚕、天麻等药平肝息风止颤；用绿萼梅、玫瑰花水煎代茶，增强四逆散理气解郁作用。方中理气与养阴息风配合，疏肝和养肝同治，所以取得满意效果。

（五）旋覆花汤

旋覆花汤是张仲景《金匮要略·五脏风寒积聚病脉证并治第十一》中治疗肝着病的汤方，原方组成："旋覆花三两，葱十四茎，新绛少许"，是治疗"肝着，其人常欲蹈其胸上，先未苦时，但欲饮热"。此肝着病，是肝脏受邪而失其疏泄之功能，其经脉气血郁滞，着而不行所致。由于肝脉分布胸胁部，所以其证可见胸胁痞闷不舒，甚则胀痛、刺痛，若以手按揉或捶打胸部，可使气血运行暂时通畅，胸闷自觉缓解。旋覆花汤以旋覆花通肝络而行气，新绛（后世临床多以茜草代之）活血化瘀，葱管善通阳气而散结，全方具有行气活血、通阳散结的作用，故旋覆花汤是治疗络瘀肝着的要方。

俞教授认为，肝着病的病机是气血郁滞，其病痛部位在胸胁部，所以，凡气滞血瘀郁滞而引起的胸胁部闷痛，均可以运用旋覆花汤加减治疗。

1. 与半夏厚朴汤合方，治痰气互结胁痛

痰气郁结的发生，多因平素情志所伤，使肝失疏泄，肝气郁结，气郁日久，导致气滞血瘀，引起胸胁闷痛，多以胁痛为甚。其病机为肝失条达，肝郁乘脾，脾运不健，生湿聚痰，痰气郁结于胸膈，气失舒展则胸胁不适；胁为肝经循行之处，经络郁滞而致胁痛。故痰气郁结的临床表现，既有胸胁闷痛，又有痰湿壅阻，痰多呕恶，或咽中

似有物梗阻，咯之不出，咽之不下。俞教授临床常运用旋覆花汤与半夏厚朴汤（半夏、厚朴、茯苓、紫苏、生姜）合方加减治疗，以旋覆花汤行气活血、通络散结治胸胁疼痛，配合半夏厚朴汤达到理气化痰的作用。临床常根据气血郁滞的症状，酌加制香附、枳壳、佛手干等增强理气开郁的药物，或加入丝瓜络、丹参、赤芍、桃仁等活血通络药物。

—— [案例] ————————————————

陈某，男，36岁，1993年6月24日初诊。患者胸胁部闷痛尤其两胁部较为不适，反复发作已一年多。疼痛发作时常痛及背部，且有压痛感。经医院胸透及心电图检查均属正常。时有嗳气，平时痰多，黏稠难咯，咽中似有物梗塞，咯之不出，舌质红，苔腻微黄，脉弦细。证属气郁血瘀、痰气互结，治宜行气活血、化痰散结。处方：旋覆花6g（包），茜草根6g，青葱管6g，紫苏叶5g，川朴根5g，清半夏6g，赤白芍各10g，当归须6g，柏子仁12g，白桃仁6g，丝瓜络10g，陈橘络5g。4剂，水煎服。

6月28日二诊：药后上症明显减轻，两胁疼痛改善，但咽中痰稠，咯吐不利，舌质红苔腻微黄，脉弦细。仍按前方加减。处方：旋覆花6g（包），茜草根6g，青葱管6g，紫苏叶5g，川朴根5g，清半夏6g，苦桔梗6g，浙贝母10g，赤白芍各10g，当归须6g，白桃仁6g，丝瓜络10g，陈橘络5g。患者又服5剂后，胸胁痛未再发作。

俞教授运用旋覆花汤与半夏厚朴汤合方加减治疗本例胁痛患者，方中又加入活血祛瘀的当归须、赤芍、桃仁，行气通络的陈橘络、丝瓜络，增强旋覆花汤通络散结的效果，故服4剂后，两胁疼痛改善。复诊时加入桔梗、浙贝母以化痰、祛痰，又服5剂后病愈。

2. 加入化痰降气药物，治痰阻胸痛

痰阻胸络而致的胸痛，多因素体虚弱，或原有其他慢性疾病，而致肺卫不强，受外邪侵袭，肺失宣降，出现咳嗽痰多，痰饮停滞胸胁，使肺部气机不利，络脉痹阻。临床常见胸部疼痛，胸闷不舒，或时感刺痛，呼吸不畅。俞教授治疗痰阻胸络之疼痛，多运用旋覆花汤以行气活血、通络散结，配合燥湿化痰的二陈汤，再加入降气消痰的紫苏子、利气祛痰通络的白芥子和降气消痰的葶苈子等药物，多获良效。

—— [案例] ————————————————

阮某，女，28岁，1992年6月11日初诊。反复咳嗽已近3个月，痰多色白，近半个月来咳嗽气促，时感胸部疼痛，胸脘胀闷不舒，脊背酸痛，脉滑，舌质暗红苔白。证属痰阻胸络，治宜化痰降气通络法，拟用旋覆花汤加减治疗。处方：旋覆花6g（包），茜草根6g，青葱管6g，丝瓜络10g，结茯苓12g，盐陈皮6g，清半夏10g，浙贝母12g，干瓜蒌15g，紫苏子10g（包），白芥子6g，葶苈子6g。4剂，水煎服。

6月15日二诊：服上剂药后，胸痛改善，咳痰减少，气促已愈。脉滑，舌质暗红苔白。仍按前法治疗。处方：旋覆花6g（包），茜草根6g，青葱管6g，结茯苓12g，盐陈皮6g，清半夏10g，浙贝母12g，漂白术9g，紫苏子10g（包），莱菔子9g，葶苈子6g。5剂，水煎服。药后胸痛已愈，余症改善。

痰阻胸络之病证，一般预后都比较好，但也有部分病人，迁延经久不已，痰阻气郁，血流不畅，逐渐积滞而成瘀血，阻塞胸络，而使胸痛加剧，痛如针刺，痛处不移，入夜尤甚，兼见舌质紫暗、脉沉涩的瘀血内停之征，应酌情在旋覆花汤行气活血通络的基础上，增加活血祛瘀止痛的药物，如当归尾、京丹参、桃仁、红花、乳香、没药等。

3. 与柴胡疏肝散合方，治肝郁胁痛

肝居于胁下，其经脉分布于两胁，胆附于肝，其脉亦循于胁，故胁痛之病，主要责于肝胆。肝为将军之官，其性动而主疏泄，若因情志不舒、心情抑郁，或暴怒伤肝，皆能使肝失调达，疏泄不利，气阻络痹而致胁痛。正如《金匮翼·胁痛统论·肝郁胁痛》所指出的"肝郁胁痛者，悲哀恼怒，郁伤肝气"。俞教授临床治疗肝郁胁痛，常用旋覆花汤与柴胡疏肝散合方治疗，既达到疏肝理气的作用，又能增强理气通络止痛的治疗效果。

——［案例］——

高某，女，45岁，1992年2月20日初诊。每于心情不舒时，即出现右胁部疼痛，反复发作已半年余，常痛及腰背部，时有偏头痛，纳食减退，胸闷嗳气，口苦咽干。肝脏超声探测未发现异常。舌质稍红，苔薄白，脉弦缓。证属肝郁气滞胁痛，治宜疏肝理气通络法，拟用旋覆花汤与柴胡疏肝散合方加减治疗。处方：旋覆花6g（包），茜草根6g，青葱管6g，毛柴胡6g，杭白芍10g，绿枳壳6g，粉甘草3g，制香附6g，川芎5g，香白芷5g，柏子仁12g，当归须6g，白桃仁6g。4剂，水煎服。

2月24日二诊：患者胁痛改善，发作次数减少，腰背部疼痛已愈。仍纳食减退，口苦咽干，时有情绪郁闷，喜叹息。仍按疏肝理气通络法治疗。处方：旋覆花6g（包），茜草根6g，青葱管6g，毛柴胡6g，杭白芍10g，绿枳壳6g，粉甘草3g，制香附6g，川芎5g，麦谷芽各15g，盐陈皮5g，川郁金10g，白桃仁6g。5剂，水煎服。患者又服前药后胁痛已愈。

情志变化与气之郁结关系密切，又肝之经脉循行于两胁，故情志变化多引起胁部疼痛；肝经气机不畅，而致胸闷嗳气；肝气横逆犯胃，故纳食减退。临床运用有疏肝理气功效的柴胡疏肝散治疗肝郁胁痛，这是通用的常法，但俞教授考虑患者肝郁气滞已数月，多兼有血行不畅、胁络痹阻的病机变化，故常配合旋覆花汤治疗，以增强行气祛瘀、通络止痛的治疗作用，有利于胁痛的改善。

（六）葛根芩连汤

葛根芩连汤是《伤寒论·辨太阳病脉证并治篇》中治疗"太阳病，桂枝证，医反下之，利遂不止。脉促者，表未解也，喘而汗出者"的主方。此证为太阳中风邪在肌表，误下致邪气内陷而下利不止，既表邪未解，又有里热下利，张仲景用葛根芩连汤治疗。该方"葛根半斤，甘草二两（炙），黄芩三两，黄连三两。上四味，以水八升，先煮葛根，减二升，内诸药，煮取二升，去滓。分温再服"。方中重用葛根辛凉为君药，既能解表清热，又能升发脾胃清阳之气而治下利；黄连、黄芩苦寒为臣药，善清肠胃之热，厚肠胃而治利；甘草甘缓和中，并协调诸药为佐使。四药配合，能外解表热，内清里热，故为表里双解之剂。

俞教授认为，葛根芩连汤虽是表里双解之剂，但临床常用于治疗里热引起的泄泻、下利之证，不一定要兼表证。该方的药物以清里热为主，如葛根能升发清阳之气上升而达止泻之效，汪昂《医方集解》称之"为治泻主药"，配合芩、连，治湿热泻利；煨葛根配合参、术，治脾虚久泻。所以，葛根芩连汤可用于急性肠炎、痢疾、湿热型腹泻的治疗。

1. 加入清热利湿药物，治暑湿泄泻

暑湿泄泻多发于夏秋之季，外感暑热，内蕴湿邪，常影响脾胃的运化功能，传化失常，遂成泄泻。症见泻下急迫，势如水注，肛门灼热，烦热口渴，小便短赤，舌红，苔黄腻，脉滑数。俞教授用清热利湿法治疗暑湿泄泻，多在葛根芩连汤中加入滑石、茯苓、野麻草等清热健脾利湿药物，自拟方"加味葛根芩连汤"，主要药物有葛根10g，黄芩10g，黄连6g，茯苓12g，滑石15g，野麻草15g，甘草3g等，全方清热利湿的疗效较好，常运用于临床治疗暑湿泄泻。

───［案例 1］───

郑某，男，40岁，1992年7月21日初诊。3天前因前往郊县，食物不慎，当夜即腹中隐痛，腹泻2次。昨日仍腹泻4次，排出稀水样便，肛门灼热感。患者自觉烦热，口干喜饮，小便量少色黄。今晨胃纳减少，食入胃脘即胀，舌质红，苔黄腻，脉滑数。治宜清热利湿法，方用加味葛根芩连汤加减。处方：葛根10g，黄芩10g，黄连6g，范神曲6g，薏苡仁12g，野麻草15g，绵茵陈12g，玉米须12g，滑石15g，甘草3g。4剂。

7月25日二诊：药后症状减轻，大便略溏，每日1次。舌质稍红，苔黄腻，脉滑数。仍按前法。处方：葛根10g，黄芩10g，黄连6g，范神曲6g，茯苓10g，薏苡仁12g，野麻草15g，滑石15g，粉甘草3g。再服5剂后，腹泻已愈。

暑热之邪每多挟湿。外来湿邪最易困阻脾土，湿热内蕴，脾失健运，水谷混杂而下，以致发生泄泻。葛根芩连汤是治湿热泄泻的常用方，方中葛根解肌清热，黄芩、黄连

清热燥湿，甘草缓中。本例治方中加入玉米须、薏苡仁、滑石、绵茵陈，旨在解暑清热、利湿止泻；用野麻草以增强清热解毒利湿之效。全方配合，有解暑清热、利湿止泻作用，故收显效著。

──［案例2］────

潘某，男，3岁，1993年8月19日诊。患儿腹泻已2日，每日10余次，经省某医院治疗后腹泻次数已减，今腹泻3次，稀水样便，但身热未退，体温37.8℃。家长乃请俞教授诊治。诊其脉滑数，舌质红苔黄，唇舌稍干。此为暑热泄泻，遂予方"加味葛根芩连汤"。处方：葛根5g，黄芩3g，黄连2g，甘草2g，茯苓5g，野麻草6g，滑石5g，天花粉6g。水煎服，头煎均分2次服。服上方2剂后，身热退，泄泻止。

以上案例患儿因暑天感受热邪，致湿热之邪客于肠胃而出现泄泻，治法宜外解肌表之邪、内清胃肠之热。方中以葛根为主药，既能解表清热，又能升发脾胃清阳之气而疗下利，使表解里和；辅以黄芩、黄连清泄里热，苦寒燥湿而止泄泻；再以甘草和中、调和诸药为使；加野麻草清热利湿，天花粉解烦止渴，茯苓、滑石健脾利水。诸药配合，俾表热得解，而里热得清，故获良效。

2. 配合调肝理脾药物，治疗腹痛便溏

患者大便溏泻反复发作，并伴腹部时常隐痛，平时多有脘腹胀闷、嗳气，每于忧思恼怒和工作紧张时腹痛便溏发作，舌质稍红，苔薄黄，脉弦数。患者既有肝郁乘脾的症状表现，也有肠道湿热的病机特点，而工作紧张、时有腹痛便溏是常见的临床表现。俞教授多用葛根芩连汤配合调肝理脾的痛泻要方治疗。

──［案例］────

阮某，男，48岁，1990年4月12日初诊。患者平时工作压力较大，时常情绪紧张，夜晚难寐，多有胸胁胀闷，胃脘不舒，嗳气，时有腹部疼痛，大便溏泻，每日2~3次，便时肛门灼热感，舌质淡红，苔薄黄，脉弦数。证属肝郁乘脾，肠道湿热，运用抑肝理脾清热法治疗。处方：漂白术6g，杭白芍10g，制陈皮5g，软防风6g，粉葛根10g，黄芩5g，黄连5g，广木香5g，范神曲5g，粉甘草3g。3剂，水煎服。

4月15日二诊：药后腹痛及便溏均有改善，大便每日2次，粪质稍稠，仍有腹部胀闷，按上方加减。处方：漂白术6g，杭白芍10g，制陈皮5g，软防风6g，粉葛根10g，黄芩5g，黄连5g，广木香5g，川朴根5g，淮山药12g，范神曲5g，粉甘草3g。又服5剂后，腹痛便溏已愈。

本例患者腹痛便溏除肠道湿热内蕴的因素外，又与情志因素有关，患者每于情绪紧张和工作压力大时病情发作，运用痛泻要方与葛根芩连汤合方加减治疗而获效甚好，体现俞教授临床用方的灵活。此类患者平时应做好自我调节，减轻精神压力，保持乐

观心态，不食不洁和肥甘厚味的食物，以减少疾病的发生。

3.加入疏肝理气药，治疗排便滞涩

情志不和，郁愤忧思，肝失疏泄条达之性，致肝脾之气郁结壅滞，气机不利，大肠传导功能紊乱，湿热内蕴肠道，临床表现特点：大便滞涩难下，后重窘迫，胸脘胀闷，嗳气呕逆，腹部时痛等，既有气机失调的症状，又有肠道湿热的特点，治宜疏肝理气、清热导滞法，俞教授常在善清肠道湿热的葛根芩连汤中加入疏肝理气药物，如柴胡、枳壳、枳实、香附、木香、槟榔等，或与四逆散合方治疗，临床多获良效。

──[案例]──

黄某，男，45岁，1992年9月2日初诊。大便滞涩黏滞，排便不畅已10天，每日2次，左侧下腹部隐痛，平时心烦难寐，胸胁时有不适，脘腹痞闷，口干，舌质稍红，苔薄黄，脉弦数。证属肝脾气滞、肠道湿热，治宜疏肝理气、清热导滞法，拟四逆散与葛根芩连汤合方加减。处方：毛柴胡6g，杭白芍10g，绿枳壳6g，粉甘草3g，粉葛根6g，黄芩5g，黄连5g，绿枳实6g，川朴根5g，花槟榔6g，干瓜蒌12g。4剂，水煎服。

9月6日二诊：药后大便较为通畅，胸闷腹痛均有改善，舌质稍红，苔薄黄，脉弦数。处方：毛柴胡6g，杭白芍10g，绿枳壳6g，粉甘草3g，粉葛根6g，黄芩5g，黄连5g，川朴根5g，花槟榔6g，干瓜蒌12g，北楂肉10g。又嘱服3剂后，大便正常，余症亦除。

俞教授指出，大便滞涩难下，不要一概以通下法治之，而应认真辨其寒热虚实。实证或由大肠实热，或由湿热蕴结，或由气滞不疏所致；虚证或由脾肺气虚，或由脾肾阳虚，或由阴津不足造成。本例患者肠道湿热，兼有肝郁气滞，故用四逆散与葛根芩连汤合方加减治疗获效。

（七）真武汤

真武汤是《伤寒论·辨太阳病脉证并治》中治疗虚人误汗而致阳虚水泛证的汤方，《伤寒论》第82条："太阳病，发汗，汗出不解，其人仍发热，心下悸，头眩……振振欲擗地者，真武汤主之。"此为太阳病误发虚人之汗，损伤少阴阳气。若虚阳外越，病人仍有发热，因少阴阳虚，水不化津，泛滥而上凌，则见心下悸，头目眩晕；阳虚不能温养筋脉肌肉，出现筋肉跳动，振颤不稳而欲仆地，此为阳虚水泛证，运用温阳利水的真武汤治之。《伤寒论》第316条又指出："少阴病，二三日不已，至四五日，腹痛，小便不利，四肢沉重疼痛自下利者，此为有水气。其人或咳，或小便利，或下利，或呕者，真武汤主之。"此条为少阴病至四五日后，肾阳日衰，阳虚寒盛，水气不化而泛溢，见肢体浮肿，沉重疼痛，腹痛下利，小便不利，或咳，或呕等。这些症状，皆由脾肾阳虚所致，仲景运用温阳利水的真武汤治疗。该方的组成："茯苓、芍药、

生姜（切）各三两，白术二两，附子一枚（炮，去皮，破八片）。上五味，以水八升，煮取三升，去滓。温服七合，日三服。"方中附子大辛大热，温肾补火，以助阳气；茯苓甘淡渗利，健脾利湿，以利水邪；白术健脾燥湿，扶脾运化；生姜辛温祛寒，温散水气；白芍敛阴和营。全方配伍合理，疗效显著，是治疗阳虚水泛的主方。

俞教授认为，《伤寒论》中有关真武汤的两个条文，虽然临床症状不同，但其病机是相同的，均是脾肾阳虚、水气内停所出现的症状。真武汤是温脾肾、利水气的汤方，临床上凡阳虚水泛的病证都可以运用真武汤治疗，如阳虚水饮犯肺的咳喘证，可用本方加干姜、细辛、白芥子；腹泻便溏者，加干姜、炒淮山药、煨豆蔻等；如脾肾阳虚日久，损及心阳，心失温养，见心下悸者，加桂枝、党参、黄芪等；若肢体浮肿者，可与五皮饮合方加减治疗；如脾胃虚寒、呕吐时作者，加干姜、陈皮、半夏、砂仁等。

1. 加入益气通络药物，治胸痹心痛

素体劳倦太过，脾肾阳虚日久，每易损及心阳。由于心阳亏虚，心气不足，温运无力，致血行瘀滞；又阳虚生寒，致寒凝心脉，心脉痹阻不通而见胸闷心痛。患者每于天冷时心痛易于发作或加剧，且神倦形寒，喜热畏冷，心悸气短，手足不温，舌质淡胖，苔白而滑，脉虚细迟或结代。俞教授治疗本证常用温阳益气、活血通络法，以真武汤为主方，增加温阳益气、活血通络药物，如附子、白术、茯苓、黄芪、党参、桂枝、当归、川芎、赤白芍、延胡索、丹参、郁金、桃仁、红花等；若见面色唇甲青紫、汗大出、四肢逆冷、脉沉微欲绝者，此乃心阳欲脱之危候，常重用党参（或用红参）、制附子，加煅龙骨、煅牡蛎，以回阳救逆固脱。

───［案例］───

朱某，男，72岁，1994年1月13日初诊。患者频发胸前区闷痛已5年多，经市某医院诊为冠心病。近日出现阵发性胸痛，伴心悸气短，面色苍灰，神倦形寒，四肢欠温，面目略浮肿，舌淡胖，舌边紫斑，苔白，脉沉细。证属心阳不足、脉络瘀滞，治以益气温阳、活血通脉，拟真武汤加味。处方：黄芪15g，党参15g，桂枝6g，淡附片3g，白术9g，当归6g，川芎6g，赤白芍各12g，丹参15g，延胡索10g，桃仁6g，泽泻12g。水煎服。

二诊：上方服7剂后，胸部闷痛及心悸气短已基本改善，面浮肿消失，精神好转，舌淡胖，舌边紫斑，苔白，脉沉细数。仍守前法。处方：黄芪15g，党参15g，桂枝6g，淡附片3g，白术6g，当归6g，川芎6g，赤白芍各12g，丹参15g，延胡索10g，桃仁6g，川郁金10g，酸枣仁12g，泽泻10g，水煎服。患者复诊2次，服上方8剂后，胸部闷痛及心悸气短已基本改善，面浮肿消失，精神好转。

心阳亏虚往往是心气不足的进一步发展，或素体阳虚而损伤心阳。心阳虚则鼓动

无力，血脉失于温运而痹阻不通发为心痛。故俞教授以真武汤温补脾肾之阳，加入党参、黄芪、桂枝等药物补心气、益心阳；又配以丹参、桃仁、延胡索、川芎、赤芍、当归等药物理气通脉、活血和血。本例运用益气温阳、活血通络法而获较好疗效。

2. 与四神丸合方，治脾肾阳虚泄泻

脾肾阳虚所致的泄泻，多因久病之后，或劳伤太过，或年老体衰，损伤脾肾阳气。平素阳气不足，脾失温煦，运化失常，而导致泄泻，常伴有腹痛肠鸣，腹部喜温喜按。泄泻日久，肾阳虚衰，不能温养脾胃，常出现黎明前泄泻，腹部作痛，泻后痛减，伴神疲肢冷、腰膝酸软，舌淡，苔白，脉沉细。俞教授运用温肾健脾止泻法，常用真武汤与四神丸合方加减治疗，其中真武汤温补脾肾之阳，兼有利湿之功，利湿是治泻的常法之一，正如《景岳全书·泄泻》所说"治泻不利小水，非其治也"。四神丸有温肾健脾、固涩止泻之功效，能增强真武汤温补脾肾和止泻的作用。

—— ［案例］ ——

王某，男，54 岁，1989 年 12 月 11 日初诊。患者大便时溏时泻已 3 年多，稍进食生冷或油腻食物即腹泻，经福州某医院检查诊为慢性结肠炎。现每日大便 2~3 次，均不成形，时常晨起即腹泻，伴有腹痛肠鸣，脘腹胀闷不舒，腰膝酸软，倦怠乏力，舌淡红，苔白，脉细。证属脾肾阳虚，治宜温肾健脾止泻法，方用真武汤与四神丸合方加减。处方：淡附片 3g，漂白术 10g，结茯苓 10g，淮山药 15g，炒扁豆 12g，吴茱萸 3g，煨蔻仁 5g，补骨脂 10g，五味子 3g，制苍术 6g。5 剂，水煎服。

12 月 18 日二诊：大便溏泻明显好转，粪质略稠，仍不成形，次数稍减，腹痛肠鸣改善。仍按前法。处方：淡附片 3g，漂白术 10g，结茯苓 10g，淮山药 15g，潞党参 10g，苏芡实 15g，吴茱萸 3g，煨蔻仁 5g，补骨脂 10g，五味子 3g，制苍术 6g。5 剂，水煎服。患者后又复诊 2 次，俞教授按上方略作加减，嘱服 10 剂后，大便成形，每日 1 次，腹痛肠鸣消除。

本例病患医院诊为慢性结肠炎，经服用中药治疗，病情改善，收效较好。俞教授诊察患者反复腹泻经久不愈，进食生冷或油腻之物即泻，且喜温喜按，晨起即腹泻，大便不带黏液，伴有腹痛肠鸣，腰膝酸软者，知患者系久泻损伤脾肾之阳，乃用温补脾肾和固肠止泻法而获效，不为"结肠炎"之"炎症"所拘泥。俞教授指出，运用益气健脾法治疗西医学的慢性肠炎，是中医临床的常用之法。中医是根据辨证而处方用药的，离开辨证就不是中医的治法。

（八）茵陈蒿汤

茵陈蒿汤出自《伤寒论·辨阳明病脉证并治》和《金匮要略·黄疸病脉证并治第十五》中。关于茵陈蒿汤的应用，张仲景指出："阳明病，发热，汗出者，此为热越，

不能发黄也。但头汗出，身无汗，齐颈而还，小便不利，渴引水浆者，此为瘀热在里，身必发黄，茵陈蒿汤主之。""伤寒七八日，身黄如橘子色，小便不利，腹微满者，茵陈蒿汤主之。""谷疸之为病，寒热不食，食即头眩，心胸不安，久久发黄为谷疸，茵陈蒿汤主之。"以上所描述的应用范围，是阳明里热实证，湿热内郁而不得宣达或不得下行，湿热熏蒸而身发黄，治法是清利湿热退黄，茵陈蒿汤是为代表方。《伤寒论》中原方的组成和用法："茵陈蒿六两，栀子十四枚（擘），大黄二两。上三味，以水一斗二升，先煮茵陈，减六升，内二味，煮取三升，去滓。分三服。小便当利，尿如皂荚汁状，色正赤，一宿腹减，黄从小便去也。"方中茵陈蒿苦、微寒，苦泄下降，功专清利湿热而退黄疸；栀子通利三焦，导湿热下行，引湿热自小便出；大黄除瘀热，推陈致新，使湿热壅滞之邪，尽从大小便而出。三药合用，使湿热瘀滞下泄，黄疸自退。

俞教授认为，茵陈蒿汤有较强的清利肝胆湿热之功，现代药理实验研究表明，本方还具有促进肝细胞再生的作用。方中的茵陈蒿、栀子、大黄三味药物配合使用能发挥协同和制约作用，从而增进利胆疗效。例如大黄，可以制约茵陈抑制肠管蠕动的副作用以及热毒所致的便秘，而在利胆方面，则起协同作用；山栀子能协助茵陈增强利胆、降低血中胆红素及清热。由于该方清热利湿退黄较为理想，故俞教授常用于治疗急性病毒性黄疸性肝炎、肝硬化、胆道感染、胆囊炎、胆石症、胆道蛔虫引起的黄疸，以及钩端螺旋体病、疟疾、回归热、肠伤寒等伴发黄疸者，亦可以随症加减治疗。

1. 加入清热利湿药物，治急性黄疸性肝炎

现代医学的急性黄疸性肝炎，大多属于中医学"黄疸病"的阳黄范畴，系湿热疫毒困阻，影响肝胆疏泄，脾胃运化失常，胆汁不循常道，外溢肌肤，下注膀胱，从而出现目黄、皮肤黄、小便黄之症。急性黄疸性肝炎的临床表现，与《金匮要略》所载黄疸病中的谷疸有相似之处，其病机特点是湿热内蕴，茵陈蒿汤所主治的即是湿热蕴蒸的阳黄证。仲景指出："谷疸之为病，寒热不食，食即头眩，心胸不安，久久发黄为谷疸，茵陈蒿汤主之。"《医宗金鉴》注："此为湿瘀热郁而内蒸，将作谷疸之征也。久久身面必发黄，为谷疸矣。宜茵陈蒿汤利下，使从大、小二便而出之。"俞教授运用茵陈蒿汤治疗急性黄疸性肝炎时，多加入清热利湿药物，以增强其利湿退黄的效果。

───［**案例**］───

王某，女，50余岁，1972年7月12日初诊。患者于7月间得病，肝区疼痛，医疑为肝癌，经检查未得确诊。察其面部及四肢黄如橘子色，舌苔白而兼黄，大便不畅，小便浑浊，脉象弦数，此为阳黄之证。当以清热利湿退黄法治之，先予茵陈蒿汤加味。处方：茵陈蒿15g，山栀子6g，酒大黄6g（后入），车前草15g，玉米须15g。水煎，

分 2 次服。

7 月 14 日二诊：上方连服 2 剂后，便畅而黄减。复进栀子柏皮汤加郁金、川楝、车前草等药。处方：山栀子 9g，车前草 15g，川黄柏 6g，粉甘草 3g，川郁金 6g，川楝子 10g。3 剂，水煎服。并以玉米须、黄胆草各 15g，代茶饮。每日 1 剂。患者服药一周后，黄去大半，肝区疼痛亦除。后嘱以玉米须、糯稻根代茶饮，续服一周收功。

急性黄疸性肝炎的中医辨证有热重于湿和湿重于热之分。本病例为热重于湿，俞教授以清热利湿退黄法，用茵陈蒿汤加味治之而获效。若湿重于热，临床常表现身目俱黄，头重肢困，胸脘痞满，恶心呕吐，腹胀或大便溏泄，舌苔厚腻，脉濡缓者，则运用利湿清热、健脾退黄法，方选茵陈五苓散（绵茵陈、茯苓、白术、猪苓、泽泻、桂枝）治之。

2. 与利胆排石药物合用，治胆石症伴发黄疸

胆石症是肝失疏泄、胆失通降所致。由于情志不舒，气机怫郁，或经受大惊大恐，均能伤及肝胆，导致肝失条达，胆失疏泄，郁而化热，煎熬日久，结成砂石，阻塞胆道，胆汁不循常道而泛溢肌肤，出现黄疸。俞教授常在茵陈蒿汤中加入金钱草、海金沙、玉米须等药物，因为这些药物均有较好的清热利胆排石作用。据药理研究表明，这些药物能促进胆汁的分泌，缓解奥狄括约肌痉挛，有利于胆道结石的排出和胆道梗阻的解除，所以与茵陈蒿汤配合使用，临床治疗胆石症伴发黄疸，疗效较为满意。

──[**案例**]────

林某，女，35 岁，1993 年 4 月 26 日初诊。一周来身目发黄，小便如茶色，伴右上腹疼痛，常痛及右胁下和右肩背部，且有胀闷感，恶心欲呕，时吐酸水。4 月 18 日经省某医院 B 超提示："胆囊炎，胆囊多发性结石，胆总管内多发性结石伴肝内外胆管扩张。"舌质红苔厚微黄，脉弦数。证属胆热瘀结，治宜清热利胆排石法，方用茵陈蒿汤加味治疗。处方：绵茵陈 12g，生栀子 6g，制大黄 6g（后入），金钱草 30g，海金沙 12g，玉米须 12g，白毛藤 12g，鸡内金 10g，川楝子 12g，延胡索 10g，川郁金 10g。7 剂，水煎服。

5 月 3 日二诊：服上药后，身黄、目黄减退，右上腹部疼痛减轻，时有泛酸，舌质红，苔厚、微黄，脉弦数。仍按上方加减。处方：绵茵陈 12g，生栀子 6g，制大黄 6g（后入），金钱草 30g，海金沙 12g，玉米须 12g，白毛藤 12g，绿枳壳 6g，川楝子 12g，延胡索 10g，吴茱萸 5g，川黄连 5g。7 剂，水煎服。

5 月 10 日三诊：药后身黄、目黄消退，右上腹部疼痛减轻，唯感饭后胃脘胀闷，大便稍干，舌边红，苔薄黄，脉弦数。按上方加减。处方：金钱草 30g，海金沙 15g，玉米须 15g，白毛藤 12g，绿枳壳 6g，川楝子 12g，延胡索 10g，川朴根 6g，结茯苓

10g，郁李仁 10g，火麻仁 15g。患者又服 7 剂后，右上腹部疼痛不再发作。

俞教授认为，治疗黄疸重在通利小便。利小便主要是通过淡渗利湿，以达到湿祛黄退之目的。若得小便通利，则湿能下行，热也随小便而排出体外。如《金匮要略·黄疸病》指出："诸病黄家，但利其小便。"本例因砂石阻塞胆道，胆汁不循常道泛溢肌肤而出现黄疸，俞教授运用茵陈蒿汤加入金钱草、海金沙、玉米须等药物，既有清热利湿退黄的作用，又能通利胆道、减轻胆道的阻塞，使胆汁能循正道，故标本兼治，临床疗效显著。

3. 增加清热行气药物，治胆道感染合并黄疸

胆为中清之腑，以通为用。若湿热之邪侵袭胆道，湿热蕴蒸，气机不利，胆腑通降功能失权，以致胆汁不循常道，渗入血液，溢于肌肤，而发为黄疸。患者常有发热恶寒，右上腹疼痛，拒按，口干喜饮，情志抑郁，胸闷胁痛，恶心呕吐，大便秘结，舌苔黄腻，脉象弦数等症状。俞教授临床常运用清热利胆、疏肝行气的治法，方用茵陈蒿汤加柴胡、白芍、枳壳、玉米须、白毛藤、川郁金等。

──［案例］

林某，男，60 余岁，1984 年 7 月 15 日诊。患者从上周开始，右胁部出现胀痛感，并有发热，经检查为肝胆部感染。几天来，胸闷，便秘，溲赤，巩膜发黄，舌苔黄厚，脉弦数，此为湿热郁蒸所致，宜清热利胆、疏肝行气法，用茵陈蒿汤加味治之。处方：绵茵陈 15g，生栀子 6g，川黄柏 6g，制大黄 6g，绿枳壳 6g，川朴根 6g，川楝子 10g，川郁金 6g，玉米须 10g，白毛藤 12g。水煎服，连服 5 剂。另以玉米须、白毛藤各 20g 水煎代茶饮。服药后，诸症明显好转。前方去大黄，又继续服 5 剂后而愈。

4. 加入理气安蛔药物，治胆道蛔虫病并发黄疸

胆道蛔虫病是西医学的病名，中医认为，该病多因受寒、发热、驱虫不当、消化不良等因素，使人体肠胃功能失调，蛔虫躁动不安，窜入胆道，以致肝气闭郁，胆气不行，血行不畅，不通则痛，故患者多出现右上腹剧烈疼痛，如虫体阻滞胆道，则胆汁分泌不畅而外溢肌肤，出现黄疸。俞教授临床常用茵陈蒿汤清利肝胆湿热，并加入理气安蛔的药物，如柴胡、白芍、枳壳、胡黄连、川椒、乌梅等治疗。

──［案例］

陈某，男，12 岁，1980 年 12 月 1 日初诊。患者曾有吐蛔史，此次发热恶寒，巩膜黄染，右上腹痛、拒按，恶心，呕吐，便秘，舌质淡红苔微黄，脉数。治以清热利胆、安蛔止吐为主，拟茵陈蒿汤去大黄，用玄明粉，加柴胡、白芍、枳壳、甘草、胡黄连、川椒、乌梅、川楝子、使君子等。连服 3 剂，痛止吐平。后用驱蛔药分 2 次服，下蛔虫而愈。

以上 2 例均为肝胆的疾患而出现黄疸，俞教授运用茵陈蒿汤加味而取效。然而胆道蛔虫病并发黄疸经治疗，在黄疸症状基本消失后，有些患者的胆道蛔虫随之排出体外，而部分患者体内的蛔虫仍残留在体内，致经常出现右上腹部不适或隐痛，此时虽黄疸已退，仍应继续服用利胆排虫之剂。俞教授临床常用柴胡、绵茵陈、山栀子、郁金、木香、槟榔、使君子、苦楝皮、厚朴、大黄等药物治疗。当蛔虫排出后，又运用调理肠胃方法，让患者服用五味异功散，即党参、茯苓、白术、陈皮、甘草等，以益气健脾和胃药物善其后。

5. 配合消积祛瘀软坚药物，治肝硬化黄疸

俞教授指出，肝硬化的病因病机，多因嗜酒过度、饮食不节、七情内伤、劳欲过度、感受湿热虫毒，以及由于肝病、积聚等病失治误治，导致气滞血瘀、癥块蓄积于胁下，瘀血阻滞胆道，胆汁外溢而产生黄疸。其临床症状为肝脾肿大，持续黄疸，畏寒，面色萎黄，腹胀纳差，便溏，舌苔白腻，脉象弦细。治以健脾消积，疏肝退黄。俞教授认为茵陈蒿汤对胆汁性或门脉性肝硬化合并黄疸者有一定疗效，常在茵陈蒿汤中去大黄，加保和丸，胆汁性者加丹参、牡蛎、鳖甲或三棱、莪术等。

—— [案例] ——

翁某，男，60 岁，1980 年 2 月 10 日初诊。患肝硬化症已年余。平时腹胀、气促，面色萎黄，大便时溏时秘，小便短，有时黄，舌苔浊、色白，脉象弦细。法宜疏肝消积，利湿退黄，理脾软坚为主。处方：潞党参 15g，绵黄芪 15g，漂白术 10g，淮山药 15g，牡蛎 24g（先煎），生鳖甲 24g（先煎），三棱 6g，蓬莪术 10g，鸡内金 10g，丹参 12g，茯苓皮 15g，绵茵陈 12g，山栀子 6g。水煎服，连服 7 剂。另以茯苓皮 15g，绵茵陈 12g，水煎代茶，连服 7 剂。

2 月 17 日二诊：服上药后，症状显著好转，精神亦佳，唯食欲未增，舌苔白，脉弦细。仍就前法出入。处方：绵黄芪 15g，淮山药 15g，绵茵陈 12g，山栀子 6g，川黄柏 6g，白术 10g，牡蛎 24g（先煎），生鳖甲 24g（先煎），鸡内金 10g，薏苡仁 15g，麦谷芽各 15g，茯苓皮 15g。5 剂，水煎服。另以茯苓皮、玉米须各 20g，水煎代茶，连服 5 剂。服上药后，诸症均消失，食量亦增。经某县医院检查，肝功能恢复正常，肝质地已软化，嘱其常服补中益气丸以善其后。

俞教授认为，运用茵陈蒿汤加减治疗胆汁性或门脉性肝硬化合并黄疸，其黄疸消退后，不是提示原发病证的痊愈，而应继续采用中西医结合方法，恢复其肝功能、回缩肿大的肝脾等改善临床症状的治疗。

6. 加入清热解毒药物，治阳黄重症

阳黄重症起病较为急骤，多因湿热夹毒，郁而化火，热毒炽盛，常伴有高热烦渴；

热毒迫使胆汁外溢，使黄疸迅速加深；热毒内壅，气机失调，出现胁痛腹满，恶心欲呕。大便秘结，小便短少，舌质红绛苔黄，脉弦数。俞教授临床常用茵陈蒿汤加白毛藤、板蓝根、鱼腥草等清热解毒药物治疗而取得较好疗效。

—— [案例]

吴某，男，26岁，1985年8月6日会诊。患者于1985年6月26日得病，开始发热即达39℃，经原单位门诊认为重感冒，治疗五六天未效。7月1日转市某医院门诊治疗，诊断为黄疸性肝炎。处绵茵陈肝炎冲剂及一些西药，治疗一周后，黄疸指数上升，大便出血。于7月8日住院，仍按急性肝炎治疗，服肝炎冲剂及一些西药，并行输液。经治疗近1个月，病情未见好转，黄疸指数继续上升至220U，体温39.5~40℃，诊断为重症肝炎，采取一些治疗方案，均未见效，用先锋霉素进行救治，病情未见转机。

8月6日，患者亲属邀俞教授及市名医郑老会诊。《金匮要略·黄疸脉证并治第十六》载："黄疸之病，当以十八日为期，治之十日以上瘥，反剧为难治。"

患者面目均黄，如橘子色，发热口渴，胁痛便秘，小便如茶，舌苔黄腻，脉象弦数，诊断为阳黄重症。议予茵陈蒿汤加味。处方：①绵茵陈15g，山栀子6g，川黄柏6g，制大黄6g（后入，便通即停用），白毛藤15g，杭白芍10g，生甘草3g，川郁金6g，鱼腥草12g，毛柴胡4.5g，枳壳6g，仙鹤草12g。水煎服，连服3剂。②片仔癀3个，每次1分，每日3次，冲服。③玉米须20g，板蓝根15g，白毛藤15g，糯稻根20g，车前草15g，白茅根15g。代茶饮。

8月16日二诊：患者服上药10天后检查提示，总胆红质21mg，GPT 108U，体温39℃。乃用茵陈蒿汤（便通去大黄）、茵陈四苓汤、栀子柏皮汤等方出入，代茶以中草药为主。处方：玉米须20g，板蓝根15g，白毛藤15g，糯稻根20g，车前草15g，白茅根15g，北小麦30g。水煎代茶，连服3剂。

8月18日肝功检查：总胆红质1.5，麝絮2U，麝浊3U，锌浊U，GPT 39U，碱性磷酸酶34.5U。

8月19日三诊：病者家属前来陈述病况，黄疸已退，小便短赤，饮食欠佳。处方：绵茵陈15g，山栀子4.5g，川黄柏6g，绿枳壳6g，粉甘草3g，薏苡仁12g，赤小豆15g，扁豆仁12g，竹茹绒12g，赤茯苓12g。水煎服，连服3剂，代茶如前。

8月20日四诊：服上方后，症状大见改善，乃按前法。处方：绵茵陈15g，山栀子5g，川黄柏5g，麦冬12g，黑元参12g，赤茯苓12g，猪苓10g，建泽泻12g，薏苡仁15g，玉米须15g。4剂，水煎服。

9月3日五诊：服上方后，症状继续好转，唯全身发痒，治以清热利湿止痒。处方：绵茵陈15g，紫花地丁10g，徐长卿10g，地肤子10g，生甘草3g，芋环干12g，土茯苓15g。4剂，水煎服。次日做第2次检查：总胆红质降为4mg，麝浊8U，锌浊

12U，GPT 160U，碱性磷酸酶 32.5U。

9 月 8 日六诊：上方服后，瘙痒已瘥，唯大便干燥带黑。处方：绵茵陈 15g，白毛藤 15g，瓜蒌 30g，山栀子 6g，板蓝根 15g，土茯苓 15g，生麻仁 10g，生甘草 3g，旱莲草 15g，仙鹤草 15g，麦冬 15g，黑元参 15g。水煎服，连服 7 剂。

9 月 15 日七诊：服药后，症状又有好转，唯饮食后觉胀，肝区微痛，有不适感，触诊肝有肿大。处方：绵茵陈 15g，泽泻 12g，茯苓 10g，猪苓 10g，盐陈皮 4.5g，生鳖甲 24g（先煎），鸡内金 10g，白毛藤 15g，牡蛎 24g（先煎），北小麦 24g，杭白芍 10g，麦冬 15g，7 剂，水煎服。

9 月 22 日八诊：上方服后，情况尚好，仍就前方出入。处方：绵茵陈 12g，建泽泻 10g，猪苓 10g，茯苓 10g，陈皮 4.5g，白毛藤 15g，丹参 12g，生鳖甲 24g（先煎），牡蛎 24g（先煎），鸡内金 10g，北小麦 30g。5 剂，水煎服。

9 月 25 日九诊：服药后，病况继续好转，经 B 型超声波检查：①胆囊内未见结石；②肝脾轻度肿大，符合肝弥漫性病变肝炎恢复改变。嘱以玉米须 20g，板蓝根 15g，糯稻根 20g，白毛藤 15g，水煎代茶，以保肝疗法，恢复健康。几年来未见复发。

以上列举的数例病案，体现俞教授临床运用茵陈蒿汤的丰富经验。俞教授指出，运用茵陈蒿汤治黄疸病时，应根据不同的症状灵活化裁，如阳黄兼二便不利者，可用大黄；若大便如常，当去大黄，加黄连；如寒湿内郁而为阴黄者，当去栀子、大黄，加干姜、附子，使寒湿之邪从乎阳化。方中的大黄，如用生的，泻下的作用较强，而制大黄泻下的作用较弱；茵陈用量要大，绵茵陈长于退黄利湿，土茵陈擅于祛湿化浊。临床当因症化裁，湿甚者则与五苓散合用；热重者则应加黄芩、黄连、黄柏；寒湿俱重者去栀、黄，加姜、附。总之，当灵活运用，切不可胶柱鼓瑟。

（九）理中汤

理中汤出自张仲景《伤寒论·辨霍乱病脉证并治》，用于治疗霍乱吐利，中焦虚寒，寒湿内盛，腹中冷痛。原文是"霍乱，头痛，发热，身疼痛，热多欲饮水者，五苓散主之。寒多不用水者，理中丸主之"。条文指出的"寒多不用水"，说明其人寒多而口和不渴，中焦虚寒，用理中汤治疗。该方"人参、干姜、甘草（炙）、白术各三两。上四味，捣筛，蜜和为丸如鸡子黄大。以沸汤数合和一丸，研碎，温服之，日三四，夜二服。腹中未热，益至三四丸，然不及汤。汤法：以四物依两数切，用水八升，煮取三升，去滓。温服一升，日三服"。俞教授临床应用，以汤剂为多。方中人参、甘草健脾益气，干姜温中散寒，白术健脾燥湿，全方温健脾阳、祛寒燥湿，为治疗中焦虚寒的代表方。

俞教授指出，脾胃居于中州，主运化而司升降，若脾阳虚弱，则脾失温煦而运化无权。脾阳虚常引起胃阳不足，导致升降失司，见脘腹胀痛、肢体倦怠、手足不温，或泛吐痰涎清水、恶心呕吐，或腹痛下利、不思饮食、口淡不渴、舌淡、苔白滑、脉沉细等诸类中焦虚寒的病证，均可运用理中汤随症加减治疗。

1. 加入温补脾肾药物，治五更泄泻

俞教授认为，五更泄泻是脾肾阳虚之证。脾肾两脏关系密切，通常以先、后天之本称之。如年老之病，或泄泻日久，脾阳不振，日久脾病及肾；如命门火衰，肾阳虚不能助脾胃运化水湿、腐熟水谷，则清浊不分，水入肠间而致泄泻。症见黎明时腹痛、肠鸣、泄泻、泻后痛减，俗称"五更泻"。多兼有形寒肢冷，腰膝酸软，舌淡，脉沉细等。俞教授强调，五更泄是以泄泻为主要临床表现，故治疗五更泄既要脾肾同治，又要温阳配合健脾。四神丸是治疗五更泄的通用方，如果仅用四神丸4味中药治疗，则温中健脾药力不足。故常用理中汤与四神丸合方治疗，自拟四神理中汤临证加减（党参、白术、干姜、茯苓、补骨脂、五味子、吴茱萸、煨肉豆蔻、淮山药）。如久泻不止，可加石榴皮、诃子等固涩之品。

———〔**案例**〕———

赵某，女，47岁，1992年5月28日初诊。患者反复腹泻已4年余，常于清晨时腹痛，肠鸣，腹泻1次，日间又泻2~3次，泻下稀溏，泻后即安，食冷物后腹泻尤甚。素喜热食，腰膝酸楚，舌淡，苔白，脉沉细无力。证属脾肾阳虚，火不生土，治宜温补脾肾法，用理中汤与四神丸合方加减。处方：党参12g，白术10g，干姜5g，茯苓10g，补骨脂10g，五味子5g，吴茱萸5g，（煨）肉豆蔻6g，淮山药15g，芡实10g，炙甘草3g。水煎服。

6月4日二诊：上方服7剂后，腹痛肠鸣减轻，大便稍成形，每日排便2次，脉舌如前。仍宗前法。处方：党参15g，白术10g，茯苓10g，淮山药15g，补骨脂10g，干姜5g，吴茱萸5g，五味子5g，（煨）肉豆蔻6g，芡实10g，诃子肉6g，炙甘草3g。又服7剂后，肠鸣腹泻乃止。为防其复发，嘱其常服中成药"金匮肾气丸"，以资巩固。

此案属脾肾阳虚之泄泻，治宜温补脾肾法，使脾肾健旺而泻止。俞教授以理中丸和四神丸二方配合使用，取得满意疗效。方中补骨脂配以干姜、吴茱萸，能增强温中散寒作用，既补命门之火，又温养脾阳；参、术、苓、淮山药等健脾肾药物与四神丸同用，既有利于温补脾肾以治本，又能恢复中焦脾土的健运功能，比单用四神丸治五更泄的传统方法有效；肉豆蔻温肾暖脾，五味子收敛固涩，共成补脾肾、固肠、止泻之剂。

2. 加入燥湿化痰和胃药物，治胃痛吐涎

《素问·举痛论篇》指出："寒气客于肠胃，厥气上出，故痛而呕也。"凡劳倦太过，耗伤中气，或久病中阳不振，脾虚不能运化水谷精微，胃脘痞闷，食欲不振，胃痛隐

隐，脘腹喜温畏冷，背寒，呕吐清水痰涎，口淡不欲饮，头昏目眩，大便时溏，舌淡，苔白滑，脉弦细。此为中焦虚寒、中阳不振之证。俞教授治疗脾虚中寒所出现的胃痛吐涎等胃部病证，常用理中汤配合燥湿化痰、理气和中的二陈汤。其运用理中汤温中祛寒、补气健脾治其本，又用二陈汤中的半夏燥湿化痰、和胃降逆，陈皮理气燥湿，茯苓健脾渗湿，生姜降逆化饮，二方合用，使中阳得运、胃和痰消。

［案例］

陈某，男，50岁，1990年10月25日初诊。患胃病多年，近3个月来胃脘经常隐隐作痛，空腹时疼痛较甚，得食痛减，时吐白色痰涎，喜温喜按。胃钡餐透视检查提示：胃功能减弱。伴食欲不振，大便溏薄。舌淡，苔白，脉细。证属脾胃虚寒，水运不化，聚湿成痰，胃失和降而痰涎上泛。治宜温中健脾、燥湿化痰和胃，拟用理中汤加味治疗。处方：潞党参12g，漂白术10g，干姜5g，茯苓10g，盐陈皮6g，清半夏9g，缩砂仁5g（后入），台乌药6g，炙甘草3g。4剂，水煎服。

10月29日二诊：服上药后胃痛和口吐痰涎均有改善，大便溏泻，每日2次。舌质淡苔白，脉细。仍按前方加减。处方：潞党参12g，漂白术10g，干姜5g，茯苓10g，盐陈皮6g，清半夏9g，缩砂仁5g（后入），台乌药6g，淮山药15g，炙甘草3g。5剂，水煎服。患者药后又复诊1次，胃痛愈，痰涎上泛止，病情有很大好转。俞教授又嘱服5剂，以巩固疗效。

中阳不振与痰湿内停密切相关，是临床的常见病证。今脾胃阳虚则水湿难化，常聚湿生痰，中阳虚弱则胃失和降而时泛痰涎，故用理中汤温中健脾，合二陈汤以燥湿化痰、和胃降逆，又加入温阳行气化湿的乌药、砂仁，增强主方温中行气的疗效。因方药运用得法，故见效较速。正如《金匮要略·痰饮咳嗽病脉证并治第十二》所说的"病痰饮者，当以温药和之"。

（十）白头翁汤

白头翁汤出自张仲景《伤寒论·辨厥阴病脉证并治》和《金匮要略·呕吐哕下利病脉证治第十七》。其用法是"热利下重者，白头翁汤主之""下利，欲饮水者，以有热故也。白头翁汤主之"。"热利"指热性痢疾；"下重"即腹中急迫而肛门坠重。热利下重的病机是湿热胶结于肠道，腐灼肠道脉络，恶秽之物欲解而不得出，临床常表现滞下不爽、下利秽恶脓血腥臭、里急后重，多兼有发热、口渴、舌红苔黄、脉数等症状。白头翁汤是治疗热痢的专方，方中白头翁清热凉血为主，辅以秦皮泻热而涩大肠，黄连、黄柏清热燥湿、坚阴厚肠以止痢。四药配合，具有清热燥湿、凉血止利的功效。

俞教授认为，白头翁汤的药物配合恰当，临床应用于治疗肠道湿热蕴结的疗效显著，凡细菌性痢疾、阿米巴痢疾、肠炎等肠道湿热病证，或夏秋季节肠道急性传染病，只要出现类似白头翁汤证的症状，应用本方治疗，均有一定效果。临床运用时，如腹痛、里急后重甚者，可加木香、枳壳、槟榔；夹有食滞者，可加山楂、神曲；有表证者，可加荆芥、藿香叶；热利伤及营血，症见壮热口渴、烦躁者，加银花、生地黄、粉丹皮；久痢伤阴者，可加阿胶、甘草等。

1. 与痛泻要方合方，治阿米巴痢疾

阿米巴痢疾是溶组织阿米巴侵入结肠壁后所致的消化道传染病，以腹痛、腹泻、里急后重、排出腥臭脓血样大便为主要临床表现。阿米巴痢疾属于中医学的"痢疾"范畴，可以参照"热利下重"进行辨证论治。由于阿米巴痢疾的临床表现既有里急后重、大便带有脓血黏液的湿热疫毒蕴结肠道症状，又有右下腹痛、腹泻的肝脾不调特点。故俞教授临床运用白头翁汤与痛泻要方合方治疗阿米巴痢疾，在清热解毒止利的同时调理肝脾，往往收到较好的治疗效果。

──［**案例**］──

赵某，女，34岁，1990年6月30日初诊。患者腹痛、腹泻时缓时剧已半年多。今年1月份经福州某医院检查为阿米巴痢疾。现仍排出黏液便，每日2~3次，伴有腹痛、便下不爽、里急后重感，时有肠鸣、脘腹胀闷，喜热食。舌质稍红，苔薄黄，脉弦细数。证系湿热疫毒蕴结肠道，治以清热解毒为主，且兼调肝脾，以白头翁汤与痛泻要方合方加减治疗。处方：①白头翁15g，秦皮10g，黄柏6g，黄连6g，广木香5g，淮山药15g，野麻草15g，结茯苓10g，漂白术9g，防风6g，杭白芍10g，广化皮5g。4剂，水煎服。②野麻草20g，4剂，水煎代茶饮。

7月4日二诊：患者腹痛缓解，黏液便也稍有好转。舌质稍红苔薄黄，脉弦细数。仍按前方加减。白头翁15g，秦皮10g，黄连6g，广木香5g，淮山药15g，野麻草15g，结茯苓10g，漂白术9g，防风6g，杭白芍10g，盐陈皮5g，范神曲10g。7剂，水煎服。前方服后，症状逐步好转，患者又复诊2次，按前方略作加减。续服14剂后，腹痛已愈，大便成形，不带黏液，每日排便1~2次。

2. 加入行气健脾药物，治慢性结肠炎

慢性结肠炎又名慢性非特异性溃疡性结肠炎，是一种病因不明，以直、结肠表浅性、非特异性炎症病变为主的疾病，起病多缓慢，病程较长，反复发作。其临床表现以消化道症状如腹泻、腹痛、排出黏液血便、里急后重等为多见，故本病在中医内科常分属"泄泻""痢疾""便血""肠风""脏毒"等范畴。中医认为其病因为湿邪，病位始于大肠，与脾胃关系密切，病变机制是大肠湿热内蕴、气机阻滞；久病多累及肝肾，形成脾肾两虚、湿热缠绵、虚实夹杂的临床表现。俞教授认为，由于肠道湿热

是慢性结肠炎发作期中的常见证型,在缓解期也可见到不同程度的湿热未尽症状,因此,肠道湿热内蕴是本病的病机特点,临床常治以清热解毒法,或运用白头翁汤加减治疗。

——[**案例**]————————————————————

谢某,女,59岁,1993年8月16日初诊。患者近半年来经常腹痛、肠鸣、泄泻,6月经福州某医院诊为慢性结肠炎。近日大便溏泻,粪便中夹有黏液,有里急后重感,每日5~6次,伴脘腹隐痛、口干喜饮,舌质红苔微黄,脉滑数。证属肠道湿热壅滞、传导失司,治宜清热解毒,佐以行气健脾法,方用白头翁汤加减。处方:白头翁10g,北秦皮10g,川黄连5g,广木香5g,淮山药15g,野麻草15g,北楂肉12g,软防风6g,杭白芍12g,花槟榔6g。3剂,水煎服。

8月19日二诊:药后上症改善,腹痛减轻,大便稀溏,略带黏液,有里急后重感,每日2~3次,口干口苦,喜饮,舌质红,苔微黄,脉弦数。仍遵照前法,以上方加减。处方:白头翁10g,北秦皮10g,川黄连5g,广木香5g,淮山药15g,结茯苓10g,野麻草15g,北楂肉12g,毛柴胡6g,杭白芍12g,绿枳壳6g,炒银花12g。5剂,水煎服。

上方服后,症状改善。患者又复诊3次,均按8月19日的处方加减,又连服15剂后,腹痛愈,泄泻症状大有好转,大便已能成形,未出现黏液便。

俞教授指出,慢性结肠炎以病程长、反复发作为特点,发作诱因有饮食失调、精神刺激、过度疲劳,或感受寒凉和继发感染等,故平时要特别注意节制饮食,不能吃生冷、油腻和辛辣等刺激性食物,不要吃难以消化的食物,即使是症状改善后仍要注意,以免复发。要做到劳逸适度,心情舒畅,避免精神过度紧张,这样才有利于恢复,巩固疗效。

(十一)酸枣仁汤

酸枣仁汤是张仲景《金匮要略·血痹虚劳病脉证并治》中的治疗方,该方组成和服法是"酸枣仁二升,甘草一两,知母二两,茯苓二两,芎䓖二两。上五味,以水八升,煮酸枣仁,得六升,内诸药,煮取三升,分温三服"。俞教授指出,张仲景是用此方治疗肝阴不足、心血亏虚的心烦失眠证。由于肝阴不足而生内热,邪火上乘则虚烦,心血不足则心神不安,所以患者虚烦失眠。酸枣仁汤中用酸枣仁养肝血、安心神,为主药;茯苓宁心安神;知母养阴清虚热;川芎调养肝血;甘草清热和药。诸药配合,有养阴清热、安神宁心的作用,故治疗肝阴不足、心血亏虚的心烦失眠证有较好的功效。俞教授在临床应用中,常与《灵枢·邪客》篇中治失眠的半夏秫米汤(半夏、秫米)合方,方中半夏和胃,胃和则卧安;秫米,甘、微寒,《本草纲目》称其"主治阳盛阴虚,夜不得眠",该方也是治疗阴虚内热的失眠证,两方合用,可获协同作用。俞教授又常把酸枣仁汤的茯苓用长于安神的茯神代替,且在方中加入宁心安神的远志、夜交藤、合欢皮等增强酸枣仁汤治失眠的疗效。

─[案例]─

曹某，女，32 岁，1977 年 6 月 6 日初诊。患者主诉：几个月来，晚间经常烦躁不寐，夜梦多，伴浮肿，以致精神疲倦，四肢乏力。诊察其舌质淡红，苔白，脉沉数。治以养血安神、平肝和脾法。以酸枣仁汤合半夏秫米汤加减治之。处方：酸枣仁 12g，朱茯神 12g，五味子 3g，远志肉 6g，合欢皮 15g，肥知母 10g，粉甘草 3g，清半夏 6g，夜交藤 15g，珍珠母 30g，北秫米 1 撮（包）。水煎服。

6 月 13 日二诊：上方服 5 剂后，睡眠大有好转。仍用酸枣仁汤加减施治。处方：酸枣仁 10g，朱茯神 12g，远志肉 6g，川芎 5g，夜交藤 10g，合欢皮 12g，五味子 3g。

6 月 16 日三诊：上方服 3 剂后，不寐显著好转，姑予十味温胆汤加减治之。处方：潞党参 15g，酸枣仁 12g，五味子 3g，柏子仁 12g，竹茹绒 10g，绿枳壳 6g，朱茯神 15g，制陈皮 5g，清半夏 6g，夜交藤 12g，合欢皮 10g，粉甘草 3g，北秫米 1 撮（包）。水煎服。上方服 3 剂后，不寐已基本痊愈，浮肿亦见瘥。

本案例为心血不足、肝阴亏虚而致的心烦失眠证。肝阴虚则虚火内扰而心烦不寐，心血不足则无以养心，心虚能致神不守舍。《类证治裁·不寐》曰："思虑伤脾，脾血亏损，经年不寐。"故以酸枣仁汤为主，既养血安神，又清热除烦；肝阴不足多能影响脾胃功能而导致胃不和，俞教授合半夏秫米汤并加远志、夜交藤、合欢皮等安神药物治之，使胃和则卧自安，又增强安神作用。三诊以十味温胆汤加减治疗收功。

（十二）黄芪桂枝五物汤

黄芪桂枝五物汤是张仲景《金匮要略·血痹虚劳病脉证并治第六》中治疗血痹的汤方，仲景指出："血痹阴阳俱微，寸口关上微，尺中小紧，外证身体不仁，如风痹状，黄芪桂枝五物汤主之。"血痹的症状主要是以局部肌肉麻木为特征，如受邪较重的亦有酸痛感，其病机是阳气不足、阴血涩滞，张仲景运用黄芪桂枝五物汤治疗。该方的组成和用法："黄芪三两，芍药三两，桂枝三两，生姜六两，大枣十二枚。上五味，以水六升，煮取二升，温服七合，日三服。"方中黄芪补气，桂枝、芍药通阳除痹，生姜、大枣调和营卫，全方有温阳行痹之功效。俞教授运用本方温阳益气通络作用，随症加减，治疗因寒滞脉络而出现的肢节麻木或疼痛之类的病证。

1. 增入温阳活血药物，治寒凝脉络之脱疽

脱疽好发于四肢末端，尤以下肢较上肢为多见，初起时趾（指）怕冷、麻木、步履不便，继则疼痛剧烈，日久紫黑腐烂不愈，可使趾（指）部分骨节脱落。本病多因素体阳虚，寒邪凝滞脉络而致；或寒邪郁久化热蕴毒，血脉闭塞，从而引起肢末气血不充，失于濡养，或无血供养。如《灵枢》所述："寒邪客于经脉之中，则血

泣，血泣则不通，不通则卫气归之，不得复发，故痛肿。寒气化热，热胜则腐肉，肉腐则为脓，脓不泻则烂筋，烂筋则伤骨……"故俞教授指出，脱疽主要因阳虚寒凝、血脉瘀阻、经络闭阻导致的疾病，临床治疗应着重温阳益气和通脉祛瘀，常用黄芪桂枝五物汤加附子、丹参、鸡血藤、当归尾、桃仁、红花等。

───[案例]───

吕某，女，62岁，1992年12月8日初诊。患者素体怕冷，肢末欠温，部分指端有指节脱落的伤口，稍有溃烂，手指冰冷，且肿胀疼痛，冬季天气转冷时指端疼痛加剧，上症反复不愈已10余年。患者形体消瘦，精神疲倦，舌质淡暗，苔薄白，脉沉细。证属阳虚寒凝、血脉瘀阻所致，治以温阳通脉、活血祛瘀法，拟以黄芪桂枝五物汤加减。处方：绵黄芪15g，桂枝尖6g，杭白芍10g，赤芍12g，京丹参12g，当归尾6g，鸡血藤15g，桃仁8g，淡附子6g，川红花6g，延胡索10g，粉甘草3g。上方服20余剂后，诸证好转，指端肢末转温，疼痛改善，溃烂伤口已愈。

脱疽是寒邪侵袭、气血周流受阻、脉络闭塞不通的疾病，俞教授重视本病的体虚和寒邪凝结、血脉阻滞的致病之因，而以温通活血祛瘀法为主治之，并兼顾本虚，以攻补并用而获满意疗效。

2. 配合温经散寒药物，治风寒痹痛

由于素体虚弱，正气不足，卫外不固，风寒湿外邪乘虚侵袭人体，流注经络，客于关节，使气血痹阻，肢体关节出现疼痛，以寒邪偏盛，痛有定处，得热痛减，遇寒痛剧。俞教授临床治疗此类寒邪偏盛的风寒湿痹痛，常用黄芪桂枝五物汤加入温经散寒、行气通痹药物，如熟附片、台乌药、羌活、独活等。方中常用药物如黄芪、桂枝、白芍、生姜、大枣、附子、台乌药、丹参、羌活、独活等，黄芪益气温经、和营通痹，该药补气作用较强，气足则能助血运行；桂枝辛温，善于发散风寒湿之邪，温经通络而除痹；白芍苦、酸，微寒，功能益阴敛营，配合桂枝以调和营卫；生姜、大枣以和胃调营；附子辛热，能祛除寒湿、温经止痛，配桂枝汤，即《伤寒论》中的桂枝加附子汤，治汗出太过、表阳虚弱、卫外不固、筋脉失养，见四肢微急、难于屈伸症状；台乌药辛开温散，善于疏通气机、散寒止痛；丹参苦，微寒，有活血祛瘀之功，羌活、独活是治风寒湿痹的常用药。这些药物配合，有益气温经散寒、祛瘀除痹止痛的较好作用。

───[案例]───

仇某，女，58岁，1992年6月30日初诊。患者体质较差，倦怠乏力，平时四肢欠温，关节经常疼痛，两手遇冷水后疼痛加剧，汗多，动辄汗出，口不干。舌质淡红苔白，脉沉细。证属风寒湿闭阻经络，以寒邪偏盛，血脉凝滞而成脱疽，治以益气温经、

祛风散寒法为主，拟以黄芪桂枝五物汤加减。处方：绵黄芪 30g，桂枝尖 6g，杭白芍 10g，炙甘草 3g，生姜片 5g，红大枣 6g，熟附片 5g，京丹参 12g，台乌药 6g，缩砂仁 5g（后入），羌独活各 6g。5 剂，水煎服。

7 月 7 日二诊：上方服后，关节疼痛减轻，精神稍好，仍易汗出，舌质淡红苔白，脉沉细。仍按上方加减。处方：绵黄芪 30g，桂枝尖 6g，杭白芍 10g，炙甘草 3g，生姜片 5g，红大枣 6g，熟附片 5g，京丹参 12g，台乌药 6g，羌独活各 6g，浮小麦 15g，左牡蛎 30g（先煎）。5 剂，水煎服。药后关节疼痛消失，四肢末梢转温。

俞教授指出，风寒湿痹迁延日久，正虚邪恋，瘀阻于络，气血运行不畅，痰瘀痹阻，可出现关节肿大，甚至强直畸形、屈伸不利，临床治疗时，在运用温经散寒、祛风除湿法的同时，应加入化痰祛瘀、搜风通络的药物，如白芥子、胆星、穿山甲、地龙干、地鳖虫、乌梢蛇等药物，有利于病情的改善。

（十三）旋覆代赭汤

旋覆代赭汤是张仲景《伤寒论·辨太阳病脉证并治》中用以治疗"伤寒发汗，若吐，若下，解后，心下痞鞕，噫气不除者"。原方的药物组成和用法："旋覆花三两，人参二两，生姜五两，代赭一两，甘草三两（炙），半夏半升（洗），大枣十二枚（擘）。上七味，以水一斗，煮取六升，去滓，再煎取三升。温服一升，日三服。"方中旋覆花性温，能下气消痰涎，降逆以治痞；代赭石质重而沉降，降逆和胃；生姜温胃化痰，散寒止呕；半夏祛痰散结，降逆和胃；人参益气补虚，炙甘草温益中气，二药合用以健脾益气；大枣养胃补脾。诸药配合，有降逆化痰、益气和胃之功，临床常用于治疗胃虚呕逆之证。

俞教授认为，旋覆代赭汤所治的胃虚呕逆之证，常因汗吐下之误，致脾胃损伤，脾胃的运化腐熟功能失常，则痰饮内生，胃失和降，噫气不除，痰浊上逆。故运用旋覆代赭汤益气和胃、化痰降逆，由于二陈汤有燥湿化痰、理气和胃的作用，俞教授临床上常用旋覆代赭汤（旋覆花 10g，代赭石 15g，半夏 9g，党参 10g，炙甘草 3g，生姜三片，大枣 3 枚）与二陈汤合方，增强化痰和胃降逆的功效，不但运用于胃虚痰气不降的呕吐、嗳气、呃逆之症，而且还用于咳嗽、痰多、气急等疾病。如见舌苔白而厚腻，加苍术、川朴；兼见食滞者，加麦谷芽、莱菔子；痰黄者，加黄芩、鱼腥草等。

──［案例］──

江某，男，65 岁，1990 年 1 月 15 日初诊。患者胃脘满闷不舒，嗳气频作，食欲不振已 1 个月余。原有慢性胃炎病史，近日胃胀嗳气，且伴有恶心欲呕，大便溏薄，每日 1 次，舌淡红苔白，脉滑。证属胃虚气逆、升降失和，治宜益气和胃、化痰降逆。拟旋覆代赭汤合二陈汤加减。处方：旋覆花 10g，代赭石 18g，煮半夏 9g，潞党参

10g，结茯苓 10g，盐陈皮 6g，漂白术 6g，淮山药 15g，薏苡仁 12g，炙甘草 3g。7 剂，水煎服。

1 月 22 日二诊：药后恶心欲呕和嗳气均有改善，便溏稍好转，纳食少增，舌淡红苔白，脉滑。仍守前法，前方加减。处方：旋覆花 10g，代赭石 15g，煮半夏 9g，潞党参 10g，结茯苓 10g，盐陈皮 6g，漂白术 10g，淮山药 15g，苏芡实 15g，麦谷芽各 15g，炙甘草 3g，水煎服。患者又服 7 剂后，嗳气已止，余症亦除。

旋覆代赭汤合二陈汤治疗胃虚失和、痰浊上逆之证，是俞教授临床的常用治法。旋覆代赭汤主要用于汗吐下后损伤脾胃而致健运失司、痰浊内生、胃失和降，导致噫气不除之证，然而旋覆代赭汤原方长于降气除逆，而祛痰和胃的药力略显不足，故俞教授选用祛痰和胃名方二陈汤与之合方，增强原方祛痰降逆除噫的功效。

■ 二、时方运用　擅撷精华

时方是指汉代张仲景以后众多医家所创制的方剂，它补充和完善了前人方剂应用之未备而又有一定的临床疗效，丰富了中医方剂学的内容。俞教授尤其重视学习历代医学名著，善于采撷各家精华，择优而从之，并融会贯通，灵活应用于临床。

（一）五皮散

五皮散是出自旧题汉华佗撰著的《中藏经》，原方组成：桑白皮、生姜皮、陈橘皮、大腹皮、茯苓皮各等分。研为粗末，每服 9g，水一盏半，煎至八分，去渣，不计时候温服，忌生冷油腻硬物。现代多用汤剂水煎服。《中藏经》五皮散亦有称之为五皮饮（见高等医药院校教材《中医内科学》）。

五皮散主治脾虚湿盛之皮水，症见一身悉肿、肢体沉重、心腹胀满、上气喘急、小便不利，以及妊娠水肿等，舌苔白腻，脉沉缓。常由于平素饮食不节，或劳倦太过，致脾气亏虚、运化失司、水湿停聚不行、横溢肌肤，故一身悉肿、肌体沉重。脾为湿困，阳气不得舒展，故见心腹胀满、小便不利；若上逆迫肺，则上气喘急。舌苔白腻、脉沉缓为脾虚湿盛之象。本方是治疗脾虚水肿的通用方，方中茯苓皮利水消肿，兼有健脾作用；桑白皮能肃降肺气，利水消肿；生姜皮有和脾行水之功；陈橘皮和胃气，化湿浊；大腹皮有行气宽中、利水消肿作用。全方配合有利湿消肿、理气健脾之功效。由于五皮散药性平稳，利水而不峻猛，又兼有健脾作用，且方中多数药物既能利水，又能行气，气行则水行，有利于浮肿的消除。俞教授临床常用此方加减治疗年老体虚，平素脾胃虚弱，或不明原因的浮肿。

1. 增加健脾利水药物，治脾虚水肿

脾为中土，有运化水湿、促进水液代谢的功能，如因外湿伤脾或久病伤脾，致脾

气虚弱；或平素饮食不节，生冷太过，湿蕴于中，脾为湿困，则脾失健运，导致水湿停滞，泛于肌肤，发为水肿，故《素问·至真要大论》有"诸湿肿满，皆属于脾"之说。临床表现除肢体浮肿外，多有身体重着而困倦，胸闷纳呆，小便短少，舌苔白腻，脉沉缓。治宜健脾利湿之法。俞教授认为，《中藏经》的五皮散虽是理气健脾利湿的常用方，但临床治疗脾虚水肿，尚感药力不足，故常在五皮散的基础上加入白术、茯苓、车前子等药物，以增强健脾利水的功效。

—— [案例1] ————————————————

郑某，女，45岁，患者数月来肢体明显肿胖，体重从原有的70余千克渐增至80余千克。时觉胸闷不舒，体重困倦，行走气促，小便短少，食欲不振。经市某医院内科检查诊为内分泌功能失调。诊其脉缓，舌苔白厚。证属脾虚湿阻，运化失司，小便短少，水湿难于下行，水溢肌肤，导致肌体浮肿。治以健脾利湿，理气消肿，拟五皮饮加健脾利水药物，并配服鸡脍茅根汤治之。处方：①茯苓皮10g，制陈皮4.5g，木猪苓10g，漂白术10g，桑白皮12g，地骨皮12g，五加皮12g，赤小豆15g，建泽泻12g，北楂肉12g，薏苡仁15g。10剂，水煎服，间日服1剂。②鸡内金15g（生杵碎），于术10g，白茅根60g。先将茅根入锅，加水5大碗，用文火煎，以白茅根沉至锅底为度，取药汤一碗半为鸡内金、于术的头煎水，再取一碗半为次煎用，余汤代茶饮。每日1剂，连服20剂为1个疗程。患者服药2个月后，浮肿消退，体重减至70千克左右，诸恙悉除。

—— [案例2] ————————————————

卞某，女，47岁，1993年6月14日初诊。多年来肢体经常浮肿，以下肢浮肿较甚，且时有麻痹感。平时体重困倦，胸闷心悸，胃喜温，嗜睡，食欲尚可，小便量少，色黄。经某医院甲状腺功能测定正常。诊其脉沉细，舌淡红，苔白。证属脾虚湿阻，运化失司，水湿停聚，泛溢肌肤，导致肌体浮肿。治以益气健脾、利湿消肿，拟五皮饮加味。处方：绵黄芪30g，带皮苓30g，制陈皮4.5g，漂白术10g，桑白皮15g，地骨皮12g，五加皮12g，地胆草15g，淮山药15g，扁豆仁12g，建泽泻12g。7剂，水煎服。

6月24日二诊：前药服后浮肿明显减轻，尿量增多，但仍身倦乏力，舌脉如前。按前方加减。处方：绵黄芪30g，潞党参15g，带皮苓30g，制陈皮4.5g，漂白术10g，桑白皮15g，地骨皮12g，五加皮12g，淮山药15g，扁豆仁12g，建泽泻12g。水煎服。又服7剂，体倦乏力改善，浮肿消退。

脾虚肿胖为临床常见病证，俞教授治疗脾虚水肿多运用健脾利湿法而获良效，气虚明显者，多加入黄芪、党参等益气健脾药物，使之能较好达到健脾利水消肿的目的。案例1又配服张锡纯的鸡脍茅根汤增强主方的药效，鸡脍茅根汤中茅根最能利水，鸡胫即鸡内金，具有消导之力，于术健脾燥湿。诸药配合，共奏健脾、利湿、消肿之效。本方是俞教授临床常用的配服方。

2. 与四逆散合方，治气滞浮肿

四逆散是疏肝和胃、调理肝胃气机的方剂，五皮散是健脾利水之剂，两方合用，可发挥调气与利水的治疗效果。气与水液代谢关系密切，唐容川《血证论》指出，"气行水亦行"，气滞则导致津液停聚，称为气不行水。俞教授常用五皮散与四逆散合方，治疗气机不调而引起的浮肿，这种病证大多因肝失疏泄、气机不畅、水液代谢障碍而导致肢体浮肿。

俞教授认为，人体水液的运行，有赖于肺的通调、脾的运化输布和肾的开阖，但与肝的疏泄亦密切相关。肝气条达，气机通畅，体内水液能正常运行。若肝郁气机阻滞，即影响三焦决渎通利，导致水液运行障碍，水湿不能下输膀胱，出现尿量短少，溢于肌肤见肢体浮肿，此属肝郁气滞之水肿，治疗上应以疏肝和利水两法并施方能见效，气行则水行，临床常用五皮散合四逆散（枳壳易枳实）治疗。水肿较甚者，加赤小豆、大腹皮；食欲不振者，加太子参、鸡内金、麦谷芽等。

———［案例1］———

程某，女，41岁，1993年3月4日初诊。近两年来下肢经常浮肿，伴头晕倦怠、身体困重，胸胁及胃脘胀闷不舒，食欲较差，时有嗳气，小便短少，大便正常，每日一行，舌边红，苔白，脉弦略数。尿常规检查阴性。证属肝郁气滞水肿，治宜疏肝理气、健脾利水。处方：柴胡6g，白芍10g，枳壳6g，炙甘草3g，制香附6g，带皮苓30g，桑白皮15g，地骨皮12g，陈皮5g，大腹皮15g，车前子15g（包），赤小豆15g，白术6g，粉甘草3g。5剂，水煎服。

3月9日二诊：服上方5剂后浮肿减轻，胃纳渐增，尿量增多，但胃仍有胀闷、嗳气，舌脉如前。仍按疏肝理气、健脾利水治法。处方：柴胡6g，白芍10g，枳壳6g，炙甘草3g，制香附6g，带皮苓30g，川朴6g，地骨皮12g，陈皮5g，麦谷芽各15g，大腹皮15g，车前子15g（包），赤小豆15g，白术6g，粉甘草3g。又连服5剂后，浮肿消退，精神转佳。

———［案例2］———

肖某，女，42岁，1990年3月26日初诊。患者肢体浮肿已半年余，按之略凹陷，时轻时重，腹皮增厚，胸胁满闷，嗳气不舒，身倦纳差，舌质淡，苔白，脉弦缓。尿常规检查正常。证属肝郁脾虚水肿，治宜疏肝理气、健脾利水法。处方：毛柴胡6g，生白芍10g，枳壳6g，炙甘草3g，太子参15g，黄芪15g，带皮苓30g，桑白皮10g，地骨皮10g，陈皮5g，白术6g，赤小豆15g，地胆草30g。7剂，水煎服。

4月3日二诊：服前方后肢体浮肿减轻，尿量增多，胸闷嗳气好转，脉弦缓，舌质淡苔白。仍守前法。处方：毛柴胡6g，生白芍10g，枳壳6g，炙甘草3g，太子参15g，黄芪15g，带皮苓30g，桑白皮10g，地骨皮10g，陈皮5g，白术6g，赤小豆20g，地胆草15g，川朴根5g。又续服10剂后，水肿消退，胃纳增多。

4月13日三诊：浮肿消退后未见复发，精神恢复，二便自调。嘱其服中成药逍遥丸配以香砂六君丸，以巩固疗效。

以上两案例的治疗，体现了调气和利水两方配合的治疗效果，正如明代张介宾《景岳全书·肿胀》所说"凡治肿者，必先治水，治水者，必先治气"。强调疏理气机在水肿治疗中的重要作用。两例患者均有身肿或下肢肿，兼有脘胁胀满、嗳气、脉弦等气滞的症状特点，故俞教授在运用健脾利湿的同时配合疏肝理气法，用四逆散合五皮饮加减取效，此即俞教授治气滞水肿的方剂运用经验。

3. 与逍遥散合方，治经行浮肿

经行浮肿是伴随月经周期而发作的一种证候，患者每逢经行前后，或正值经期，头面或四肢出现浮肿，经净则浮肿渐消。其常见病因有脾肾阳虚和肝郁气滞2种。其中因肝郁气滞引起者，多由于情志内伤，肝失条达，疏泄无权，气行不畅，血行受阻。月经以通畅为顺，若气滞血行不畅，则滞而为肿，患者常兼有脘闷胁胀，善叹息，苔薄白，脉弦细等。

俞教授认为，临床治疗经行浮肿，不能只用利水方药，应配合运用疏肝解郁、调血和营之法。逍遥散有疏肝理脾、调血和营的功效，方中柴胡疏肝解郁；当归、白芍养血柔肝；加入少许薄荷以增强疏散条达之功；茯苓、白术、甘草健脾利湿。逍遥散是疏肝健脾、和血调经的常用方，故俞教授临床多用逍遥散与五皮散合方治疗肝郁气滞引起的经行浮肿，即在疏肝理脾调经中，配合使用利水方药。

—— [案例1] ————————————————

郑某，女，36岁，1992年7月2日初诊。本次月经来潮2天，身见浮肿，以下肢为甚，按之凹陷。月经先期，色暗红，量少，伴胸胁胀闷，四肢乏力，小便深黄，舌淡红，苔薄白，脉弦细。治宜疏肝理脾、调经利水。处方：毛柴胡6g，杭白芍10g，当归身6g，白术6g，炙甘草3g，太子参15g，带皮苓30g，桑白皮10g，大腹皮12g，陈皮5g，赤小豆15g，地胆草30g。5剂，水煎服。

7月9日二诊：患者浮肿消退，胸胁胀闷改善，尿量增多，色淡黄，本次经潮已净。脉弦细，舌淡红苔薄白。治以疏肝和脾、益气利水法。处方：绵黄芪12g，太子参15g，毛柴胡6g，杭白芍10g，当归身6g，漂白术6g，炙甘草3g，带皮苓30g，桑白皮10g，陈皮5g，大腹皮12g，赤小豆15g。嘱服5剂以善后。

郑某，女，36 岁，1993 年 5 月 31 日初诊。患者近一年来每逢月经来潮时全身浮肿，以面目及下肢为甚，伴倦怠乏力，时觉胸闷不舒，尿色淡黄，量较少，月经周期前后不定，量中。察其外观，营养中等，全身略浮肿，按之凹陷，形体较肥胖。心肺无异常。诊其脉弦细，舌质淡红，苔白。证属气滞水湿内停之经行浮肿，治宜疏肝理脾、利水消肿法，方用逍遥散与五皮散合方加减。处方：毛柴胡 6g，杭白芍 10g，当归身 6g，漂白术 6g，炙甘草 3g，带皮苓 30g，赤小豆 15g，桑白皮 15g，地骨皮 12g，制陈皮 5g，大腹皮 10g，五加皮 12g。5 剂，水煎服。

6 月 4 日二诊：药后诸症略改善，尿量稍增，肢体浮肿减轻，平素经量较少，2~3 天即净。舌淡红，苔白，脉弦细。处方：毛柴胡 6g，杭白芍 10g，当归身 6g，白术 6g，炙甘草 3g，带皮苓 30g，赤小豆 15g，桑白皮 15g，地骨皮 12g，陈皮 5g，大腹皮 10g，益母草 15g，制香附 6g。4 剂，水煎服。

6 月 8 日三诊：药后浮肿减退，尿量中等，胸闷改善，但仍精神倦怠，四肢乏力，舌淡红，苔薄白，脉细略弦。处方：潞党参 15g，绵黄芪 15g，毛柴胡 6g，杭白芍 10g，当归身 6g，制首乌 12g，漂白术 6g，带皮苓 30g，制陈皮 5g，赤小豆 15g，大腹皮 10g，炙甘草 3g。又服 5 剂后，身体恢复，诸症痊愈。

患者每逢经行前后遍身浮肿，多与月经周期有关，相当于西医学的"经前期紧张综合征"范畴。现代研究认为，经期浮肿可能与性激素周期性分泌失调有关，如雌孕激素的比值升高。传统医学多从肝、脾、肾诸脏论治。上述案例中，患者平素无纳减便溏的脾虚失运之征，也无腰膝酸软的肾虚之候，而是以胸闷腹胀的肝郁气滞为主要表现，四肢倦怠为湿困所致，故俞教授诊为经行浮肿疾患，是因气滞而致水湿内停所致。月经来潮以气机通畅为顺，如肝失条达，肝郁气滞，致气行不畅，经行受阻，滞而为肿，故治之以疏肝理脾、和营利水法获效。俞教授指出，如果浮肿与月经周期无关，或经净后浮肿仍不消退者，应结合其他有关检查，以明确诊断。

（二）越鞠丸

越鞠丸是《丹溪心法》中治疗郁证的名方，是朱丹溪根据郁证的发病特点创制的。朱氏论郁证有"六郁"之称，即气郁、湿郁、热郁、痰郁、血郁、食郁。六郁可单独为病，也往往相因致病，但以气机条畅为主要关键，多由气郁而导致其他五郁，从而产生许多病证。朱氏所创制的越鞠丸虽是统治诸郁，但以治疗气郁和火郁为重点。其方剂组成为苍术、香附、川芎、神曲、栀子各等分。方中香附行气解郁，以治气郁；川芎活血祛瘀，以治血郁；栀子清热泻火，以治火郁；苍术燥湿运脾，以治湿郁；神曲消食导滞，以治食郁。该方着重行气开郁，取气行则血行、他郁自解和五药分治五郁的共同作用，从而发挥统治六郁的功效。俞教授指出，由于越鞠丸是以郁证作为治疗重心，故临床运用时，应以胸闷、脘腹胀满、舌苔腻、脉弦为辨证要点，方药运用也应根据诸郁的轻重不同，进行适当加减。如气郁症状为甚者，可与四逆散配合使用；湿困中焦、腹胀纳呆、肢重困倦者，加茯苓、薏苡仁、白蔻仁、泽泻等；痰浊内蕴者，与二陈汤合方治疗；热邪偏盛者，酌加黄芩、黄连之类清热泻火药物；食积停滞，胃脘胀满者，加麦谷芽、莱菔子、北山楂之类药物。

1. 与平胃散合方，治湿滞胃胀

脾主运化，喜燥恶湿，若湿浊困阻脾胃，气机不利，运化失司，则脘腹胀满；胃纳欠佳，胃失和降，则恶心呕吐，嗳气吞酸，患者脉象缓，舌苔白腻。俞教授指出，湿滞脾胃所致的气机不利，此为六郁中的湿郁，运用统治六郁的越鞠丸治疗，为对证之汤方。由于平胃散是治湿滞脾胃的名方，方中苍术最善除湿运脾，陈皮理气化滞，厚朴消胀除满，甘草甘缓和中，因此越鞠丸配合平胃散，增强燥湿行气运脾的作用，可取得较好的治疗效果。

———［案例］———————

林某，男，40岁，1990年11月8日初诊。患者近半个月来，经常胃脘胀闷，嗳气，恶心欲呕，纳食稍差，口淡乏味，二便正常，舌淡红，苔白腻而厚，脉缓。证属湿滞脾胃、气机不利，治宜燥湿行气解郁法，拟越鞠丸与平胃散合方加减治疗。处方：制苍术6g，制香附6g，川芎5g，范神曲6g，炒山栀5g，川朴根6g，盐陈皮5g，清半夏6g，竹茹绒12g，北楂肉10g，粉甘草3g。4剂，水煎服。

11月12日二诊：药后胃胀减轻，恶心感已除，胃纳尚差，舌淡红，苔白腻，脉缓。仍按上方加减。处方：制苍术6g，制香附6g，川芎5g，范神曲10g，炒山栀5g，川朴根6g，盐陈皮6g，清半夏6g，麦谷芽各15g，北楂肉10g，粉甘草3g。5剂，水煎服。

患者后又复诊2次，俞教授基本上按上方加减，又服6剂后，症状已除。

本例湿滞脾胃患者，以气机不利为主要病机特点，故俞教授以燥湿和行气为治疗重点，方用越鞠丸行气解郁，配合平胃散燥湿运脾行气，使湿浊得化，气机通畅，诸症自愈。

2. 加入清热利湿药物，治肠热泄泻

泄泻的证型有多种，但各有特点，应认真辨证。肠热泄泻，大多感受湿热之邪，或夏秋之际暑热伤及肠胃，传化失常，而发生泄泻。其症状特点是泻下急迫，大便色黄褐而臭，肛门灼热，小便短黄，烦热口渴，舌苔黄腻，脉濡数或滑数。俞教授指出，肠热泄泻表现湿热内盛的主要病症，如《素问》所云"湿胜则濡泄"。由于热邪与湿邪共同为患，湿能困脾，导致运化失常，常见脘腹满闷、气机不利的症状，故运用治

疗六郁的越鞠丸加清热利湿的药物如黄连、黄芩、野麻草等，是临床的常用治法。

──[案例]──

龚某，男，8岁，1990年10月15日初诊。昨日起出现腹泻，大便如蛋花样，日泻五六次，伴有腹痛，腹部稍胀，肛门灼热感，小便短赤。舌质稍红苔微黄，脉滑数。证属湿热内蕴肠道致泻，治宜清热燥湿解郁法，拟越鞠丸加味治疗。处方：制苍术5g，制香附5g，川芎3g，范神曲6g，炒山栀3g，野麻草10g，川黄连3g，条黄芩3g，粉甘草2g。3剂，水煎服。

10月18日二诊： 药后腹泻改善，大便每日2~3次，粪质稍稠，腹痛已愈，食欲不振，舌质稍红，苔微黄，脉滑数。处方：制苍术5g，制香附5g，川芎3g，范神曲6g，炒山栀3g，川黄连3g，条黄芩3g，结茯苓5g，麦谷芽各8g，粉甘草2g。水煎服。患儿又服3剂后，腹泻已愈。

泄泻与湿邪关系最大，无论是湿邪困脾，还是湿邪侵入，损伤脾胃，均能导致运化失常，出现泄泻，所以祛湿是治法中的重要环节。本例湿热互见，故治疗中祛湿和清热并重，兼以调理气机，有助于湿热去除后肠道功能的恢复，故药后疗效较好。

（三）补中益气汤

补中益气汤出自李杲《脾胃论》，是治疗"气高而喘，身热而烦，其脉洪大而头痛，或渴不止，皮肤不任风寒而生寒热"的汤方，该方组成是"黄芪一钱，人参、炙甘草各五分，升麻、柴胡、橘皮、当归身、白术各三分"。方中以黄芪益气固表为君；人参、白术、炙甘草健脾益气为臣，参、芪、术、草配合，补中益气力强；配合陈皮理气，当归补血，均为佐药；升麻、柴胡能引脾胃清气上行，扭转中气下陷之势，同时能引参、芪、术、草甘温之气上行，补胃气而实皮毛，使卫外固摄，则恶寒自除。全方配伍，有健脾益气、升阳举陷之功。补中益气汤体现李杲重视脾胃，强调脾气升发的学术思想。

俞教授认为，由于补中益气汤具有健脾益气升阳的功效，故临床多应用于治疗"精神疲乏，四肢倦怠，面色萎黄或㿠白，食欲不振，气短懒言，舌苔淡白，脉缓无力。对中气下陷或内伤发热尤为适宜"；"气虚体弱所致的头目眩晕、耳聋、耳鸣、视物朦胧、背恶风寒，以及子宫脱垂、脱肛、疝气、便血、崩漏、白带、习惯性流产、功能性低热等"。临床运用可归纳为以下4方面：一治脾胃虚弱，四肢酸软乏力，少气懒言者；二治中气不足，气虚下陷，内脏下垂之症；三治气虚固摄无力的崩中漏下，便血，白带淋漓等症；四治脾虚清阳不升、卫外不固的头痛眩晕、恶寒怕冷，或气虚发热等。

1. 加入温经助阳药物，治形寒多衣

俞教授临床治阳虚形寒、卫气不固证，常从补益脾胃入手。因脾胃为升降之枢，脾以阴土而升于阳，胃以阳土而降于阴。脾胃功能正常，则升降有序，从而"清阳出上窍，

浊阴出下窍，清阳发腠理，浊阴走五脏，清阳实四肢，浊阴归六腑"，以维持人体的正常生理功能。然升降之机，又取决于脾的健运，阳气的生发。若脾胃虚弱，则清阳不能生发而见神倦乏力、食少懒言，卫外不固，呈清冷之象，时觉洒淅恶寒。俞教授常用健脾、益气、升阳之法治疗脾阳不升的形寒畏风、重衣不暖证。该病临床上以形寒怕冷、食少、倦怠为主要表现，方用补中益气汤加减。

─── ［案例1］ ───

林某，女，54岁，1990年3月12日初诊。患者素常形寒畏风，易于感冒，自觉背部常有冷气自下而上，虽重衣也不觉暖。就诊时正值阳春三月，仍以棉衣裹身。且体倦乏力，纳食减少，口渴喜热饮，少气懒言。舌淡，苔薄白，脉缓。此为脾胃虚弱、脾阳不升、卫外不固之证，治宜健脾益气、升阳祛寒法，拟补中益气汤加减。处方：毛柴胡6g，杭白芍10g，漂白术6g，软防风6g，绿升麻6g，太子参15g，绵黄芪12g，淡附片3g，桂枝尖5g，炙甘草3g，麦冬15g。5剂，水煎服。

3月19日二诊：药后形寒畏冷明显减轻，其余症状均有改善。仍按原法。处方：毛柴胡6g，杭白芍10g，漂白术6g，软防风6g，绿升麻6g，太子参15g，绵黄芪12g，淡附片3g，桂枝尖5g，当归身6g，炙甘草3g。5剂，水煎服。

3月25日三诊：药后形寒畏冷已明显改善，棉衣已脱去。前方又继服7剂后，诸恙悉平。为巩固疗效，嘱其常服补中益气丸。

本案例虽重衣着身，但无兼见腰膝酸软冷痛、五更泄或下利清谷、小便清长等脾肾阳虚证候，而以形寒怕冷、食少倦怠为主症，俞教授诊之为脾胃虚弱、脾阳不升、卫气不固所致，用补中益气汤调补脾胃、生发脾阳而取效。另加淡附片、桂枝，助主方温阳散寒。治疗着重补脾益气以升阳，使卫外得固，畏寒恶风自愈。

─── ［案例2］ ───

陈某，女，48岁。患者近二三年来，每于天气未冷即自觉形寒畏风，需比常人多加衣服才觉暖和，即便夏日亦是如此。经多家医院治疗，以桂、附等温热之药治疗未能见效。患者平素体倦纳少，口淡不渴。舌苔薄白，脉象细而缓，右脉浮而无力。此为脾胃虚弱、清阳不升、卫气不固之证，治宜补脾温中、升阳益气法，予补中益气汤加附子。处方：吉林参6g（另炖），绵黄芪30g，淡附片6g，漂白术10g，当归身10g，制陈皮4.5g，毛柴胡6g，川升麻4.5g，炙甘草3g，水煎服。

二诊：上方服10剂后，形寒畏风明显好转，仍按前方加减。处方：吉林参6g（另炖），绵黄芪30g，淡附片5g，漂白术10g，当归身10g，制陈皮5g，毛柴胡6g，川升麻4.5g，山萸肉20g，炙甘草3g。续服10剂，以善其后。

临床上治阳虚形寒证，多以温中回阳祛寒为常法，对于脾胃虚弱所致卫外不固之形寒者，每从调理脾胃为治。《脾胃论·饮食劳倦所伤始为热中论》有云："脾胃之气下流，使谷气不得升浮，是春生之令不行，则无阳以护其荣卫，则不任风寒……此皆脾胃之气不足所致也。"本例应用补中益气汤加附子治疗夏日形寒多衣证，该方功能调补脾胃、升阳益气，加附子之辛热，有回阳散寒之功。本例之治，以补脾升阳为主，且配以温阳，方药对证，组方合理，故服10剂以后，形寒畏风明显好转。可见其治取良效，妙在运用得法。

2. 加入祛风止痛药物，治气虚头痛

平素体虚，气血不足，亦是导致头痛的常见病因。气虚则清阳不升、浊阴不降、清空不利；或营血亏虚，不足上荣于脑，脑髓失养，均能发生头痛。临床表现为头痛绵绵，并伴有精神倦怠、四肢乏力、面色无华、胃纳不佳、舌淡苔白等一派虚象。治疗以调补气血为主。俞教授治疗气虚清阳不升的头痛，常用补中益气汤益气升清，并加入川芎、蔓荆子、藁本等祛风止痛药物。

——［案例］

郑某，男，53岁，教师，1992年6月1日诊。患者头痛绵绵已3年余，时发时止，且精神倦怠，头目昏蒙，四肢乏力，授课时自觉精力不足。平素易于感冒，食欲不振。诊之脉细弱，舌质淡，苔白。证属气虚头痛，拟益气升清法，方用补中益气汤加川芎、藁本、麦谷芽。处方：黄芪15g，党参12g，白术10g，毛柴胡6g，升麻5g，当归6g，陈皮5g，藁本6g，川芎6g，麦谷芽各15g，炙甘草3g。水煎服。上方服5剂后，头痛减轻，精神改善。嘱其续服5剂以善其后。

俞教授治疗本例气虚头痛，着力于补脾益气、升发清阳，并酌加祛风行气止痛的药物，标本兼治，使脾胃功能健全，清气上行，脑有所养，头痛自然消失。俞教授还常嘱病家服药时，可配合用单味西洋参炖服，或食物调补，以增强体质，促进痊愈。

（四）痛泻要方

痛泻要方出自《景岳全书》所引刘草窗方。该方的组成是"白术（土炒），三两，白芍（炒）二两，陈皮（炒）一两半，防风二两"。方中白芍泻肝缓急，白术健脾燥湿，陈皮理气醒脾，防风散肝疏脾，四药配合，可以补脾土而泻肝木，调气机以止痛泻。方中药少力专，是以治脾虚肝旺所致的大便泄泻为见长。因为肝与脾生理上保持着相对的制约功能，以共同完成水谷的运化转输。若脾气虚弱复因肝失疏泄，每能乘脾侮土，导致脾失健运，肠鸣腹痛，大便溏泻。此为肝郁乘脾之证，临床表现以肠鸣、腹痛、泄泻为其特征，多伴胸胁痞满、嗳气等。治宜抑肝扶脾，俞教授常用痛泻要方加味治疗。

俞教授认为，痛泻要方证的患者，每因情绪影响而发作，一般积滞较少，而无实热或虚寒的见症，脉象弦，舌苔多见薄白，以"痛泻"一症为突出。然而其病机为脾

虚肝实，痛泻的发生，必有脾虚之前提，所以患者多兼有脾虚症状，临床运用时应作适当加减。如兼脾虚食少、倦怠者，加茯苓、扁豆、山药等；肝郁症状明显，可与四逆散或柴胡疏肝散合方治疗；如腹泻黏滞不爽，或带有黏液，为肠道湿热留恋，可与香连丸合方，或加野麻草。

1. 与香连丸合方，治湿热腹泻

腹痛泄泻兼有泻下急迫，或泻下不爽、肛门灼热的肠道湿性症状，是临床常见病证。此类患者不仅有肝郁乘脾之证候，又有肠道湿热内蕴的病机特点，常兼有烦热口渴、小便短黄、舌苔黄腻、脉滑数等湿热症状，俞教授临床常用痛泻要方与香连为合方治疗。

———［案例 1］———

吴某，女，42 岁，1993 年 9 月 30 日初诊。患者腹泻已一月余，便下不畅，量少且带黏液，有里急后重感，饭后即有便意，每日排便 4~5 次，伴脘腹胀闷，时有嗳气，食欲不振，舌质稍红，苔根厚、微黄，脉弦细数。证属肠道气滞、湿热内阻，治宜调理肝脾、清利湿热法。处方：软防风 6g，杭白芍 10g，漂白术 6g，制陈皮 5g，北楂肉 12g，淮山药 15g，范神曲 6g，广木香 5g，川黄连 5g，野麻草 15g。5 剂，水煎服。

10 月 7 日二诊：患者服药后腹泻明显改善，每日排便 2~3 次，已基本成形，仍略带黏液，舌质稍红，苔根厚、微黄，脉弦细数。守前法。处方：软防风 6g，杭白芍 10g，漂白术 6g，制陈皮 5g，北楂肉 12g，淮山药 15g，白扁豆 12g，麦谷芽各 12g，广木香 5g，川黄连 5g，野麻草 15g。水煎服。患者又服 5 剂后，腹泻已愈。

———［案例 2］———

林某，女，26 岁，1992 年 2 月 13 日初诊。患者大便溏泻、左下腹闷痛、反复发作已 3 年余。腹泻前每见腹痛、腹泻黏滞、泻下不爽，日行 2~3 次。素来性情急躁，脘腹胀闷，肠鸣嗳气，胃纳减少，矢气较多。其脉弦数，舌质稍红，苔白。证属肝郁脾虚兼肠道湿热，治宜抑肝理气健脾，兼清热燥湿导滞。处方：黄芪 15g，防风 6g，白术 6g，陈皮 5g，茯苓 12g，白芍 10g，淮山药 15g，薏苡仁 12g，木香 5g，黄连 5g。5 剂，水煎服。

2 月 18 日二诊：药后肠鸣、腹痛减轻，大便次数减为每日一二次，粪质稍稠，无黏滞感。仍守前法，按前方出入。处方：黄芪 15g，防风 6g，白术 6g，陈皮 5g，茯苓 12g，白芍 10g，淮山药 15g，薏苡仁 12g，猪苓 12g，木香 5g，黄连 5g，范神曲 10g，粉甘草 3g。又连服 10 剂后，腹痛愈，大便恢复正常，余症亦除。

以上两案例患者均有脘腹胀闷、嗳气、肠鸣纳减、腹痛泄泻的肝脾不调症状，又兼有肠道湿热内蕴、泻下黏滞之象。故俞教授治以痛泻要方抑肝理脾；又配以木香、黄连清热燥湿、行气导滞；案例 1 加野麻草以清热利湿，加山楂、神曲以消食化滞。

案例 1 加淮山药，案例 2 加黄芪、茯苓、淮山药、薏苡仁，旨在益气健脾利湿，使脾旺不受邪。由于两调肝脾，兼清肠热，方证合拍，故服药后即取得良效。

2. 加入健脾利湿药物，治慢性腹泻

慢性腹泻起病缓慢，病程较长，其基本病机以脾虚湿胜为主，如兼有热邪，多伴有腹部隐痛症状。此类慢性腹泻具有虚实并存、寒热错杂的特点，病位多在脾胃和肠，但与肝关系密切。俞教授认为，由于慢性腹泻属慢性病证，故肠道湿热的表现不明显，而以肝郁湿阻之证较为常见。患者常见腹泻每遇情绪紧张而诱发，排便稀烂，腹痛即泄，泄后痛减，兼见胸胀满、肠鸣、纳呆、四肢倦怠，舌苔腻，脉濡滑或缓。其腹部疼痛部位多在左少腹部，少腹部为厥阴肝经循行之处，所以多出现肝郁湿阻的证候特点。运用抑肝扶脾的痛泻要方，酌加健脾利湿药物治疗，颇多应验，常用经验方痛泻四苓汤加减。该方由理脾抑肝的痛泻要方与健脾渗湿的四苓散合方组成，其药物组成：茯苓 12g，白术 6g，淮山药 12g，白芍 10g，陈皮 6g，防风 6g，泽泻 9g，猪苓 9g，甘草 3g 等。如腹泻黏滞不爽，或大便带有黏液，此为肠道湿热内蕴，可合香连丸或加野麻草；脾虚纳少、精神倦怠者，加黄芪、麦谷芽、扁豆等；气滞明显、脘腹满闷、胁肋胀痛者，加柴胡、枳壳、香附等，增强其疏肝理气和中作用。

—— ［案例 1］——

郑某，女，32 岁，1990 年 4 月 19 日初诊。患者经常大便溏泻，并时常伴有左下腹部闷痛已 2 年多。近一周泄泻复作，腹泻前有腹痛、肠鸣、泻下黏滞不爽，每日排便 2 次。患者平素性情急躁，时有胸闷嗳气，诊其脉弦细，舌淡红，苔薄腻、微黄。证属肝郁脾虚，兼肠道湿热，治宜疏肝理气健脾，佐以清热导滞，用痛泻四苓汤加减。处方：茯苓 10g，白术 6g，淮山药 12g，白芍 10g，陈皮 6g，防风 6g，泽泻 9g，扁豆 12g，薏苡仁 12g，木香 5g，黄连 5g，甘草 3g。水煎服。

4 月 24 日二诊：前方服 5 剂后，腹泻明显改善，腹痛已愈，余症减轻，但纳食欠佳。脉弦细，舌淡红，苔白。仍按前方出入。处方：茯苓 10g，白术 6g，淮山药 12g，白芍 10g，陈皮 6g，防风 6g，木香 5g，黄连 5g，麦谷芽各 15g，山楂肉 10g，甘草 3g。水煎服。患者服上方 5 剂后，大便恢复正常。

—— ［案例 2］——

郑某，女，38 岁，1994 年 5 月 10 日初诊。患者大便溏泻，便前腹痛，时发时愈已近 2 年。常伴有左少腹部闷痛，脘腹胀闷不舒，时有肠鸣嗳气，矢气较多。每日排便 2~3 次，便前腹痛，痛必泄泻。去年 6 月经某医院钡剂灌肠、X 线摄片检查诊断为"慢性结肠炎"。就诊时患者腹痛泄泻，每日 3 次，胸闷胁胀，胃纳减少，平素性情急躁，口干，腰背酸楚。脉弦缓，舌质淡红苔白。证属肝气乘脾之便溏，治宜疏肝理脾为主。

处方：白术 6g，防风 6g，陈皮 5g，白芍 10g，淮山药 15g，茯苓 10g，麦冬 15g，桑寄生 15g，续断 12g，川朴根 5g，枳壳 6g，粉甘草 3g。4 剂，水煎服。

5 月 14 日二诊：药后腹痛便溏减轻，大便稍能成形，每日 2 次。仍按前法。处方：白术 6g，防风 6g，陈皮 5g，白芍 10g，淮山药 15g，茯苓 10g，桑寄生 15g，川续断 12g，广木香 5g（后入），缩砂仁 6g（后入），枳壳 6g，川朴根 5g。又服 4 剂后，脘腹胀闷疼痛已愈，大便基本成形，每日 1 次。

以上两案例患者腹泻时间均较长，并伴有左下腹部疼痛、胸闷脘胀的特点，而知素有肝气郁结、气机不利，复因腹泻日久、脾胃虚弱、纳食减少，致肝郁乘脾、脾失健运，故腹痛泄泻。《景岳全书·泄泻》云："凡遇怒气便作泄泻者，必先以怒时挟食，致伤脾胃，故但有所犯，即随触而发，此肝脾二脏之病也。盖以肝木克土，脾气受伤而然。"所以俞教授以疏肝理脾之痛泻要方加健脾利湿的药物治疗而取效。

（五）三妙丸

三妙丸为《医学正传·卷五》方，原方组成是"黄柏（酒炒）四两，苍术（米汤浸一、二夜，细切焙干）六两，牛膝二两。为细末，煮糊为丸，梧桐子大，每服五十至七十丸，空腹姜、盐汤送下"。方中黄柏苦寒，寒以清热，苦以燥湿，且偏入下焦；苍术苦温，功能燥湿；牛膝苦、酸、平，能补肝肾、强筋骨，故原方主治"湿热下注，两脚麻木，或如火烙之热"。俞教授指出，三妙丸是治疗湿热下注所致的两脚灼热麻木病证，然而湿热下注不仅仅只出现两脚灼热麻木，还会导致下肢疼痛，或酸软乏力，或妇人湿热带下。由于三妙丸有清热燥湿、通利下肢的较好作用，所以只要根据病情作适当加味，可以扩大三妙丸的应用范围，如湿热下注、下肢酸软乏力者，加鹿衔草、赤芍、五加皮、京丹参、地龙干；下肢关节红肿热痛者，加忍冬藤、威灵仙、豨莶草、薏苡仁、海风藤；湿热脚气者，加薏苡仁、木瓜、槟榔等；湿热带下、色黄黏稠者，可去牛膝，加芡实、茯苓、淮山药、薏苡仁等。

1. 加入宣痹通络药物，治湿热痹痛

湿热痹多因素体脾虚湿盛，复感湿热外邪，内外湿热互结，流注关节，经络闭阻，气血运行不畅所致。其证多见患病关节或肢体疼痛，局部灼热红肿，痛不可近，舌苔黄燥，脉滑数。俞教授治此证强调清热利湿，常用三妙丸配合宣痹通络之品治疗。常加入的药物有石膏、知母、桑枝、忍冬藤、连翘、威灵仙、豨莶草、薏苡仁、海桐皮等。临床上又常有风寒湿痹日久，蕴邪化热的寒热错杂之证，此类痹证关节疼痛多无红肿，但可见舌红苔黄、脉沉数、小便黄的内热之象。俞教授常以寒热药物并用，运用三妙丸加石膏、知母、薏苡仁清热祛湿，并配疏风散寒通络的川草乌、桂枝、羌独活、秦艽、威灵仙、豨莶草，临床每获佳效。

──[案例]──

苏某某，男，30岁，1993年5月31日诊。患者于1989年11月出现两膝关节红肿疼痛，且伴有发热，当地医院检查诊为风湿性关节炎，经治疗后关节红肿疼痛消退，但常反复发作。日前因沐浴不慎又出现四肢关节疼痛，尤以两膝关节为甚，且有肿胀灼热感，关节屈伸不利，精神倦怠，口干纳差，小便黄，大便干结，每日1次。舌质稍红，苔白腻，脉滑数。此为风湿热闭阻脉络所致，治宜清热除湿、疏风通络。处方：苍术10g，黄柏10g，牛膝12g，生石膏30g，川草乌各6g，徐长卿15g，桂枝6g，羌独活各10g，乳没各10g，赤白芍各10g，桃仁10g，红花6g，天仙藤12g，白花蛇10g。连服7剂后，膝关节肿痛显著减轻，灼热感亦减轻，大便自调，小便稍黄。舌质红苔白厚，脉弦滑略数。前方去徐长卿，加干地黄15g、海风藤15g。又续服14剂后，关节灼热肿痛已基本消失，活动自如，余症亦除。

本例湿热痹痛反复发作已3年余，近日复感受风湿之邪侵袭，与蕴热搏结，流注关节，阻于经络，导致关节灼热肿痛，故俞教授运用清热利湿通络法治疗。方用苍术、黄柏、牛膝三药，则取三妙丸之意，清利下注湿热；加入石膏清解里热，助三妙丸内清之功；又配以祛风散湿和活血通络诸药；并加白花蛇透骨搜风、蠲痹止痛，服20余剂后痹痛获瘥。

2.加入活血强筋药物，治下肢酸软

如久居湿地，或水中作业，致湿邪浸淫经脉，则气血运行不畅，郁遏生热，湿热不攘，气血阻滞，则下肢酸软，身体困重，或麻木、微肿，伴胸痞脘闷，小便短赤涩痛，苔黄腻，脉濡数。俞教授治疗下肢湿热、酸软乏力之证，常用三妙丸加薏苡仁、蚕沙以清热利湿，并配合活血强筋药物，如赤芍、五加皮、京丹参、地龙干、桑寄生等。

──[案例]──

施某，女，43岁，1990年2月12日初诊。近3个月来两下肢酸软乏力，时有灼热肿胀感，行远路自觉不便，口干喜饮，纳食正常。舌质稍红，苔腻、微黄，脉濡数。证属湿热下注、气血阻滞，治宜清热利湿、通络强筋法，方用三妙丸加味。处方：制苍术6g，川黄柏6g，怀牛膝12g，桑寄生15g，川续断12g，京丹参12g，赤白芍各10g，地龙干12g，川芎5g，鸡血藤12g，粉甘草3g。7剂，水煎服。

2月19日二诊：服药后两下肢肿胀酸楚减轻，行走稍灵便，小便略黄。舌质淡红苔白腻，仍按前法治疗。处方：制苍术6g，川黄柏6g，怀牛膝12g，伸筋草12g，川续断12g，京丹参12g，赤芍10g，地龙干12g，鸡血藤12g，白桃仁5g，粉甘草3g。又服14剂后，两下肢肿胀乏力已愈。

本例为湿热之邪下注，痹阻络脉，气血运行受阻，而导致下肢肿胀，行走乏力。

俞教授治本例，在运用三妙丸清热燥湿通络基础上，加入活血强筋通络的桑寄生、续断、丹参、赤芍、地龙干等药物，使湿热祛除，血脉通利，气血健旺，筋骨得养，下肢酸软病证自除。

3. 与四妙勇安汤合方加活血祛瘀药物，治热毒型脱疽

脱疽是发生于四肢末端，严重时指节坏疽脱落的一种慢性周围血管疾病，又称为脱骨疽。脱疽是气血周流受阻、脉络闭塞不通的疾病。本病多因素体阳虚，阴寒内盛，寒邪侵袭，凝滞脉络所致。血遇寒则凝，寒湿之邪袭入经脉，导致气血凝滞，血脉瘀阻，凝结不通，不通则痛。由于气滞血瘀，当寒邪久郁化热，湿毒浸淫，脉络闭阻，则引起四肢末端气血不充，失于濡养，或无血供养，出现皮肉枯槁不荣，甚至趾节坏死脱落，如《灵枢》所述"寒邪客于经脉之中，则血泣，血泣则不通，不通则卫气归之，不得复发，故痈肿。寒气化热，热胜则腐肉，肉腐则为脓，脓不泻则烂筋，筋烂则伤骨……"。因此俞教授指出，热毒型的脱疽，既要重视湿热、湿毒内蕴的临床表现，又不能忽视血脉瘀阻的病机特点，在运用清热解毒祛湿法的同时，应配合活血祛瘀法治疗，常用三妙丸与四妙勇安汤（金银花、元参、当归、甘草）合方，并加入丹参、桃仁、红花、乳香、没药、川三七等活血祛瘀药物。

──── [案例] ────

江某，女，45岁，1977年7月7日初诊。患者近几个月来左腿连及足拇趾麻痛，有时如针刺，疼痛难忍，经市某医院外科检查，诊断为血栓闭塞性脉管炎，连续服药10余次，未见效果，乃前来求治。察其患处瘀紫，漫肿，灼热，剧痛，甚觉不耐。诊其脉细数，舌苔薄黄。此证中医名为"脱疽"，系由邪毒郁火引起营卫不调、气血凝滞而成。治以活血祛瘀、清热解毒为主，用三妙散与四妙勇安汤合方加减治之。处方：苍术6g，黄柏6g，牛膝10g，银花15g，元参12g，当归6g，甘草3g，丹参10g，桃仁6g，赤芍6g。6剂，水煎服。外用芙蓉叶、甘草粉捣匀，调麻油敷贴患处，每日1换。

7月13日二诊：药后肿痛大减，唯时有剧痛。仍按前方加减。处方：丹参10g，赤芍6g，当归6g，元参30g，银花30g，甘草6g，桃仁4.5g，红花4.5g，苍术10g，黄柏6g，牛膝10g。3剂，水煎服。

7月16日三诊：前方服后，尚见两脚漫肿，静脉浮现，微疼。用三妙散、四妙勇安汤、活络效灵丹合治。处方：苍术6g，黄柏6g，牛膝10g，元参30g，银花30g，甘草6g，当归6g，丹参10g，赤芍10g，乳香6g，没药6g。5剂，水煎服。

7月21日四诊：上方服后，脚肿消，疼痛减。仍就前法加减。处方：丹参10g，赤芍10g，当归6g，乳没各6g，苍术6g，黄柏6g，牛膝10g，元参12g，银花12g，甘草6g，桃仁4.5g，红花4.5g。3剂，水煎服。

服前方后，症状显著好转。仍就前方加减。处方：苍术10g，黄柏6g，牛膝10g，丹参6g，乳没各6g，当归4.5g，赤芍6g，白芍6g，元参15g，银花15g，生地黄15g。6剂，水煎服。

同年10月15日、11月2日、11月5日、11月12日患者曾4次来诊，均依照上方出入施治。先后服药12剂，腿及足趾疼痛基本消失，唯尚有微肿及畏风现象，应用下方收功。处方：黄芪12g，续断12g，狗脊12g，赤芍6g，白芍6g，苍术6g，川柏6g，牛膝9g，当归6g，甘草3g。水煎服。

脱疽之名，源出《刘涓子鬼遗方》，又名脱痈、脱骨疽、脱骨疔。多发于足趾，溃久则足趾自落，故名。古谓本证由于郁毒，邪蕴于脏腑，阴亏不能制火而发；或因外感寒湿邪毒，营卫不调，气血凝滞而成。初起患趾麻疼，日久趾如煮熟红枣，转暗变色，灼痛不耐，筋骨腐烂，向周围或深部蔓延，伤至邻近肢趾及脚面，延及小腿等处。故本痛证治以活血化瘀、清热解毒定痛为主而取效也。如属寒湿型或气血两虚型的脱疽，则非本例治法所宜。

（六）补阳还五汤

补阳还五汤出自清代王清任《医林改错》中。该方组成："黄芪（生）四两，当归（尾）二钱，赤芍一钱半，地龙一钱，川芎一钱，红花一钱，桃仁一钱。水煎服。"主要用于治疗正气亏虚、脉络瘀阻、筋脉肌肉失养所致的中风后遗症，患者临床表现为半身不遂，口眼㖞斜，语言謇塞，下肢痿废，小便频数或遗尿不禁，舌苔白，脉缓。此为正气不足、瘀血阻络所致，王清任指出是"因虚致瘀"，所以王氏在方中重用生黄芪大补元气为主药，使气旺促血行，配以归尾、赤芍、川芎、红花、桃仁活血祛瘀，地龙通经活络，全方诸药合用，有补气、活血、通络的功效，所以气虚导致脉络瘀阻的中风后遗症可逐渐恢复。

俞教授指出，由于补阳还五汤有补脾益气和活血祛瘀通络的作用，所以该方除了用于气虚所致中风后遗症的治疗外，凡正气不足导致脉络瘀阻所出现的肢体疼痛、麻痹或酸楚等症，均可加减运用。若气血均不足者，可与四物汤合方加鸡血藤；气虚之痹证者，加羌活、独活、海风藤、威灵仙等。

1.加入息风止痉药物，治中风偏瘫

运用补阳还五汤治疗气虚之中风偏瘫，是临床常用的方法。俞教授认为，中风偏瘫多见于年老气血亏虚之人，由于年老体衰、肝肾不足、气血虚少、血行不畅、血脉痹阻日久所致，常以气虚血瘀为主要病机。俞教授治中风后遗症，多宗张锡纯"气血虚者，其经络多瘀滞……加此通气活血之品，以化其经络之瘀滞，则偏枯痿废者自愈"的观点，运用活血化瘀、益气通络的补阳还五汤加丹参、白僵蚕、全蝎梢等药物治疗。

［案例］

郑某某，男，75 岁，1993 年 4 月 15 日诊。患者半年前中风，经医院抢救治疗后遗留半身不遂症。现右侧肢体偏瘫，口眼㖞斜，语言謇涩，肢体活动不灵，舌淡紫，苔白，脉细涩无力。证属气虚血瘀、脉络痹阻，治宜益气活血通络，方用补阳还五汤加减。处方：绵黄芪 60g，当归尾 6g，赤芍 4.5g，地龙干 15g，川芎 3g，白桃仁 6g，川红花 3g，全蝎梢 4.5g，水煎服。

上方连服 20 剂后，偏瘫的肢体已基本恢复，精神好转，行动较自如，迄今已多年，身体仍尚好。

本案例运用补阳还五汤加味治疗，前后连服 20 剂取效。自 20 世纪 90 年代以来，俞教授运用补阳还五汤加减治疗多例气虚血瘀的中风后遗症患者，均收到显著的治疗效果。若肝阳上亢、火升风动，而见头晕面赤、半身不遂、口眼㖞斜者，则以平肝潜阳、息风通络法，用镇肝息风汤加减治疗。

2. 配合通络蠲痹药物，治日久顽痹

痹证经久不愈，反复发作，《临证指南医案》言，"久则血伤入络"，导致病邪停留关节骨骼，瘀血凝滞，痼结根深，难以祛除。临床常见有骨节僵硬变形，疼痛剧烈，停著不移，屈伸不利，舌质暗红或有紫斑，脉细涩。而且久痹除了风寒湿邪闭阻、瘀血凝滞关节外，还常出现气血不足、正虚邪恋的症状，如形体消瘦，面色萎黄，神疲乏力，腰膝酸软，关节疼痛，舌淡苔薄白，脉细等。对此类顽固性痹证，若采用一般草木之药的祛邪宣痹常法，则难以获得疗效。而俞教授善用益气通络、活血蠲痹法，运用补阳还五汤的益气活血通络的较好作用，配合如羌活、独活、桑枝、海风藤等通络蠲痹药物治疗，临床屡获佳效。如兼有肝肾不足者，加桑寄生、牛膝、杜仲、枸杞子等；兼血虚者，加生熟地黄、白芍、当归、鸡血藤等；日久顽痹者，常用补阳还五汤加入全蝎、蜈蚣、僵蚕、白花蛇或乌梢蛇等虫类药物，以入络搜风逐邪、通络止痛。

［案例］

陈某，女，65 岁，1992 年 6 月 11 日初诊。患者十年前经医院诊为类风湿关节炎。多年来反复发作，四肢关节疼痛，以手指关节痛甚，且有肿胀感。诊时手指关节已变形，活动轻度受限。伴头晕，夜寐欠佳。脉细数，舌质淡红苔薄白。证属外邪久留入络、气血瘀滞所致。治宜益气活血、通络蠲痹法为主，拟补阳还五汤加味。处方：绵黄芪 20g，川芎 6g，全当归 6g，赤白芍各 10g，干地黄 15g，川红花 5g，白桃仁 6g，地龙干 15g，白僵蚕 15g，怀牛膝 12g，冬桑枝 15g，川杜仲 15g。7 剂，水煎服。

6 月 18 日二诊：药后四肢关节疼痛减轻，但夜寐欠佳，大便稍干，每日 1 次。舌质淡红，苔薄白，脉细数。仍按前法。处方：绵黄芪 20g，川芎 6g，全当归 6g，赤

白芍各 12g，干地黄 15g，川红花 5g，白桃仁 6g，地龙干 15g，白僵蚕 15g，怀牛膝 12g，冬桑枝 15g，夜交藤 15g，合欢皮 12g，火麻仁 15g。7 剂，水煎服。

6 月 25 日三诊： 药后关节肿痛已明显减轻，大便自调。又嘱服 7 剂后，关节活动自如，疼痛已瘥。

顽痹留邪日久入络，瘀血凝滞，脉络阻闭，故关节疼痛较剧，肿胀变形，且患者年高体弱，正气不足，因此俞教授运用补阳还五汤以益气养血、活血通络，方中加入虫类药物入络搜风逐邪，以达扶正通络之目的。由于方证合拍，标本兼顾，祛邪宣痹中应用虫类药，故经三四次治疗后，多年痹证缓解，疼痛明显减轻或消失，获效满意。

3. 加息风止痉通络药物，治多年外伤头痛

头部外伤，瘀血内停，脉络不畅，导致头部疼痛经久不愈，患者多痛处固定不移，痛如针刺，舌质暗红或紫，脉细涩等瘀血内阻之征。俞教授认为，外伤头痛经久不愈，多伴有虚证，临床治疗时，不能一味活血祛瘀，也应重视体虚方面的治疗，如张介宾《景岳全书·头痛》所指出的"凡诊头痛者，当先审久暂……久病者，当重元气，此固其大纲也"。故俞教授常用补阳还五汤加息风止痉通络药物，如全蝎、白僵蚕、蜈蚣等治疗多年不愈的外伤头痛。

——［**案例 1**］——

林某，男，26 岁，1993 年 5 月 31 日初诊。头痛、头晕已半个月余。少时头部遭受外伤，13 岁起经常发作头痛，多于天气变化时出现，且呈针刺样疼痛，时有眩晕感，恶心欲呕，平时精神不易集中，记忆力减退，体倦乏力，时有心悸、口干，舌质稍红，苔薄白，脉弦细数。证属瘀血头痛，兼久病气虚征象，治宜益气活血、祛瘀止痉法，运用补阳还五汤加味。处方：绵黄芪 30g，川芎 6g，当归尾 6g，赤芍 12g，干地黄 15g，川红花 5g，白桃仁 6g，地龙干 15g，白僵蚕 15g，全蝎梢 10g，朱麦冬 15g。7 剂，水煎服。

6 月 6 日二诊： 患者又续服上方 7 剂。

6 月 13 日三诊： 药后头痛已愈，倦怠乏力好转，时有头晕，口干喜饮，平时性情较急，精神不易集中，大便干结，两日一行。舌质稍红，苔白，脉弦细数。治宜清热平肝法。处方：蔓荆子 6g，甘菊花 6g，干瓜蒌 30g，地龙干 15g，小春花 10g，苦丁茶 6g，火麻仁 10g，郁李仁 10g，鸡肫花 10g，软防风 6g，杭白芍 12g，粉甘草 3g。服 5 剂后，诸症改善。

——［**案例 2**］——

张某，女，43 岁，1993 年 12 月 23 日初诊。患者 8 年前头部受外伤后，经常疼痛，天气变化时疼痛加剧，伴有头晕，易于倦怠乏力，舌质稍红，苔薄白，脉弦细数。

此为外伤头痛，治宜益气活血祛瘀法，拟补阳还五汤加味。处方：绵黄芪30g，川芎6g，当归尾6g，赤芍12g，干地黄15g，川红花3g，白桃仁6g，地龙干20g，白僵蚕10g，延胡索10g，川楝子12g，田七粉6g（分冲）。5剂，水煎服。

12月30日二诊：药后头痛已止。近日头晕、腰酸、脘腹隐隐作痛，月经提前，量中，色暗红，夹有血块，舌边稍红，苔薄白，脉弦细。治宜疏肝益气、活血止痛法。处方：绵黄芪15g，毛柴胡6g，赤白芍各10g，当归尾5g，制香附6g，益母草12g，淮山药15g，生蒲黄6g，五灵脂6g，白桃仁6g，延胡索10g，缩砂仁5g（后入）。水煎服。患者服5剂后，腹痛改善。

俞教授临床治疗多年不愈的外伤头痛用补阳还五汤加息风止痉通络药物。补阳还五汤中的黄芪大补元气，使气行则血行；当归尾、川芎、赤芍、红花活血祛瘀；地龙通经活络。该方已有补气活血通络的作用，俞教授治疗案例中的多年外伤头痛，在运用补阳还五汤时，又加入白僵蚕、全蝎梢等息风止痉、通络止痛的药物，以增强该方的治疗效果。故以上2例，经治疗后均获良效。

4.加温阳宁心药物，治气虚胸痹

气为血之帅，血脉运行有赖于心气的推动。心气虚则运血无力而易发胸痹心痛之疾。症见心前区闷塞疼痛，短气乏力，精神疲惫，自汗懒言，舌淡胖，有齿痕，苔薄，脉虚细缓或结代。俞教授治以补益心气、活血通络法，运用有补气活血通络功用的补阳还五汤加温养心阳、宁心安神的药物如桂枝、酸枣仁、远志等，每获较好疗效。

───［案例］────────────────────────

陈某，男，58岁，1990年1月15日初诊。患者旧有冠心病史，近两个月来经常发作心前区疼痛，时缓时剧，甚时痛及背部，且伴有心悸气短症状。上周曾前往市某医院治疗，经服药后病情未见稳定，前来求治。患者精神倦怠，胸闷气短，下肢乏力，素常多汗，动辄汗出，舌质淡，苔白，脉细缓。证属心气不足、心脉瘀滞，治以补益心气、活血通络，方用补阳还五汤加味。处方：绵黄芪30g，党参15g，桂枝6g，京丹参15g，当归尾6g，桃仁6g，川芎6g，川郁金10g，赤芍12g，地龙干12g，延胡索10g，酸枣仁12g，远志肉6g，炙甘草3g。5剂，水煎服。

1月22日二诊：服药后精神好转，胸闷心痛已减。乃以益气宁心、活血通络法善其后。处方：黄芪30g，潞党参15g，白术10g，茯苓12g，细桂枝6g，京丹参15g，当归尾6g，川芎6g，桃仁6g，赤芍12g，地龙干12g，延胡索10g，酸枣仁12g，五味子6g，炙甘草3g。上方续服10剂后，随访时胸痛未见复发。

本例病患年长体虚，心气不足，心脉运血乏力，血行瘀滞而致心痛，是属气虚血瘀之胸痹。俞教授治以补气活血通络法，用补阳还五汤，该方重用黄芪，增入党参补益心气，加桂枝配炙甘草温通心阳；又以丹参、当归尾、桃仁、赤芍、川芎等行血活血祛瘀；地龙干通经活络；酸枣仁、远志等宁心安神，共奏活血祛瘀、养血宁心之功，诸药配合，既补心气又兼通心脉，气旺则血行无阻，标本兼顾，气虚胸痹自可渐愈。

（七）牵正散

牵正散出自南宋医家杨倓《杨氏家藏方》中，该方组成为"白附子、僵蚕、全蝎（去毒）各等分，为细末，每服一钱，热酒调下"。方中白附子辛散，祛风化痰，善治头面之风；僵蚕、全蝎均能祛风止痉，其中僵蚕有化痰作用，全蝎善于通络，三药合用，具有祛风化痰止痉的功效，临床用于治疗风痰阻于头面经络所致的口眼㖞斜。俞教授指出，牵正散中药物辛散走窜，有祛风痰、通经络的较好功效，临床可以根据病情适当加味，治疗多种原因引起的脉络痹阻病证。

1.配以活血通络药物，治中风面瘫

中风而见口眼㖞斜，即见于风中经络或中风后遗症，多因卫外不固、络脉空虚，风邪乘虚入中于络，引起气血痹阻、运行不畅、筋脉失于濡养所致；或由于年老体衰、肝肾不足、血行不畅而引起。此病以脉络痹阻为主要病机。俞教授治风中经络而面瘫者，常在祛风化痰的同时，配以活血通络药物，方选牵正散加丹参、赤芍、归尾等。

———[案例]———

赵某，男，43岁，1992年10月26日初诊。患者自上月28日起出现右侧面神经麻痹，口眼㖞斜，嘴角向左㖞斜，右眼不能闭合，右侧鼻唇沟变浅，口唇部稍麻痹，四肢倦怠乏力，口干咽燥，咬嚼不灵活，语言謇涩，舌质淡红，苔白，脉弦细。血压14/9.3kPa。证属风痰阻络，拟祛风化痰、活血通络法，方用牵正散加味。处方：白附子6g，白僵蚕6g，全蝎梢6g，地龙干15g，干地黄12g，京丹参12g，赤白芍各12g，当归尾12g，北羌活6g，桂枝尖6g。5剂，水煎服。

11月2日二诊：药后病情略有好转，口眼㖞斜略有改善。仍守前法。处方：白附子6g，白僵蚕6g，全蝎梢6g，蜈蚣1对，白桃仁6g，干地黄12g，粉丹皮12g，京丹参12g，当归尾6g，防风6g，蝉蜕5g。5剂，水煎服。

11月9日三诊：服上药后，右侧面肌已略有知觉，右眼稍能闭合，语言已有改善，舌质稍红，苔白，脉弦细。处方：白附子6g，白僵蚕6g，全蝎梢6g，地龙干15g，蜈蚣1对，蝉蜕5g，京丹参12g，赤白芍各12g，当归尾6g。5剂，水煎服。

11月14日四诊：药后症状稍有改善，舌脉同前。按前方加减。处方：白附子6g，白僵蚕6g，白桃仁6g，全蝎梢6g，地龙干12g，赤白芍各12g，当归尾6g，京丹参12g，蜈蚣1对，蝉蜕5g，干地黄15g，制首乌15g。6剂，水煎服。

　　11 月 20 日五诊：药后口眼㖞斜有较大改善，右侧鼻唇沟已恢复，舌体较前正，语言已较流利，舌淡红，苔薄白，脉弦细。处方：川芎 6g，当归尾 6g，赤芍 10g，干地黄 15g，白桃仁 6g，川红花 5g，白附子 6g，白僵蚕 6g，全蝎梢 6g，蝉蜕 5g，丝瓜络 10g，茜草根 5g。水煎服。上药服 6 剂后，口眼㖞斜已基本恢复正常，说话已较流利，余症亦愈。

　　本案例患者因素体正气不足，腠理不闭，络脉空虚，面颊部遭受风邪侵袭，造成营卫不和，气血痹阻，经络阻滞，筋脉失养，而出现口眼㖞斜、语言謇涩等症状。俞教授始终以疏风化痰、活血通络为治，取得较好的效果。

2. 与补阳还五汤合方，治外伤唇麻

　　外伤引起口唇麻木，多因受伤局部气血瘀滞、血运不畅、脉络闭阻、肌肤失养所致。俞教授认为，本病之治疗应着重在活血通络。他曾运用治中风面瘫的活血祛瘀、益气通络法治疗 1 例外伤性引起的口唇麻木，以牵正散与补阳还五汤合方加减，而获较好疗效。

──［**案例**］────────────────────────

　　杨某，男，30 岁，1993 年 6 月 18 日初诊。患者系小车司机，上月因交通事故头部碰在小车的挡风玻璃上，面颊部擦伤，上口唇裂伤。经住院治疗，伤口愈合出院，但自觉口唇皮肤麻木，痛觉、触觉均较迟钝，张口不利，语言稍謇涩，口舌味觉减弱。伴头晕，夜寐欠佳。就诊时患者面颊部及上唇可见有伤口愈合瘢痕，面部微浮肿。诊其脉细带涩，舌暗红，苔白。证属气滞血瘀、脉络闭阻，治宜益气活血、祛瘀通络法。处方：黄芪 30g，川芎 5g，当归尾 6g，赤白芍各 10g，丹参 12g，干地黄 12g，桃仁 6g，天麻 12g，元参 12g，黄柏 6g，甘草 3g。4 剂，水煎服。

　　6 月 22 日二诊：药后夜寐改善，头有晕胀感，大便干结，2 日 1 行。舌脉如前。仍按前方再服 4 剂。

　　6 月 25 日三诊：上方服后头晕减轻，夜寐较佳，口唇麻木稍改善，但大便仍干结。以前方合牵正散治疗。处方：白附子 6g，白僵蚕 10g，全蝎梢 6g，绵黄芪 15g，川芎 5g，当归身 6g，白桃仁 6g，赤芍 10g，干地黄 15g，川红花 3g，蔓荆子 6g，全瓜蒌 30g。水煎服。

　　7 月 2 日四诊：服 4 剂后，大便通调，仍时感头晕、面部微肿、夜寐欠佳、语言稍不流利。舌质暗红，苔薄白，脉细数。处方：绵黄芪 30g，川芎 5g，当归尾 6g，赤芍 12g，干地黄 15g，地龙干 15g，白附子 6g，白僵蚕 6g，全蝎梢 6g，明天麻 10g，夜交藤 12g，合欢皮 12g。4 剂，水煎服。

　　7 月 13 日五诊：上方药后，患者又自购 4 剂服用，头晕减轻，夜寐正常，口唇感

觉稍有恢复。舌脉如前。处方：绵黄芪15g，川芎6g，当归尾6g，赤白芍各10g，干地黄15g，石菖蒲10g，白附子6g，白僵蚕6g，全蝎梢6g，地龙干15g，黑元参12g，川黄柏6g。5剂，水煎服。

7月16日六诊：药后头晕已除，唇麻明显改善，口舌已有味觉，语言已清晰。处方：绵黄芪15g，川芎6g，当归身6g，干地黄15g，赤白芍各10g，白桃仁6g，地龙干15g，白僵蚕12g，夜交藤12g，合欢皮12g。上方连服7剂后唇麻消失，口唇感觉恢复正常，余症悉除。

本例外伤性口唇麻木，俞教授治从活血祛瘀、益气通络入手，初诊以补阳还五汤加减，三诊后又增入牵正散治之，口唇麻木日见改善。患者前后服药20余剂后，口唇感觉恢复正常，唇麻消失，诸症悉除。补阳还五汤和牵正散二方临床上多用于中风后遗症及面瘫的治疗，然而俞教授针对本例外伤后局部气血瘀滞、脉络闭阻之病机，运用补阳还五汤的益气活血祛瘀作用和牵正散的通络之功，合方加减用于本例的治疗而获佳效。其辨证之精当，选方之灵活，足堪效法。

3.加入疏风通窍活血药物，治鼻塞头痛

鼻塞头痛，大多感受外邪引起，外邪以风邪为主，所谓"伤于风者，上先受之"。外邪自表侵犯经络，上犯颠顶，清阳之气受阻，气血不畅，阻遏络道，发为头痛，此时头痛较剧；如外邪滞留鼻窍，壅阻脉络，常伴有鼻窍窒塞。由于牵正散有祛风化痰、通络止痉的功效，俞教授临床常用牵正散配合疏风通窍活血药物，治疗感受外邪侵犯清窍而出现的头痛鼻塞病证。

──── ［**案例**］ ────

郭某，女，46岁，1990年7月5日初诊。患者诉近半个月来左侧头面部疼痛，时剧时缓，并伴头晕，鼻塞不通，夜卧鼻塞加剧，变换体位鼻塞可缓解。舌质稍红，苔薄白，脉弦数。证属外邪犯上、阻滞脉络、清窍不利，治以疏风通络、止痉清窍法。处方：白附子6g，白僵蚕6g，全蝎梢6g，地龙干20g，双钩藤12g，明天麻10g，甘菊花6g，辛夷花6g，苍耳子6g，京丹参12g，川三七粉6g（分冲）。5剂，水煎服。

7月12日二诊：药后患者头晕、头痛及鼻塞均有改善，舌脉如前。仍守前法。处方：白附子6g，白僵蚕6g，全蝎梢6g，地龙干15g，双钩藤12g，明天麻10g，甘菊花6g，辛夷花6g，苍耳子6g，石菖蒲10g，川芎6g，京丹参12g，粉甘草3g，水煎服。又服5剂后，头痛鼻塞已愈。

本例病证为外邪侵犯经络，上犯颠顶，导致气血不畅，脉络阻遏，而出现头痛鼻塞。俞教授运用牵正散祛风通络止痉，又配合丹参、三七、地龙干等药物，增强活血通络作用，改善头痛症状；加入钩藤、天麻、菊花以平肝息风而止晕；辛夷花、苍耳子散风通窍，

诸药合用，祛风通络止痉的效果较好，故二诊后症状改善，三诊痊愈。

（八）柴胡疏肝散

柴胡疏肝散出自《景岳全书·古方八阵》卷五十六，该方的药物组成是"陈皮(醋炒)、柴胡各二钱(6g)，川芎、枳壳(麸炒)、芍药、香附各一钱半(4.5g)，炙甘草五分(1.5g)。水煎，食前服"。方中炙甘草甘温益气以健脾，柴胡透邪升阳以舒郁，芍药益阴养血，枳壳理气行气，川芎活血行气止痛，香附疏肝理气止痛。全方合用，有疏肝行气、和血止痛的作用，临床用于治疗肝气郁结、胁肋疼痛、寒热往来。

俞教授指出，柴胡疏肝散是治疗由于肝气郁结、不得疏泄而导致的气郁血滞。临床表现为胁肋疼痛、寒热往来等，此类多为气血同病，由气郁而导致血滞。血行滞涩，不通则痛，故疼痛是柴胡疏肝散证的常见症状。运用柴胡疏肝散治之，使肝气条达、血脉通畅、胁肋疼痛自止，而且能使营卫自和、寒热往来亦除。此外，柴胡疏肝散也常用于肝郁气滞而导致的妇女月经不调、经期乳胀少腹疼痛等证。

1. 加理气止痛药物，治胃脘疼痛

俞教授常用柴胡疏肝散治疗肝气犯胃所致的胃脘疼痛。肝主疏泄而喜条达，若情志不舒，则肝气郁结不得疏泄，横逆犯胃而引起疼痛。此类胃痛，呈攻撑作痛感，且脘痛连胁，每因情志因素而痛作，兼有胀闷嗳气，喜太息，舌淡红，苔薄白，脉沉弦。治以疏肝和胃、理气止痛法，用柴胡疏肝散加理气解郁止痛的药物，如佛手干、延胡索、川楝子、川郁金等。若肝气郁结、日久化火、肝胃郁热，出现胃脘灼热疼痛、嘈杂泛酸者，常加丹皮、栀子合左金丸；嗳气较频者，可加川朴、沉香、旋覆花；大便秘结者，加干瓜蒌、火麻仁；肝郁化火伤阴者，加生地黄、麦冬、丹皮、玉竹等。

───[案例 1]────────────────────────

陈某，女，41 岁，1989 年 11 月 16 日初诊。患者患胃病 10 余年，近一周来经常出现胃脘疼痛，饥饱均痛，每于情绪不好时发生，伴有胸闷嗳气，无泛酸。3 年前某医院胃镜检查诊为慢性胃炎。舌质淡红，苔白，脉弦细数。证属肝气犯胃之胃痛，治以疏肝和胃、理气止痛法，拟柴胡疏肝散与金铃子散合方加味。处方：毛柴胡 6g，生白芍 12g，陈皮 6g，川芎 5g、枳壳 6g，制香附 6g，延胡索 10g，川楝子 10g，京丹参 12g，川郁金 10g，炙甘草 3g。4 剂，水煎服。

11 月 20 日二诊：药后胃痛减轻，但尚有胀闷感。仍按前法治疗。处方：毛柴胡 6g，生白芍 12g，枳壳 6g，川芎 5g，制香附 6g，延胡索 10g，川楝子 10g，川厚朴 6g，缩砂仁 5g（后入），川郁金 10g，炙甘草 3g。水煎服。患者又服 5 剂后，胃脘疼痛获愈。

关于肝气犯胃所致胃脘疼痛的治疗，俞教授指出，运用疏肝理气止痛法治疗本证，

虽属正治，但要掌握一定的分寸，因为疏肝理气止痛法的药物大多辛香温燥，长期使用，可使气机通利而胃痛胀满得到缓解，然久服理气药物，不仅会导致耗气，而且能伤及胃阴，一般是中病即止，胃胀痛缓解后，继之根据具体情况对胃进行多方调理，要重视对脾胃功能恢复的治疗，不应一剂药服用始终。

——［案例 2］——

陈某，女，50 岁，1992 年 3 月 24 日初诊。患者平素多愁善感，半月来胸胁满闷不舒，咽喉间似物梗塞，胃脘时胀，寐差，舌淡红，苔白，脉弦细。证属肝郁气滞、痰气互结，治以疏肝解郁、理气化痰。处方：柴胡 6g，白芍 10g，枳壳 6g，粉甘草 3g，制香附 6g，川芎 5g，紫苏叶 6g，川朴根 6g，清半夏 6g，夜交藤 12g，合欢皮 12g。水煎服。

3 月 27 日二诊：服 3 剂后，胸闷及咽喉梗塞感减轻。仍按前方加减。处方：柴胡 6g，白芍 10g，枳壳 6g，粉甘草 3g，制香附 6g，川芎 5g，紫苏叶 6g，浙贝母 10g，川朴根 6g，清半夏 6g，麦谷芽各 15g，夜交藤 15g，合欢皮 12g。又连服 6 剂后，诸症悉除。

本例患者因情志不畅、忧思郁怒而致肝失疏泄、气机阻滞，症见胸胁满闷，或胀痛不舒，嗳气时作，喜太息，纳减，舌苔白，脉弦。因兼见痰气郁结症状，患者咽喉间似物梗塞，吞之不下、吐之不出，俞教授运用柴胡疏肝散与半夏厚朴汤合方加减治疗，经二诊而获效。

2. 加活血通络、祛风止痛药物，治经行头痛

俞教授常用柴胡疏肝散加味治疗妇人经行头痛。妇人经行以气血流畅为顺，气血协调，血运不息，"通则不痛"，自然无经期诸痛之忧。经行头痛多因素常情志不舒、肝气郁结、气机不利，而导致血行不畅、瘀血阻滞脉络，上至清窍，则每逢经期血行而发作头痛。俞教授临床以理气活血通络法治之，常用柴胡疏肝散加活血通络、祛风止痛药物，如赤芍、当归尾、白芷、藁本、薄荷等。

——［案例］——

胡某，女，40 岁，1992 年 4 月 30 日初诊。近 5 年来每逢经期即见左侧头痛，时缓时剧。今正值月经来潮，头痛发作，经自服止痛片未见改善。伴胸闷不舒，乳房胀痛，月经量少、色暗红、夹有血块。舌淡红，苔薄白，脉沉弦略数。证属气滞血瘀、脉络不通、上扰清窍。治宜理气祛风、活血通络法，方用柴胡疏肝散加减。处方：毛柴胡 6g，赤白芍各 10g，当归尾 6g，制香附 6g，川芎 5g，白芷 5g，藁本 5g，细辛 2g，薄荷叶 6g，炙甘草 3g。4 剂，水煎服。

5 月 4 日二诊：药后头痛减轻，精神尚佳，舌淡红，苔薄白，脉沉缓。仍按前方加减。处方：毛柴胡 6g，杭白芍 10g，当归尾 6g，制香附 6g，益母草 15g，川芎 5g，香白芷

5g，薄荷叶6g，北藁本5g，盐陈皮5g，炙甘草3g。4剂，水煎服。

5月8日三诊： 服上药后，头痛已愈，胸闷改善。仍按前方出入。处方：毛柴胡6g，粉葛根6g，川芎5g，香白芷5g，甘菊花6g，北细辛3g，薄荷叶6g，北藁本5g，蔓荆子10g，赤白芍各10g，粉甘草3g。水煎服。嘱其续服4剂，以巩固疗效。

次月，经潮将至，患者恐头痛发作又前来就诊，俞教授仍按前方出入施治，头痛未再复发。

本案例经行头痛，俞教授运用理气活血通络法治疗取效，方中以柴胡、香附、白芍疏肝理气解郁；赤芍、当归尾、川芎活血通络，行血中之滞；又配白芷、藁本、细辛、薄荷以疏散上部风邪而止头痛。全方理气兼以活血，通脉络配合祛头风。因药切病机，故二诊后头痛即解，三诊而收全功。

3. 加活血通络药物，治胸胁闷痛

因情志不舒，肝失疏泄，致肝郁气滞。如气郁日久，则能导致血行失畅、脉络不利的气滞血瘀病理变化，临床出现胸闷疼痛的症状。清代沈金鳌《杂病源流犀烛》云："七情之由作心痛。"指出此证胸痛多由情志因素引起，患者既有情志抑郁、忧思恼怒的表现，又有胸胁胀痛、烦闷不适、善太息的症状，且胸痛每因情志不畅而诱发或加重，或兼见脘胀、嗳气等。俞教授则治以疏肝理气、活血通络法，运用柴胡疏肝散加活血通络的赤芍、归尾、桃仁、丹参、郁金等药物，临床常获较好疗效。

───── [**案例**] ─────

陈某，男，62岁。胸部闷痛3年多，初起胸胁胀闷不舒，近半年来胸闷，心前区时时作痛，伴心悸、嗳气、纳差，上月经省某医院诊为冠心病。诊其脉弦细，舌淡红，苔白，舌边有瘀斑。处方：毛柴胡6g，枳壳6g，赤白芍各12g，川芎5g，香附6g，丹参15g，桃仁6g，郁金10g，当归尾5g，川三七6g（分冲），川朴6g，粉甘草3g。水煎服。服7剂后，胸闷心痛均减轻，仍按上方去川三七，加麦谷芽各15g，嘱服7剂。患者又复诊3次，均按上方加减，计服20余剂后，病情稳定，胸部闷痛未再发作，心悸消失。

本例患者因情志失调，导致气机不畅，进而气病及血，出现心脉瘀阻而见胸痹心痛。俞教授治以疏肝理气的柴胡疏肝散加减配合丹参、桃仁、归尾、三七、郁金等活血祛瘀、行气止痛药物。全方具有调畅气机、活血通络之功，故取得较好疗效。

4. 加利湿止带药物，治女子带下

《傅青主女科》有"带下俱是湿证"之说，指出女子带下主要由于湿邪影响任、带二脉，以致带脉失约、任脉不固所形成，故其病因总离不开湿邪为患。然而湿邪内蕴之因常以肝气郁结导致脾土受伤所致，脾伤则水湿运化失司而为带下病，肝郁

脾虚是临床常见病因。此证的患者每因平时忧思恼怒或精神郁闷，使肝失条达，肝气横逆克脾，致脾失健运，水谷精微未能上输化血而反聚成湿，水湿流注下焦累及任、带而为带下。如萧壎《女科经论》引缪仲淳语指出的女子带下"皆由肝木郁于地中使然"。此类带下病常伴有胸胁胀痛、情志不舒、心烦性急、脉弦等肝郁气滞之候，故俞教授每以疏肝理气、利湿止带法治之。常用柴胡疏肝散加椿根皮、鸡冠花等药物。

───[案例1]───────────────────

张某，女，39岁，1992年2月13日初诊。患者平时带下量多，黏稠如涕、绵绵不止已半年余，伴头晕倦怠，情志抑郁，少腹胸胁时感胀痛，两眼干涩，心烦寐差，口干。舌淡红，苔白，脉弦数。证属肝郁脾湿、湿蕴化热，治以疏肝利湿兼清热。处方：毛柴胡6g，白芍10g，绿枳壳6g，制香附6g，川芎5g，鸡冠花12g，椿根皮12g，川黄柏6g，黑元参12g，夜交藤12g，合欢皮12g，明天麻10g。水煎服。

2月20日二诊：服上方4剂后，带下明显减少，胸胁胀痛改善。舌淡红，苔白，脉弦数。仍守前法。处方：毛柴胡6g，杭白芍10g，绿枳壳6g，制香附6g，川芎5g，鸡冠花12g，苍白术各6g，椿根皮12g，黑元参12g，夜交藤12g，合欢皮12g，结茯苓10g。患者曾复诊2次，均按此方加减，前后共续服10剂后，带下已愈。

───[案例2]───────────────────

王某，女，19岁，1993年6月22日初诊。经水来潮时腹痛，头痛，平时白带量多，胸胁胀闷，四肢乏力，汗多。舌质淡红，苔薄白，脉细弦。此为肝郁脾湿证，治宜疏肝利湿法。处方：毛柴胡6g，白芍6g，当归身6g，淮山药15g，益母草12g，制香附6g，茯苓10g，鸡冠花15g，椿根皮12g，川楝子10g，郁金10g，白芷6g，川芎5g，炙甘草3g。水煎服。

6月27日二诊：服上方5剂后，头痛、腹痛均愈，白带减少，胸闷减轻，舌脉如前。处方：毛柴胡6g，杭白芍10g，当归身6g，淮山药12g，益母草12g，川芎5g，制香附6g，结茯苓10g，鸡冠花15g，椿根皮12g，苏芡实10g，炙甘草3g。上方服5剂后，带下明显减少。

以上2例带下病均系肝脾失调所致，其发病多因肝气郁结、脾失健运，致水湿流注下焦累及任、带而成。如《丹溪心法附余》所云，白带多因"木气克土，则脾受伤而有湿"所致，故疏肝理气、利湿止带是本病的常用治法。案例1带下兼湿浊蕴久化热伤阴之象，俞教授以柴胡、枳壳、香附、白芍、川芎疏肝理气解郁；椿根皮、鸡冠花、黄柏以清热利湿止带；元参养阴清热；配以夜交藤、合欢皮、天麻等安神止晕。诸药配合，使肝脾调和，脾复健运，湿祛带止。案例2着重以疏肝利湿健脾法治疗获效。

（九）缩泉丸

缩泉丸出自《校注妇人良方》卷八方，其组成为"乌药、益智仁各等分。为末，酒煎山药粉糊为丸，梧桐子大，每服七十丸，盐、酒或米汤送下"。方中益智仁温补脾肾，固精气，涩小便；乌药温散下焦虚冷，以助膀胱气化，且能固涩小便；淮山药健脾补肾而涩精气。三药合用，有温肾、固涩、缩尿作用，用于治疗下元虚寒，小便频数，或小儿遗尿。

缩泉丸是俞教授临床常用方，多用于治疗小儿夜尿症。俞教授认为，小儿夜尿多因肾气不固、下焦虚冷、心肾不足、膀胱失约而然，故虚多实少。《内经》云："膀胱不约为遗溺。"《针灸甲乙经》亦曰："虚则遗溺。"肾主封藏，开窍于二阴，司二便，与膀胱互为表里。若先天禀赋不足，或后天生活失调，常导致肾气不固。肾虚则闭藏失职、膀胱开阖失约而遗尿，故温肾培元、缩尿止遗是本病常用治法，俞教授临证每以缩泉丸治疗，然该方药仅3味，药力尚感不足，配入固精止遗的覆盆子、鸡内金，组成内金缩泉饮，可增强原方疗效，临床应用，多获得较好效果。若肾虚明显者，可加山萸肉、枸杞子等。

─ ［案例1］─

林某某，男，22岁，1982年6月12日初诊。素患遗溺之疾，每月有七八次。近因工作紧张，夜遗溺倍增。但遗出一半即醒。伴腰酸，心悸。其脉软，舌淡。此乃心肾不足之象。处以内金缩泉饮。处方：益智仁5g，台乌药6g，淮山药12g，炙甘草3g，鸡内金10g，覆盆子10g。水煎服。

6月17日二诊：服上方5剂后，夜遗次数显减。嘱再连服10剂，随访已不复遗矣。

─ ［案例2］─

李某某，女，18岁，未婚，1979年冬初诊。自诉10岁起因热病之后，入冬则夜间遗溺，遗尽乃醒，伴夜梦频多。舌质绛，脉弦细。此乃肝肾阴虚、膀胱失摄之故，予以内金缩泉饮加味。处方：台乌药5g，益智仁6g，淮山药12g，炙甘草3g，鸡内金6g，金樱子10g，北枸杞12g，山萸肉10g，覆盆子10g，五味子3g。

12月20日二诊：上方服5剂后，夜遗次数减半，唯夜梦仍多。照原方加味。处方：台乌药5g，益智仁6g，淮山药12g，炙甘草3g，鸡内金6g，金樱子10g，北枸杞12g，山萸肉10g，覆盆子10g，五味子3g，酸枣仁10g。水煎服。

12月30日三诊：上药服10剂后，遗尿停止，夜寐安然。嘱再服药10剂以巩固疗效。并告诉患者于翌年立冬季节前预服本方药10剂。迄今已无斯症。

程某之子，男，12岁，1962年10月其父母来函问治。一贯夜遗，无论四季皆然。以内金缩泉饮治之。处方：益智仁5g，台乌药6g，淮山药12g，炙甘草3g，鸡内金6g，覆盆子10g，山萸肉10g，石菖蒲5g。

函告上方药服10剂后病情好转。仍去函告之继服原方20剂，以竟全功。其父母喜甚特来函鸣谢。

俞教授认为，缩泉丸（饮）温肾祛寒、收缩小便，适用于下元虚冷之证，方中再加鸡内金、覆盆子益肾收涩，增强疗效。3个病例所同者，均为肾虚封藏失职、下元不固、膀胱失约而入夜遗溺；所异者，案例1偏于心肾不足，案例2偏于肝肾阴虚，案例3偏于下元虚寒，故用药因之而稍异也。但三者均顾及补益脾胃、脾肾同治，先后天之脏顾及，乃治虚之本。内金缩泉饮适合于下元虚寒之证，如下焦有火或热盛神昏之遗溺，须另当别论。

（十）青蒿鳖甲汤

青蒿鳖甲汤出自《温病条辨》卷三方，该方为"青蒿二钱，鳖甲五钱，细生地四钱，知母二钱，丹皮三钱，水五杯，煮取二杯，日再服"。方中鳖甲直入阴分，咸寒滋阴，以退虚热；青蒿芳香，清热透络，引邪外出，共为君药。生地黄、知母益阴清热，协助鳖甲以退虚热，共为佐使药。全方合用，有清热透邪作用，原书是治疗温病后期、阴液耗伤、邪伏阴分，症见"夜热早凉，热退无汗，热自阴来者"。俞教授指出，青蒿鳖甲汤有较强的养阴功效，又能透伏阴分之热邪，所以该方不但能治疗温热病后期阴液损伤所致的余热未清、邪热留恋证候，对于原因不明的久热不退，以及慢性疾患出现的午后潮热或低热，或发热兼见阴虚证候者，如口干唇燥、消瘦、舌红少苔、脉细数者，亦均可适用。

1. 加透表泄热药物，治温病后期低热不退

温病以热盛伤津、阴液损耗为主要病变特点，后期每以阴液不足和余热未清并见，常见夜热早凉，或低热不退、形瘦乏力、口燥咽干、舌红少苔、脉细数等症状，此为温病余热未清、邪留阴分为主，治以养阴透热法。用青蒿鳖甲汤加柴胡、地骨皮等；若以阴津耗伤为重者，宜加石斛、天花粉、麦冬等。

陈某，女，54岁，1992年9月17日初诊。患者8月中旬患感冒发热，虽经治疗，但至今仍反复低热不退。每于午后身热，至晨热退身凉，时发时止，低热久延至今，伴食欲不振、小便短赤，舌质红，苔微黄且干，脉细数。证系邪伏阴分，阴津耗损，治宜养阴透邪法，以青蒿鳖甲汤加减治疗。处方：青蒿叶6g，鳖甲15g（先煎），细

生地 12g，知母 10g，丹皮 10g，银柴胡 9g，麦冬 12g，地骨皮 10g，甘草梢 3g。3 剂，水煎服。

9 月 20 日二诊：诸症均好转，3 日来时发低热，纳食尚少，大便干结。舌质红，苔微黄，脉细数。仍按前方加减。处方：青蒿叶 6g，鳖甲 15g（先煎），细生地 12g，知母 10g，粉丹皮 10g，银柴胡 6g，黑元参 12g，地骨皮 10g，干瓜蒌 15g，麦谷芽各 15g，甘草梢 3g。4 剂，水煎服。

9 月 24 日三诊：上方续服 4 剂后，低热已除，大便已通，口干及食欲均有改善，舌质稍红，苔白，脉细数。仍以养阴透热为治，予青蒿鳖甲汤加味。处方：青蒿叶 6g，生鳖甲 15g（先煎），地骨皮 10g，银柴胡 6g，知母 6g，麦谷芽各 15g，细生地 12g，黑元参 10g，麦冬 15g，粉甘草 3g。水煎服。患者又服 3 剂后，低热未再复发，诸恙尽除。

温热病后期，余热未退且阴津亏耗，顾护阴津尤为重要，故本例以滋养阴液为主，又配加透邪之品，使邪去热除阴复而病告愈。

2. 与四物汤合方，治产后血虚发热

产后发热，其病因有感染邪毒发热、血瘀发热、外感发热、血虚发热之分。血虚发热者，多因产后失血过多，阴血亏虚，阳无所附，以致阳浮于外而发热。俞教授治疗产后血虚发热反复不退者，常以滋阴养血退热法，运用青蒿鳖甲汤与四物汤合方加减。

———［**案例**］————————————————————

王某，女，20 余岁，1964 年 3 月 13 日诊。患者体质素弱，春节前因新产发热，每于午后测腋下体温，均在 38~39.8℃之间，精神疲乏，骨节酸楚，手足震颤。前医以感冒发热为治，但热未退，因来求诊。经询其发病及治疗情况，患者于临产期曾住省某保健院，施术后，产一女婴，不久发热。察其热型则平旦慧，下晡甚，肤热不灼手，渴不喜饮，大便难，如便时感体力极为不支。苔薄白，脉细数。今察其症，邪少虚多，应以滋阴养血、透热舒筋法为主，姑以四物汤合青蒿鳖甲汤出入治之。处方：干地黄 18g，杭白芍 10g，当归身 6g，青蒿穗 6g，地骨皮 10g，生鳖甲 18g（先煎），粉丹皮 10g，肥知母 6g，黑桑椹 10g。水煎服。上方连进 3 剂后，热退，手足震颤愈，大便通调。嘱其再进 2 剂，以善其后。

细辨该证，患者当非外感，如系外感，何前医投药不应？据其热型，亦不能断为外感型发热，而肤热不灼手、渴不喜饮、脉细数、苔薄白当为血虚发热之象。况新产妇，其血必虚。《金匮要略》云："新产妇人有三病，一者病痉，二者病郁冒，三者大便难。"该证虽无病痉、病郁冒之象，但出现大便难、手足震颤的症状，此为产后损伤血液所致。血虚津伤，筋脉失其濡养，则手足震颤；阴血不足，胃肠失其润泽，则大便难。此证为血虚而致发热、手足震颤，故以滋阴养血、透热舒筋法而取效。

3. 配合益气养阴药物，治心气阴虚低热

心主血脉。心之气阴不足，多表现为血脉运行无力，症见心悸、气短、胸闷；心阴不足，虚火偏亢，常见低热不退。俞教授临床上常用益气养阴退热法，选用青蒿鳖甲汤加益气养阴药治疗。

──［**案例**］────────────────────────────

郑某，女，32 岁，1985 年 8 月 15 日初诊。自诉平日有头晕、心悸、胸痛、气促，自本月前期高热之后，低热迄今未退，经医院青霉素滴注，尚无见效。察其舌质绛，苔薄白，脉细数。此证为心气不足，阴虚发热。患者因有心悸、胸痛之象，故治疗当以益气养阴为主，青蒿鳖甲汤加味治之。处方：青蒿叶 6g，生鳖甲 24g（先煎），左牡蛎 24g（先煎），地骨皮 10g，银柴胡 6g，乌梅肉 5 枚，当归身 6g，肥知母 6g，麦冬 12g，川郁金 6g，太子参 12g，远志肉 6g。嘱其每日上午 8 时服头煎，下午 4 时服次煎，连服 5 天。

8 月 20 日二诊：上方药服 5 剂后，低热已退，但患者尚觉头晕、胸痛。仍就前方出入而续服之。处方：太子参 12g，双钩藤 12g（后入），明天麻 12g，京丹参 12g，赤白芍各 10g，川郁金 6g，青蒿叶 6g，生鳖甲 24g（先煎），银柴胡 6g，麦冬 12g，当归身 6g，肥知母 6g，乌梅肉 5 枚。

8 月 25 日三诊：服 5 剂后，低热未再发，食欲增进，精神转佳，又处以下方续服巩固之。处方：太子参 12g，双钩藤 12g，明天麻 12g，京丹参 12g，赤白芍各 10g，川郁金 6g，青蒿叶 6g，银柴胡 6g，麦冬 12g，肥知母 6g，远志肉 6g，五味子 5g。续服 5 剂后，诸症已瘥。

本例为心气不足、心阴亏耗，加以邪踞阴分而引起低热，故以益气养阴透邪为主。青蒿有透邪除热之功，鳖甲养阴退热为胜，加以知母、银柴胡二味助之，其效尤著。

（十一）正元丹

正元丹出自虞天益的《制药秘旨》，该方有人参、黄芪、山药、白术、茯苓、甘草等药。据书中记载，方中 6 药须分别与 6 种温热药物煎煮炮制："人参三两，用川附子一两五钱煮汁收入，去附子。黄芪一两五钱，用川芎一两，酒煮收入，去川芎。山药一两，用干姜三钱，煎汁收入，去干姜。白术二两，用陈皮五钱，煮汁收入，去陈皮。茯苓二两，用肉桂六钱，酒煮汁收入，去肉桂。甘草一两五钱，用乌药一两，煮汁收入，去乌药。上六味，除茯苓用文武火缓缓焙干，勿炒伤药性，为末。每服三钱，水一盏，姜三片，红枣一枚，水煎数沸，再加盐一捻，和滓调服，服后饮酒一杯，以助药力。"如此复杂的加工炮制，旨在使该方既有温补脾肾功能，又无燥烈耗气之弊。清代陈修园称该方"无形生化有形，允为温补少火之驯剂，而无食气之虞"。陈修园《时方歌括》卷

上用此方治"命门火衰，不能生土，吐利厥冷；有时阴火上冲，则头面赤热，眩晕恶心；浊气逆满，则胸胁刺痛，脐肚胀急"等证。

俞教授认为，正元丹应用于临床可作汤剂，然其方中的药物炮制过于烦琐，况且目前市面药业受炮制条件所限，原方药物未能如法加工，很难达到"温补少火之驯剂"之目的。由于正元丹是以补脾益气的四君子汤、补气固表的黄芪、补益脾肾的山药为主要药物，因此该方的健脾补气作用优于四君子汤。故俞教授临床上常以正元丹为基本方随症加减，广泛应用于脾胃气虚证的治疗。如脾虚纳减、脘痞欲呕者，加清半夏、盐陈皮、麦谷芽、鸡内金等；气虚下陷、内脏下垂者，加柴胡、升麻、枳壳；汗出恶风者，加防风、牡蛎、北荞麦；脾虚夹湿、腹泻便溏者，加莲子肉、扁豆、薏苡仁、芡实等。俞教授也常用正元丹治疗妇人因中气虚弱、脾失健运而致的月经不调、崩漏带下证。

1.加入平肝息风药物，治气虚眩晕

《灵枢·卫气篇》云："上虚则眩。"因虚发作眩晕是临床常见病证，先天禀赋不足，或后天失养，或久病不愈，耗伤气血，均能导致眩晕。气虚者则清阳不振，清气不能上升而发作眩晕，如明代王绍隆《医灯续焰》指出的"清阳者，气也。气不足则不能上达，以致头目空虚，而眩晕时作矣。其脉必大而无力，散漫空松之象也，谓之气虚眩晕亦可"。气虚眩晕应治以补脾益气法。俞教授指出，由于正元丹汤方中有补脾益气的四君子汤、补益脾肾的山药和补气固表的黄芪，补脾益气作用较强，治疗气虚眩晕能取得较好的效果，故为临床常用方，运用正元丹时，多加入如天麻、双钩藤等平肝息风止晕的药物，标本兼治。

───〔案例〕───

刘某，女，28岁，1994年1月13日初诊。眩晕反复发作已多年，近3日来时觉头晕目眩，动辄晕剧欲吐。患者素体较差，精神倦怠，四肢乏力，纳食量少，前胸及胃脘部时有冰冷感，常泛清涎，大便稍干，每日1次。舌淡红，苔白，脉细。证属气虚眩晕，以补脾益气为治，拟正元丹加味。处方：党参15g，黄芪15g，白术10g，茯苓12g，半夏6g，陈皮5g，白芍12g，双钩藤12g，天麻10g，鸡肫花12g，炙甘草3g。水煎服。

1月20日二诊：上方服7剂后，眩晕明显减轻，诸症均有改善。舌淡红，苔白，脉沉细。仍按前法。处方：党参15g，黄芪15g，白术10g，茯苓10g，煮半夏9g，陈皮6g，白芍12g，双钩藤12g，天麻10g，鸡肫花12g，麦谷芽各15g。水煎服。

1月25日三诊：上方服5剂后，眩晕已除，精神好转，大便仍干，每日一次。舌淡红，苔白，脉细。处方：党参15g，黄芪15g，白术10g，茯苓10g，煮半夏9g，陈皮6g，

白芍 12g，双钩藤 12g，天麻 10g，麦谷芽各 15g，火麻仁 15g。服 5 剂后，纳食已增，精神尚好，诸症已除。

本例为气虚眩晕症，患者素体脾胃气虚、清阳不振、清气不能上荣于脑，而致眩晕。《灵枢·口问篇》载："上气不足，脑为之不满，耳为之苦鸣，头为之苦倾，目为之眩。"本例之治，俞教授以正元丹益气健脾和胃，重在治本；佐以双钩藤、天麻、白芍平肝息风止晕，以治其标。鸡肫花，即省沽油科植物野鸦椿，是福州地区常用于治眩晕的草药。据《中药大辞典》载，该药甘、平、无毒，主治头痛眩晕，俞教授常用该药配合施治，以增强原汤方的疗效。

2. 配合养血调肝药物，治月经量少

妇人月经量少，有化源不足和经行不畅的虚实之分。虚者多从肝肾辨治，实者有痰湿和血瘀的不同。俞教授认为，本病虚多实少，即使是瘀滞，多属气血有伤，不宜妄投攻破之药，以免重伤气血，故治疗月经过少，应重视补脾益气法，运用正元丹益气健脾以滋化源，配合补营养血和调肝的药物治疗，肝脾兼顾，使脾健气生血长，血充气调，则月经自然恢复正常。

──［案例］──

汪某，女，21 岁，1992 年 1 月 7 日初诊。平素经潮量少，色暗红，常夹有血块，纳食量少。本次来经 2 天，仍量少。伴咽喉干燥，大便秘结，5~6 天排便 1 次。舌淡红，苔薄白，脉细数。此为肝郁脾虚、血海不充所致，治以疏肝解郁、健脾养血法为主，拟正元丹与丹栀逍遥散合方加减。处方：太子参 15g，绵黄芪 15g，结茯苓 10g，漂白术 6g，粉丹皮 12g，黑栀子 6g，毛柴胡 6g，杭白芍 10g，当归身 6g，粉甘草 3g，白桃仁 6g，京丹参 15g，麦冬 15g，干瓜蒌 15g。5 剂，水煎服。

1 月 12 日二诊：药后经量增多，本次经潮 1 周净，大便已通，粪质仍稍干。处方：太子参 15g，绵黄芪 15g，毛柴胡 6g，杭白芍 10g，结茯苓 10g，漂白术 6g，当归身 6g，麦谷芽各 15g，麦冬 15g，干瓜蒌 15g，火麻仁 15g，粉甘草 3g。又服 5 剂后，诸症已除。

俞教授临床治疗本例血虚月经过少证，一者运用正元丹健脾益气，重视化源，使气旺生血；二者配以丹栀逍遥散疏肝健脾，养血调肝。两方合用，既滋养肝血，使血海充盈，又疏肝理气，调畅气机，令血运畅行。本例之治是运用两调肝脾法而获效。

（十二）六味地黄丸

六味地黄丸出自《小儿药证直诀》一书，是钱仲阳从仲景《金匮》肾气丸减桂、附而成，为补肾阴的名方。方中由"熟地黄八两，山萸肉四两，干山药四两，泽泻三两，茯苓（去皮）三两，丹皮三两"组成，据《医方论》称："此方非但治肝肾不足，实三阴并治之剂。

有熟地之腻补肾水，即有泽泻之宣泄肾浊以济之；有萸肉之温涩肝经，即有丹皮之清泻肝火以佐之；有山药之收摄脾经，即有茯苓之淡渗脾湿以和之。"故此方有滋补肝肾之阴的功效，但补中有泻，寓泻于补，为通补开合之剂。

俞教授指出，六味地黄丸是补肾滋阴的基本方，临床上凡见有肝肾不足、阴虚证候者，如见腰膝酸软、眩晕、耳鸣、遗精、消渴等，或妇人肝肾虚所致的多种疾病，一般均以此方为基础，随症加减应用。如兼有肝血虚者，加当归、白芍，即"归芍地黄丸"，以养血柔肝；如兼有肺肾气虚、咳嗽气促者，加五味子，即"七味都气丸"，或再加麦冬，为"麦味地黄丸"，以敛肺纳肾；如阴虚火旺者，加知母、黄柏，即"知柏地黄丸"，功能滋阴泻火；如肝肾不足、头昏目眩、视力减退者，加枸杞、菊花，即"杞菊地黄丸"，以养肝明目等；现代医学的慢性尿路感染、慢性肾炎、高血压、糖尿病以及神经衰弱等见有肝肾阴虚者，也常运用六味地黄丸加减治疗。

1. 加入滋肾清窍药物，治肾虚头痛

阴虚头痛，临床以肝肾阴虚为常见。阴虚亏损，一者髓海空虚、脑部失养而出现头痛；另者因肝肾不足、阴血亏损、水不涵木、阴不敛阳、虚火上扰清空导致头痛。此类头痛多偏于两侧，每伴有眩晕、耳鸣、腰膝酸软、失眠、盗汗、舌红少苔。俞教授多选用杞菊地黄丸加减（钩藤、甘菊花、枸杞子、生地黄、粉丹皮、山药、泽泻、茯苓、山萸肉、蔓荆子、天麻）治疗。

——［案例］————————

林某，男，32岁，1988年3月10日初诊。头痛且有眩晕，反复发作半年余，伴精神疲乏，四肢倦怠，时有腰酸，胃纳不佳，口燥咽干，失眠，入睡则身有汗出。诊其脉弦细略数，舌质红，苔少。此为肝肾阴虚之头痛，治宜滋养肝肾法，拟杞菊地黄丸加味。处方：钩藤10g，甘菊花6g，枸杞子12g，明天麻10g，生地黄15g，元参12g，山萸肉10g，茯苓12g，泽泻10g，山药12g，丹皮10g，酸枣仁10g，夜交藤10g。水煎服。

二诊：服3剂后，头痛头晕减轻。前方去泽泻、钩藤，加五味子3g，荞麦20g。又服5剂后，头痛愈，余症未再出现。

杞菊地黄丸为六味地黄丸加枸杞子、甘菊花组成。六味地黄丸为补阴名方，再加枸杞子、甘菊以补肝肾、清头目。正如陈士铎所云"补肝又补肾，子母相资，自然上清头目"。俞教授指出，临床上头痛一证常伴随他证出现，或多种病因夹杂并见，头痛程度不一。因此，临证应详审病机，分清主次，灵活应用，不可拘于一方一药一法。

2. 加入滋肾潜阳药物，治肾虚耳鸣

肾虚耳鸣，多因高年肾虚或劳倦伤肾，肾精亏损不能上充，髓海空虚而致，肾阴

亏虚也每见虚火上扰清空而作鸣。治宜补肾益精、滋阴潜阳法，常用六味地黄丸加入滋肾潜阳药物，如枸杞子、制首乌、活磁石、石决明、五味子等，临床治疗肾虚耳鸣疗效较好。

───[**案例**]───

郭某某，男，56 岁，1990 年 10 月 29 日初诊。患者近一年来经常耳鸣如蝉声，听力下降，伴头晕目眩，腰膝酸楚，夜寐欠佳，食少，口干不欲饮，舌质稍红，苔少，脉细数。证属肾精亏虚、脑海失充，以补肾益精、滋阴潜阳法治之，方用耳聋左慈丸加减。处方：活磁石 30g（先煎），北枸杞 12g，甘菊花 6g，明天麻 12g，制首乌 12g，山萸肉 12g，干地黄 15g，淮山药 15g，结茯苓 10g，粉丹皮 12g，建泽泻 12g，五味子 3g。5 剂，水煎服。

11 月 5 日二诊： 药后耳鸣眩晕减轻，口干好转，睡眠仍差。舌质稍红，苔少，脉细数。仍守前法。处方：活磁石 30g（先煎），北枸杞 12g，甘菊花 6g，制首乌 12g，山萸肉 12g，干地黄 15g，淮山药 15g，茯苓 10g，粉丹皮 12g，建泽泻 12g，五味子 3g，夜交藤 15g，合欢皮 12g。5 剂，水煎服。

11 月 10 日三诊： 服上方后耳鸣眩晕已明显改善，睡眠好转，余症均有减轻。舌质稍红苔薄白，脉细数。处方：活磁石 30g（先煎），北枸杞 12g，甘菊花 6g，明天麻 10g，干地黄 15g，粉丹皮 12g，淮山药 15g，茯苓 10g，麦谷芽各 15g，山茱萸 12g，桑寄生 15g，五味子 3g，夜交藤 15g。水煎服。又嘱服 5 剂后，耳鸣愈，诸症得解。

《景岳全书》曰："耳为肾窍，乃宗脉之所聚……人于中年，每多耳鸣，如风雨，如蝉鸣，如潮声音，皆是阴衰肾亏而然。"可见中老年之耳鸣多责之于肾。本例耳鸣已年余，伴有眩晕，腰膝酸楚，口燥咽干，舌红少苔，脉细数，乃知耳鸣是肾阴不足所致。俞教授治之以萸、地、薯、苓、丹、泽，即六味地黄丸直补其肾阴；用磁石入肾益阴潜阳而聪耳（常用量为30g）；又有五味子滋肾纳气。耳聋左慈丸原方有石菖蒲，该药有芳香化湿开窍之效，多用于痰湿蒙蔽清窍的耳鸣，对肾虚耳鸣，俞教授常减去不用。方中加入枸杞子、甘菊花、天麻能养阴明目且止眩晕。以滋肾潜阳诸药合用，配伍得当，故耳鸣自愈，此为标本同治所获之功。

3. 加入益气利水药物，治肾虚水肿

水肿一证，是全身气化功能障碍的症状，涉及多个脏腑，但其病本在肾。若外邪侵袭、饮食起居失常，或劳倦内伤，均可导致肺不通降、脾失健运、肾失开合，从而引起膀胱气化无权、三焦水道失畅、水液停聚而成水肿。肾虚而水气内盛、泛溢肌肤而见水肿者，大多因病情日久、正气亏损、由脾及肾，或有慢性肾炎病史。其症状见面目身肿，腰以下尤甚，按之凹陷不起，伴神疲倦怠，腰膝酸软、乏力，尿量不多，舌淡红苔白，脉细。俞教授常运用滋补肝肾，配合益气利水法，用六味地黄丸加黄芪、车前子、牛

膝治疗，临床效果显著。

——［**案例1**］——

王某，女，24岁，1992年3月17日初诊。旧有慢性肾炎病史，近半年来面目及下肢浮肿，按之凹陷。尿液检查时，反复出现蛋白阳性，伴腰膝酸痛，平时易于感冒，小便黄，尿量偏少。时有胃脘部疼痛。舌质稍红，苔白，脉沉细。此为肾虚水泛之证，治宜补肾益气、利水消肿法，方用六味地黄丸加味。处方：绵黄芪15g，车前子12g，怀牛膝12g，淮山药15g，山萸肉15g，粉丹皮10g，带皮苓30g，建泽泻12g，干地黄15g，桑寄生15g，川续断12g。5剂，水煎服。

3月24日二诊：药后面目及下肢浮肿减退，腰膝酸痛及乏力已有改善，但胃脘尚有隐痛。舌质红，苔白，脉沉细。仍守前法。处方：绵黄芪15g，车前子12g，怀牛膝12g，淮山药15g，山萸肉15g，北枸杞12g，粉丹皮10g，带皮苓30g，建泽泻12g，干地黄15g，桑寄生15g，麦谷芽各15g，延胡索10g。水煎服。患者又连服10剂后，面目及下肢浮肿减退，胃痛改善，尿液检查：蛋白阴性。

——［**案例2**］——

陈某，男，11岁，1990年11月26日初诊。患儿今年7月份患急性肾炎，经福州市某医院中西药治疗后，肾炎已愈，尿常规检查也已阴性，但近一个月来面目仍浮肿，纳食正常，小便淡黄，汗出较多，舌质稍红，苔少，脉细缓。此为肾虚水泛之证，治宜补肾益气利水法，方用六味地黄丸加味。处方：绵黄芪12g，太子参12g，车前子10g，淮山药10g，怀牛膝10g，山萸肉6g，粉丹皮10g，结茯苓10g，建泽泻6g，干地黄10g，北荞麦10g。7剂，水煎服。

12月3日二诊：药后浮肿减退，但仍汗出较多。仍按前方加味。处方：绵黄芪12g，太子参12g，车前子10g，淮山药10g，怀牛膝10g，山萸肉6g，粉丹皮10g，结茯苓10g，建泽泻6g，干地黄10g，北荞麦10g，左牡蛎20g。水煎服。患儿服5剂后，症状已愈。

以上两例肾虚水肿案，俞教授均以六味地黄丸加黄芪、车前子、怀牛膝为基本方进行治疗。方中用六味地黄丸滋补肝肾；加黄芪补脾益气，据报道，黄芪有降低尿蛋白、改善肾功能的作用；牛膝引药下行，直趋下焦，强壮腰膝。案例1的茯苓用带皮苓，增强健脾利水消肿作用；案例2加太子参增强健脾益气功效。方药对证，故临床疗效较好。

（十三）清上蠲痛汤

清上蠲痛汤是明代龚廷贤《寿世保元》中所载的治头痛药方。原方组成：川芎、白芷、羌活、独活、干姜、苍术、麦冬、黄芩、防风、蔓荆子、细辛、菊花、粉甘草。

全方有疏风清热作用。俞教授认为，龚廷贤清上蠲痛汤中辛散药物居多数，药性偏热。为了增强汤方平肝祛风的治疗作用，俞教授去掉原方性味辛热温燥的干姜、苍术等药，加入柴胡、葛根、钩藤，组成治疗肝经风火头痛的新方"加减清上蠲痛汤"。其组成：川芎6g，白芷6g，羌活6g，独活6g，麦冬9g，黄芩5g，防风6g，蔓荆子9g，细辛1g，甘菊花6g，钩藤6g，葛根6g，柴胡5g，粉甘草3g。俞教授治疗头部疾患的药量均较轻，用药量轻而善达清窍，以轻清取胜。加减清上蠲痛汤中以川芎、羌活、白芷治三阳经头痛；配以祛风散邪的防风、细辛、独活、葛根；又用菊花、钩藤、蔓荆子、黄芩清热平肝、清利头目；柴胡疏肝解郁；麦冬养阴生津；甘草和中。全方具有清热平肝、祛风止痛的综合作用，主要用于治疗肝经风火头痛。

俞教授认为，凡头痛日久、风邪留滞郁而化火，时时发作的偏正头痛；或七情内伤，五志过极，久而郁热化火，复被风邪所袭，火热上壅，阻滞清空之络而致的头痛，均可应用清热平肝祛风法治疗。此类头痛，称之为肝经风火头痛，临床大多表现为头痛时作时止，常于春季加剧，头痛偏于一侧或两侧，伴口苦口干、脉弦数等，运用俞教授的加减清上蠲痛汤治疗，取效甚捷。如兼有痰浊内蕴者，去麦冬加半夏、陈皮；肝火偏盛者，加夏枯草、龙胆草、山栀；头痛而眩、面红口干者，加明天麻、石决明；久痛入络、痛处固定不移者，可酌加桃仁、红花、赤芍；夜间难寐、多梦者，加夜交藤、酸枣仁、五味子。

—— [案例1]

陈某，女，29岁，1992年2月18日初诊。偏头痛2年余，经常一侧或两侧疼痛，时缓时剧，夜间睡眠较差，易醒，性情较为急躁，平素月经先期，经潮常20余天一至，经量中，口干喜饮。舌质稍红，苔薄黄，脉细弦数。证属肝经风火头痛。治宜平肝祛风、佐以清热法。处方：川芎5g，粉葛根6g，北羌活6g，香白芷5g，北藁本5g，双钩藤6g，麦冬10g，甘菊花6g，细辛2g，毛柴胡6g，甘草3g，绿茶叶1撮（冲）。5剂，水煎服。

2月25日二诊：药后头痛明显减轻，近日大便稍干。仍按上方加减。处方：川芎5g，粉葛根6g，北羌活6g，香白芷5g，北藁本5g，双钩藤6g，麦冬10g，甘菊花6g，细辛2g，毛柴胡6g，甘草3g，干瓜蒌15g。7剂，水煎服。药后随访，患者头痛已消失。

—— [案例2]

王某，男，44岁，1990年10月21日初诊。偏头痛4年余，常于情绪不佳时发作，时缓时剧，疼痛厉害时掣及齿、耳。近2日因家务操劳心烦，又发头痛，伴头晕腰酸、胸闷不舒、口干寐差。诊其脉弦数，舌质暗红，苔薄白。此为肝经风火上扰清窍的头痛，治宜平肝祛风法为主。处方：川芎6g，羌活5g，白芷6g，麦冬10g，黄芩5g，防风6g，蔓荆子10g，甘菊花6g，天麻10g，细辛2g，钩藤12g，白僵蚕6g，葛根10g，柴胡6g，川郁金9g，甘草3g。水煎服。

10月28日二诊：上方服5剂后，头痛明显减轻，但夜寐欠佳，大便干结。舌暗红，苔薄白，脉弦数。处方：川芎6g，羌活5g，白芷6g，麦冬10g，黄芩5g，蔓荆子10g，甘菊花6g，天麻10g，钩藤12g，白僵蚕6g，葛根10g，柴胡6g，夜交藤12g，合欢皮12g，干瓜蒌15g。又服10剂后，头痛消失，诸症亦瘥。

────[案例3]────

陈某，男，38岁。1992年5月28日初诊。患者偏头痛已3年余，反复不已，时痛在左侧，时痛在右侧，常于情绪不佳时发作。伴头晕腰酸，胸闷不舒，口干，入夜难寐。舌边稍红，苔薄白，脉弦数。证属肝经风火头痛，治宜平肝祛风、佐以清热法。处方：川芎6g，羌活6g，白芷6g，（朱砂拌）麦冬12g，甘菊花6g，黄芩5g，防风5g，当归5g，蔓荆子10g，五味子5g，细辛1.5g，钩藤10g，粉葛根10g，柴胡6g，甘草3g。5剂，水煎服。

二诊：药后头痛明显减轻，但夜寐欠佳，口干，舌边红，苔薄白，脉弦数。仍守前法。处方：川芎6g，羌活6g，白芷6g，（朱砂拌）麦冬15g，甘菊花6g，黄芩5g，蔓荆子10g，酸枣仁12g，五味子5g，钩藤10g，粉葛根10g，柴胡6g，夜交藤12g，合欢皮12g。又服10剂后，头痛消失，夜寐改善。

加减清上蠲痛汤用于治疗肝经郁火或风邪久滞化火的慢性头痛，确有较好的效果；俞教授临床上又常用草药单方石仙桃配合治疗，二方并用，效果更佳。石仙桃是福州地区民间治头晕头痛的单方，俞教授曾用加减清上蠲痛汤配合石仙桃单方治愈多例慢性头痛患者。

■ 三、创制新方　运用自如

俞教授在长期的临床医疗实践中，不仅善于运用古代名方，而且创制了许多行之有效的经验方。俞教授主张，临证用方在于开创新意而不因循守旧，灵活运用而不墨守成规，其用方独特之处是善于根据古方之理，化裁或拓展创制新方。

（一）加味苍耳散

俞教授自拟的加味苍耳散是治急慢性鼻炎的经验方。其药物组成：苍耳子9g，辛夷花9g，北细辛3g，薄荷叶6g，香白芷9g，鹅不食草12g。该方具有疏风散寒、通利鼻窍的功效，临床用于治疗急慢性鼻炎症见鼻塞、流涕者。

俞教授认为，鼻居面部阳中之阳位，为清阳交会之处，手足三阳经循行鼻部或鼻旁，督脉由颠顶下行至鼻尖，故鼻炎的发生常因外邪侵犯人体后而引发鼻部的疾病。外邪侵袭多导致经脉运行不畅，同时与正气不能抗邪于外密切相关，外邪壅滞鼻部，所以临床上以鼻塞为主要症状，治疗则应重视疏邪通窍，即运用轻清、辛散、芳香、走窜的药物，以通利鼻窍，使经络通畅、气机通畅、透邪外出。加味苍耳散中的苍耳子辛苦温，有疏风通窍作用，最善于通达头面部，去一切风邪；辛夷花散风热，上行头面，善通鼻窍，是治疗鼻腔疾病的要药；北细辛辛温走窜，宣通鼻窍；薄荷叶辛凉，疏风散热，清利头目；香白芷辛温，有芳香上达、祛风止痛作用，善于治疗鼻渊头痛；鹅不食草，即石胡荽，该药苦辛温，有通窍散寒功效，据药理实验，石胡荽对流行性感冒病毒有较强的抑制作用。诸药配合，治急慢性鼻炎症见鼻塞、流涕者，其疗效较好。

加味苍耳散的临床运用：兼见前额头痛或眉棱骨处疼痛者，加川芎、甘菊花、蔓荆子；兼风寒表证，而出现恶寒发热者，加荆芥、防风、羌活；流涕黄浊者，去细辛，加银花、甘菊花、桑叶；流涕腥臭者，加龙胆草、蒲公英、条黄芩等；鼻痒、喷嚏、流清涕者，加味苍耳散与玉屏风散合方（即加黄芪、软防风、白术）。

──［案例1］──

李某，女，30岁，1993年5月20日初诊。患者患过敏性鼻炎已多年，近日症状发作，经常喷嚏、鼻塞，时流清涕，伴鼻痒眼痒，二便自调，舌质稍红，苔白，脉弦细数。治宜疏风散寒、通利鼻窍，拟加味苍耳散加减。处方：苍耳子9g，辛夷花9g，北细辛3g，北荆芥6g，甘菊花6g，粉葛根6g，薄荷叶6g，香白芷9g，鹅不食草12g，绿茶叶1撮（冲）。7剂，水煎服。

5月27日二诊：药后症状减轻，鼻塞流涕均有改善。仍按上方加减治之。处方：绵黄芪12g，苍耳子9g，辛夷花9g，北细辛3g，北荆芥6g，粉葛根6g，薄荷叶6g，香白芷9g，鹅不食草12g。水煎服。患者又服7剂后，鼻塞流涕症状已愈。

过敏性鼻炎，类似于中医的"鼻鼽"，多因患者平素肺气虚弱、卫表不固、腠理疏松、风寒乘虚、犯及鼻窍而致。邪正相搏，肺气不得通调，津液停聚，鼻窍壅塞，遂致喷嚏、时流清涕。俞教授运用加味苍耳散以疏风散寒、通利鼻窍，加荆芥增强疏散外邪的作用，葛根能升发清阳之气上行于头部，改善鼻塞症状，绿茶有清头目、利鼻窍的作用。二诊加入黄芪益气以固表治其本，故取效较捷。

──［案例2］──

林某，女，36岁，1993年7月5日初诊。患者患慢性鼻窦炎多年，近日反复鼻塞，流涕黄浊，嗅觉减退，前额头痛，眉棱骨处时有不适，双眼干涩。察其舌质稍红，苔薄黄，脉滑数。证属湿热内蕴、湿热之邪循经上犯清窍、伤及鼻窦，治宜清热利湿通窍，方用加味苍耳散加减。处方：辛夷花9g，苍耳子6g，北细辛3g，甘菊花

6g，薄荷叶 5g，香白芷 5g，鹅不食草 12g，鬼针草 12g，鱼腥草 12g，蒲公英 12g。7剂，水煎服。

7月12日二诊：患者服上药后，鼻涕减少，流涕色白，鼻塞减轻。舌质稍红，苔薄黄，脉滑数。仍守前法，上方略作加减。处方：辛夷花 9g，苍耳子 6g，北细辛 3g，甘菊花 6g，薄荷叶 5g，香白芷 5g，苦丁茶 6g，北藁本 6g，鱼腥草 12g，粉葛根 10g。水煎服。患者又服 10 剂后，鼻塞流涕痊愈。

慢性鼻窦炎与中医的"鼻渊"相类似。头为诸阳之会，手足三阳经均循行头面，阳明经头痛多在前额及眉棱处，本例患者常伴有前额头痛、眉棱骨处不适，知为阳明经湿热之邪循经上犯，停聚于鼻窦，故俞教授运用清热利湿通窍法，方用加味苍耳散加清热解毒的药物取效。

（二）利咽桔梗汤

俞教授自创的利咽桔梗汤是临床治疗咽喉肿痛的经验方。其药物组成：鱼腥草 12g，车前草 12g，鬼针草 12g，粉甘草 3g，桔梗 6g。该方具有清热解毒、宣肺利咽的功效，临床用于急性咽炎或扁桃体炎咽喉肿痛有较好的治疗效果。

俞教授指出，咽喉是经脉循行交会处，与五脏六腑密切相关，其中与肺、胃、肝、肾等关系尤为密切。咽接于食道，直贯胃腑，为胃之系；喉连于气道，通于肺脏，为肺之系，故咽喉为肺胃所系。急性咽炎或扁桃体炎咽喉肿痛，大多是肺胃热盛所致。俞教授的利咽桔梗汤选用清泄肺胃热邪的药品，方中鱼腥草辛、微寒，入肺经，有清热解毒之功；车前草性味甘寒，入肺、肝、肾经，有清热解毒利水作用；鬼针草性平偏寒，归肝、大肠经，长于清热解毒，治疗肠痈、咽喉肿痛疗效较好；三药配合，清热解毒疗效较好，而且鱼腥草、车前草有利水作用，能使热邪从小便而出；桔梗苦、甘、平，入肺经，有宣肺达邪利咽作用，是治咽痛的要药；甘草生用清热解毒，能治邪热导致的咽痛，佐以桔梗，辛开散结，临床疗效更好。《伤寒论·辨少阴病脉证并治》就有桔梗配以甘草治少阴咽喉痛。所以，俞教授的利咽桔梗汤，全方药物组合，不但有较强的清热解毒作用，而且宣肺利咽效果好。

利咽桔梗汤的临床加减运用：如兼恶寒发热者，加银花、连翘、荆芥、薄荷；兼口干咽燥者，加天花粉、麦冬、沙参；咳嗽有痰者，加杏仁、浙贝母、枇杷叶；声音嘶哑者，加木蝴蝶、蝉蜕；咽喉痛甚者，加板蓝根、牛蒡子、元参；大便秘结者，加大黄、元明粉。

———［**案例**］———

傅某，男，6 岁，1993 年 5 月 31 日初诊。患儿感冒、咽痛 2 天。今体温 38.5℃，咽喉疼痛，两侧扁桃体肿大，伴咳嗽，有痰，口干，大便干结，舌质稍红，苔白而干，脉滑数。证属风热外袭、肺经有热，治宜疏风清热、消肿利咽，方用利咽桔梗汤加味。处方：①鱼腥草 6g，车前草 6g，鬼针草 6g，粉甘草 2g，桔梗 3g，明银花 6g，连翘壳 5g，荆芥 6g，防风 5g，卤地菊 6g，蜜兜铃 5g，蜜枇叶 6g。3 剂，水煎服。②紫雪丹 3 支，每次 1/3 支，每日 3 次。

6 月 3 日二诊：药后发热已退，体温恢复正常，咽喉疼痛减轻，尚有咳嗽，大便 2 日未解。舌质红，苔白，脉滑数。仍按前方加减。处方：鱼腥草 6g，车前草 6g，粉甘草 2g，桔梗 3g，明银花 6g，连翘壳 5g，冬桑叶 6g，甘菊花 5g，浙贝母 10g，蜜兜铃 5g，蜜枇叶 6g，干瓜蒌 10g。3 剂，水煎服。患儿又服 3 剂后，咽痛、咳嗽已愈，大便通调。

本例为风热邪毒循口鼻入侵肺系，邪热搏结于咽喉部位而发作疼痛，俞教授运用自拟的经验方利咽桔梗汤以清热解毒、宣肺利咽，加入荆芥、防风疏散外邪；银花、连翘以增强清解邪热作用；卤地菊有清热解毒功效，是临床治疗咽喉疼痛的常用药；兜铃、枇杷叶清肺止咳化痰；又配服紫雪丹，以增强汤药清解邪热的功效。这是俞教授治疗小儿外感、邪热炽盛、身热不退的常用方法，与汤药互用，故疗效较捷。

（三）止咳定喘汤

止咳定喘汤是俞教授临床治疗风寒咳喘的经验方。该方的药物组成：蜜麻黄 6g，杏仁 5g，炙甘草 3g，紫苏子 10g，白芥子 6g，葶苈子 6g，蜜款冬 6g，蜜橘红 5g，茯苓 10g，清半夏 6g。全方具有宣肺平喘、止咳祛痰之功效，俞教授临床常用止咳定喘汤治疗急慢性支气管炎及支气管哮喘、轻度肺气肿病患。

咳喘的发病，不外外感与内伤两端。因感受风寒引起者，外邪袭于肺卫，内则壅遏肺气，外则郁闭皮毛，肺卫为邪所伤，肺气壅实，以致肺气上逆发作咳喘。若触动内蕴痰浊，痰阻气逆，肺失宣降，从而因痰而咳，引起咳喘痰鸣的症状。俞教授临床治咳喘，从宣肺祛痰、降气平喘入手，方用自拟的止咳定喘汤。方中麻黄、杏仁辛温散邪，宣肺平喘；茯苓、蜜橘红、清半夏乃取二陈汤之意，以理气化痰；葶苈子、紫苏子、白芥子三药有降气消痰平喘之效，与麻黄、杏仁、款冬花配合，宣肺平喘止咳作用较好。

俞教授止咳定喘汤的临床运用：如兼见恶寒发热、鼻塞流涕、表证明显者，可酌加荆芥、防风、紫苏叶等；如咳喘痰白清稀者，加干姜、细辛；痰黏稠、咯吐不爽者，加桑白皮、浙贝母；胸闷不舒者，加瓜蒌、郁金；痰黄之咳喘者，可加鱼腥草、黄芩、桑白皮、浙贝母等。

──［**案例**］──────────────

陈某，男，58 岁，1991 年 12 月 6 日诊。近半个月来因感冒咳喘发作，伴胸闷气急，痰多，色白，夜间咳喘较甚。以往有哮喘病史，多年来经常发作。诊其脉细缓，舌淡红，苔白。证属风寒引动内饮致肺气不宣之咳喘，治宜宣肺平喘、止咳祛痰，方用止咳定喘汤加味。处方：蜜麻黄6g，杏仁5g，蜜紫菀6g，蜜款冬6g，盐陈皮5g，茯苓10g，清半夏6g，紫苏子10g，白芥子6g，葶苈子10g（包），生甘草3g。服5剂后咳喘明显减轻，患者痰浊较多。以上方加莱菔子6g，再进5剂后，咳喘不再发作。

本例外感风寒、外邪束表、痰浊壅肺致肺气不宣之咳喘，俞教授运用宣肺祛痰法并以止咳定喘汤治疗，获效甚捷。因配伍巧妙，组方严谨，方中运用宣肺、平喘、降气、祛痰、止咳的诸种治法协同配合，故治疗风寒咳喘痰多者有较好的功效。

（四）加味五金汤

加味五金汤是俞教授临床治疗胆囊炎、肝胆结石、尿路结石或尿路感染的经验方，该方药物组成：金钱草30g，海金沙15g，鸡内金10g，金铃子10g，川郁金10g，玉米须15g。加味五金汤重用清热利尿排石的金钱草为主药，并配以海金沙、玉米须，三药合用，清热利水、通淋排石的作用较强，体现本方重在通利，旨在使气机通畅，消除瘀滞，以利于结石的排出。方用鸡内金，取其消石化结作用。俞教授尤为赏识张锡纯善用鸡内金治瘀积的经验，张氏有"无论脏腑何处有积，鸡内金皆能消之"之说。俞教授临床治肝胆及尿路结石症，鸡内金是必用之药。方中金铃子、川郁金能疏肝泄热、行气解郁止痛，又据报道，郁金有加速胆汁分泌、促进异物排出的功效。全方合用，清热利水、行气止痛、化结排石的作用显著，故多年来俞教授以本方为基础随证加减应用于临床而取得满意疗效。

1. 加入清肝利胆药物，治胆囊炎胆石症

俞教授认为，肝胆以气机郁滞、湿热内蕴致病为多见。胆为中清之腑，与肝互为表里，肝胆以疏泄通降为顺。若肝胆气郁、疏泄通降失常，易导致湿热蕴滞、胆道不利，出现胸闷口苦、脘胁胀痛如灼，尤以右侧脘胁疼痛为甚，常伴有嗳气泛恶、溲赤便结，或兼见黄疸，或热灼胆汁成石。此证颇似现代医学的胆系感染和胆石症。俞教授指出，肝胆湿热蕴结是本证的病变重点，故治疗应从清肝利胆、化结排石入手，尤其应以利胆为先。加味五金汤是治疗肝胆湿热蕴结引起肝胆结石、胆囊炎症的有效方剂。俞教授常加入清肝利胆药物，如绵茵陈、山栀子、白毛藤、黄柏等，增强该方的临床疗效。如兼见寒热或黄疸者，常加柴胡、黄芩、绵茵陈；伴脘胁胀闷、嗳气频作者，加枳壳、川朴；大便秘结者，加大黄或玄明粉；右上腹疼痛较甚者，加延胡索、白芍、甘草等。本方加石韦、猫须草、车前草等，亦可用于急性肾盂肾炎、膀胱炎、尿路结石的治疗。俞教授以加味五金汤为主方随症加减，应用于临床，不但能使患者的病情很快

得到控制，症状改善，而且部分胆石症患者，治疗后经超声波复查，胆内结石已消失。

───[案例1]───

林某，男，60余岁，1984年8月从印尼回国而前来就诊。患者侨居印尼40余年。近4年来患胆囊结石症，经常出现右胁部胀痛，多在清晨四五点左右发作。因年老不愿手术，此次适逢家乡甲子年灯会，特于回国观光时前来求治。患者右胁疼痛时缓时剧，小便色黄如茶。当地医院超声检查诊为胆囊结石，仍以加味五金汤治之。处方：金钱草30g，海金沙15g，鸡内金10g，金铃子10g，川郁金10g，京丹参12g，绵茵陈15g，山栀子6g，川黄柏6g，制大黄10g（便通即停用）。水煎服，每日1剂，嘱其连服30剂，并以金钱草、玉米须各20g，水煎代茶，每日1剂。

患者服上药30剂后，又做B超检查，胆囊未见结石，右胁胀痛亦除，二便通调。嘱原方带往印尼，如有发病，可照原方再服。

───[案例2]───

郑某，男，42岁，1989年11月23日初诊。患者两年多来经常出现右上腹部疼痛，近半个月疼痛发作，并向右肩及腰背部放射，伴恶心呕吐，吐出胃内容物；胃脘胀闷不舒，口苦咽干，不思饮食，大便燥结，尿色深黄。近两年来因上腹部疼痛反复发作，曾多次求治，当地医生每以胃病治疗，未见改善。日前经超声探查提示：胆总管扩张约13mm，隐见回声增强光点；左肝管轻度扩张，见9mm×9mm回声增强光团数个，右肝管见有气体样回声。拟诊：①肝内胆管结石；②胆囊炎合并胆管炎。血常规：白细胞$12.5×10^9$/L，中性粒细胞84%，淋巴细胞12%。诊其脉细数，舌质红，苔微黄。本证属肝胆湿热内蕴，灼烁胆汁成石，阻塞胆道，不通则痛，治以清热利胆、化结排石法。处方：金钱草30g，海金沙15g，鸡内金10g，川郁金10g，金铃子12g，绿枳壳6g，川朴根6g，全瓜蒌30g，绵茵陈15g，白毛藤15g。10剂，水煎服。另以金钱草30g，每日1次，水煎代茶。

12月4日二诊：药后右上腹疼痛明显减轻，余症均好转，二便尚调。仍按前法。处方：金钱草30g，海金沙15g，鸡内金10g，川郁金10g，金铃子12g，延胡索10g，绿枳壳6g，川朴根6g，干瓜蒌15g，杭白芍10g，绵茵陈15g。10剂，水煎服。另以金钱草30g，每日1剂，水煎代茶。药后右上腹疼痛基本已愈，余症亦告瘥。建议患者做胆囊超声复查。

───[案例3]───

王某，女，43岁，1990年7月2日初诊。患者右侧脘胁部疼痛已半年多，近一个月来疼痛较剧，常痛及右肩胛部，且时感腹胀、胸闷，嗳气，纳呆，口苦，大便干结。经省某医院B超提示：胆囊内见回声光斑0.7cm×0.6cm后有声影，胆囊壁毛糙。

诊为胆囊炎、胆石症。患者舌质稍红，苔白，脉象弦数。证属肝胆湿热蕴结兼气滞，予以疏肝清热、利胆消石法治之。处方：金钱草30g，海金沙15g，绿枳壳6g，毛柴胡6g，杭白芍12g，川朴根6g，郁李仁10g，火麻仁15g，粉甘草3g。7剂，水煎服。又以金钱草30g、玉米须20g，7剂，水煎代茶。

7月9日二诊：上药服后，疼痛明显减轻，胸胁胀闷亦改善，大便通畅，但胃纳欠佳。仍按前方加减。处方：金钱草30g，海金沙15g，鸡内金10g，川楝子10g，川郁金10g，绿枳壳6g，毛柴胡6g，杭白芍12g，川朴根6g，火麻仁15g，麦谷芽各15g，粉甘草3g。水煎服。患者又续服10剂后，诸症消失。

──[**案例4**]────────

张某，男，60岁，1992年6月25日初诊。患者近两个月来经常出现胃脘部胀闷不舒，以右上腹部较甚，胸腹部亦感胀闷不适，时有嗳气，恶心欲呕，大便不畅。4月份经福州军区总院B超提示：胆囊泥沙样结石。2个月来经中西医药物治疗，均有短时间缓解，但常常发作。今因胃脘胀闷发作3天而前来求治。患者右上腹部有轻度压痛。诊其脉弦数，舌质淡红苔白。证属肝胆气滞，治宜疏肝理气、清肝利胆法。以四逆散合加味五金汤加减。处方：绵黄芪15g，毛柴胡6g，杭白芍10g，绿枳壳6g，粉甘草3g，制香附6g，金钱草15g，海金沙10g，鸡内金10g，川楝子10g，川郁金10g，夜交藤12g，合欢皮12g。4剂，水煎服。并配服利胆片，每次5片，每天3次。

7月16日二诊：药后胃脘胀闷减轻，但多食仍有胀闷感，纳食减少，身倦乏力，夜寐欠佳，舌质淡红，苔白，脉弦缓。仍按前法治疗。处方：毛柴胡6g，杭白芍10g，绿枳壳6g，粉甘草3g，制香附6g，京丹参12g，金钱草20g，海金沙15g，鸡内金10g，台乌药6g，川楝子10g，川郁金10g，夜交藤12g，合欢皮12g。7剂，水煎服。

7月23日三诊：药后上腹部胀闷已愈，余症消失，仍嘱其续服5剂以巩固疗效。

案例1、案例2均以肝胆湿热为证候特点，故俞教授治之以清利肝胆湿热为主，按加味五金汤为基本方；案例3、案例4兼有肝胆气滞表现，运用疏肝理气配合清肝利胆法而取得疗效。俞教授的经验方加味五金汤的药物组成，以针对胆囊炎、胆石症急性发病阶段的湿热内蕴病机为主。但胆系病患病情较为复杂，兼症也较多，且常有寒热错杂、虚实并见之候，应用加味五金汤应根据病情，综合辨析，随症灵活加减。

2. 加入利水通淋药物，治尿路结石

尿路结石，包括肾、输尿管、膀胱及尿道的结石，是泌尿系统的常见病，古人称之为石淋。大多因素常嗜食辛热肥甘之品，或饮酒太过，导致湿热蕴积，尿液受其煎熬，日积月累，尿中杂质结为砂石，则为石淋。俞教授临床治疗湿热所致之结石，多以消砂石、

利水道、清湿热为治，每用自拟加味五金汤（金钱草、海金沙、鸡内金、金铃子、川郁金、玉米须）为主加利水通淋药物，如小溲短赤者，合导赤散；尿中带血者，加侧柏叶、生地黄、白茅根、仙鹤草；浮肿者，合五皮饮加赤小豆、车前子等利水之品；痛甚者，合活络蠲痛汤，临床常获满意的疗效。

───［案例1］───

李某，女，25岁，1977年9月30日初诊。患者排尿时，右腰部刺痛，且痛连右下腹部已两年多。曾经医院行静脉肾盂造影，诊断为"右肾结石"，经治疗多时，迄无减轻。近日来腰部剧痛，右下腹拘急疼痛，小便时尿道刺痛，颜面、足背浮肿，口燥，胃脘胀满不舒。诊其脉细数，舌质绛，苔淡白。此为湿热蕴结下焦，燔灼煎熬尿液，积聚成石，阻塞水道，而且脾虚气滞，形成斯症。治宜清热利湿、通淋排石为主，佐以健脾理气、消肿止痛，予加味五金汤合活络效灵丹加减。处方：四川大金钱草15g，海金沙15g，鸡内金10g，金铃子10g，川郁金5g，玉米须15g，京丹参6g，赤白芍各6g，明乳没各6g，绵黄芪15g，桑寄生15g，带皮苓15g，赤小豆15g，油麻蒿15g，怀牛膝9g。水煎服。

10月6日二诊：服药5剂后，腰腹疼痛、面足浮肿显著减轻。今右侧腰腿连及背、肩臂关节均酸痛，牙齿浮痛。舌苔、脉象如前。法当渗湿健脾、强健腰膝、理气止痛。拟予活络效灵丹合三妙散加味，并嘱以金钱草、海金沙、鸡内金水煎代茶饮服。处方：苍术6g，黄柏6g，牛膝6g，白术6g，厚朴5g，陈皮5g，丹参10g，当归6g，明乳没各5g，赤白芍各10g，水煎服。另用四川大金钱草15g，海金沙15g，鸡内金10g，水煎代茶。

10月15日三诊：上述二方药各服5剂后，疼痛大减，唯全身浮肿、胃脘不舒、小溲短赤仍见。舌苔淡白微黄，脉细数。仍拟清热利湿、消肿化结、行气止痛为治，用麻黄连翘赤小豆汤加味。处方：麻黄3g，连翘6g，赤小豆10g，桑白皮10g，地骨皮10g，杭白芍10g，粉甘草3g，川楝子10g，川郁金6g。另以金钱草、海金沙、鸡内金照前量，水煎代茶。

10月22日四诊：上述二方药各服5剂后，右侧偏身痹痛、腰痛明显好转，但口燥、浮肿、脘胀未除。舌苔、脉象同前。当以消肿、除胀、保津为主，拟予新方五皮饮，另用金钱草、海金沙、鸡内金水煎代茶。

11月18日五诊：上方各服5剂，肿胀基本消除，唯食欲不振，舌绛，脉细数。拟养胃保津为主。处方：太子参15g，淮山药15g，薏苡仁15g，干石斛15g，明玉竹10g，赤小豆15g，淮牛膝10g，车前子10g，麦冬15g，元参15g。水煎服。另以金钱草、海金沙、鸡内金同前量，水煎代茶，服5剂。

患者前后服药25剂，症状显著好转。后按病情酌予施治，并嘱常以金钱草、海金沙、鸡内金水煎代茶饮服。随访半年，未见复发。

---[**案例 2**]---

陈某，男，27 岁，1978 年 10 月 15 日诊。患者经常腰痛，有时痛如针刺，甚则小便点滴不通。经县医院及部队医院静脉肾盂造影，确诊为"左输尿管结石"，特来榕求治。切其脉象沉数有力，察其舌质绛而苔淡白。并诉夜间入寝时感咽喉干燥。尿检：红细胞（++）。此乃湿热蕴结下焦，煎熬尿液，积结成石，阻塞水道，气化不行，砂结较大，阻于尿路，损伤血络。治疗当以渗利湿热为主，凉血止血为辅。拟予加味五金汤合导赤散加味。处方：四川大金钱草 15g，海金沙 12g，鸡内金 12g，金铃子 10g，川郁金 10g，延胡索 10g，玉米须 15g，仙鹤草 12g。另：四川大金钱草、玉米须各 15g，水煎代茶饮。

服上方 2 剂后，排出结石 1 颗，为锥形，约 1.1cm×0.7cm×0.5cm。继续服药至 10 余剂，诸症消失。查尿路平片，已无结石阴影。

---[**案例 3**]---

张某，男，17 岁，1979 年 2 月 12 日诊。患者反复腰痛、尿道涩痛、排尿困难、尿中带血已历半年，曾经县医院检查，确诊为"尿道结石"。常感咽干口燥，舌苔白舌质绛，脉象细数。证属湿热气滞、砂石内伤血络，法当清热利湿、化结止痛，佐以凉血滋阴，投五金汤加味。处方：四川大金钱草 30g，海金沙 15g，鸡内金 10g，金铃子 10g，川郁金 10g，京丹参 12g，赤白芍各 10g，延胡索 10g，车前草 12g，干地黄 12g，麦冬 12g，仙鹤草 12g。另：四川大金钱草 12g，海金沙 12g，鸡内金 10g。水煎代茶饮。

以上两方各服 5 剂，先后排出黄豆大小结石 4 颗，均为不规则形状，诸症亦随之逐渐消失。

上述 3 例均属于湿热蕴结下焦、煎熬尿液而导致的石淋，临床上均以小便短频困难、腰腹疼痛为主症，故皆投以利湿通淋之加味五金汤为主加减，并根据不同临床表现进行辨治。案例 1 李某，偏于脾虚湿胜、气滞肿胀、偏身痹痛，故合活络蠲痹汤、麻黄连翘赤小豆汤、五皮饮等加减化裁，以奏清热利湿、化结通淋、理气止痛、消肿除胀之功，后期考虑患者病程较长，恐渗利太过，有伤阴分，而拟养胃保津为治。案例 2 陈某、案例 3 张某，湿热蕴结下焦，除气滞外，尚见热灼血络之尿血，故加清热止血之仙鹤草等。根据兼症之不同，对症下药，故收效甚速。

（五）蠲痹四藤汤

蠲痹四藤汤是俞教授临床治疗痹证的经验方，其药物组成：海风藤 12g，络石藤 12g，忍冬藤 12g，鸡血藤 15g，威灵仙 12g，豨莶草 15g，冬桑枝 12g，防己 12g，川牛膝10g。该方具有祛风除湿、舒筋活络的功效，临床用于治疗风寒湿痹、肢体关节酸痛证。

痹证是由风寒湿之气乘虚侵袭肢体而引起的肌肉或关节疼痛、肿大等一类疾患。《素问·痹论》早就明确指出痹证的病因和分型，其云："风寒湿三气杂至，合而为痹也。其风胜者为行痹，寒气胜者为痛痹，湿气胜者为着痹也。"俞教授论治痹证，既以《内经》为准绳，又能结合自己多年的临证经验，认为痹证虽有行痹、痛痹、着痹之分，然均以气血运行不畅、脉络阻闭、气血凝滞、"不通则痛"为共同病机，如明代张景岳《景岳全书·风痹》所指出的"风痹一证，即今人所谓痛风也。盖痹者，闭也，以血气为邪所闭，不得通行而病也"。所以通络宣痹是治疗各类痹证的常用方法。若肢体气血流通、运行无阻、营卫复常，则痹痛自可逐渐痊愈，即所谓"通则不痛"也。所以俞教授临床每以通络行滞宣痹为前提，以蠲痹四藤汤作为治疗痹证的基本方。该汤方的海风藤，辛、苦，微温，有祛风湿、通经络作用；络石藤苦，微寒，忍冬藤甘，寒，两药均能祛风通络，清经络中的热邪；鸡血藤味甘性温，既能活血，又能补血，且有舒筋活络之功；威灵仙、豨莶草均有祛风湿、通经络之功效，威灵仙辛温，止痛作用较强，豨莶草苦寒，以祛风除湿为著，两药配合，一温一寒，协同作用；冬桑枝祛风通络、兼利关节；防己祛风除痹、利湿止痛；川牛膝活血祛瘀、通利关节。全方合用，不但能祛风寒、除湿痹，又能舒筋通络止痛，诸药配合，作用增强，而且寒温药物兼用，冷热适中，可以避免治痹药物过于温燥之弊。

1. 加入祛风散寒除湿药物，治疗各类痹证

俞教授经验方蠲痹四藤汤的临床运用，多根据风、寒、湿邪的偏胜和疼痛性质随证加减治疗。如肢体关节疼痛，以上肢和肩背为甚，疼痛游走不定，或兼见恶寒发热，以风邪偏胜者，常加防风、秦艽、羌活、桂枝；如肢体疼痛较剧，得热痛减，遇寒则甚，痛处固定，以寒邪偏胜者，常加川草乌、附子、肉桂等；如肢体疼痛重着、肿胀、痛有定处，或肌肤麻木不仁，以湿邪偏胜者，则加羌活、薏苡仁、苍术、蚕沙等；又如痛在上肢者，常加羌活、防风、桂枝、桑枝；痛在腰以下者，加独活、寄生、续断、牛膝、木瓜；如久痛体虚、腰膝酸软冷痛者，常加黄芪、鹿角霜、杜仲、熟地黄、枸杞子等益气补肾强筋之品。

──[**案例1**]──

蒋某，男，39岁，1992年3月24日初诊。患者腰背疼痛已半年余。半年前因劳动后沐浴，感到腰背疼痛、沉重、牵掣，随后从腰部两侧逐渐沿脊椎均感到疼痛，并有强直感，艰于俯仰侧转。后经福州某医院治疗，腰背疼痛缓解，并经医院X光摄片及血液检查诊断为"风湿性脊椎炎"。半年多来腰背疼痛时缓时剧，痛处重着，转侧

不利，每遇阴雨天疼痛加剧。患者腰脊有几处压痛点，肾区无叩击痛，脊椎尚无发现病理性弯曲。其脉细缓，舌质淡红，苔白。证属风寒湿痹，以湿邪偏胜，治宜祛风散寒除湿、宣痹通络。处方：忍冬藤 15g，鸡血藤 12g，海风藤 12g，络石藤 12g，威灵仙 12g，豨莶草 12g，羌独活各 9g，薏苡仁 15g，桑寄生 15g，汉防己 15g。4 剂，水煎服。另以七叶莲根 40g，土金针头 30g，鸡屎藤 30g，合瘦肉炖服。4 剂。

3 月 31 日二诊：腰痛减轻，近日夜寐梦多，大便稍干，舌脉如前。仍按前方加减。处方：忍冬藤 15g，鸡血藤 15g，海风藤 15g，络石藤 12g，威灵仙 12g，豨莶草 12g，羌活 9g，独活 9g，薏苡仁 15g，桑寄生 15g，汉防己 15g，夜交藤 15g，合欢皮 12g。7 剂，水煎服。

4 月 7 日三诊：药后腰脊疼痛进一步减轻，夜寐转安，舌脉如前。仍按前法。处方：忍冬藤 15g，鸡血藤 15g，海风藤 15g，络石藤 12g，威灵仙 12g，豨莶草 12g，薏苡仁 15g，汉防己 12g，京丹参 12g，白桃仁 6g，羌独活各 6g。上方再服 7 剂后，腰脊痛已基本痊愈，仍按上方再嘱服 5 剂，以巩固疗效。

本例患者半年前因汗后沐浴，风湿之邪乘虚侵袭腰背部，阻滞经络，气血运行不畅而发生疼痛，加之湿性重着，故腰部重着强直，转侧俯仰不利；湿邪留滞经络，故每遇阴雨天疼痛加剧。俞教授以蠲痹四藤汤加羌独活、薏苡仁等祛风除湿、宣痹通络而取效，另用福州地区民间验方七叶莲根、土金针头、鸡屎藤合瘦肉炖服，可增强主方的疗效。

───[案例 2]───────────────

郭某，女，68 岁，1993 年 4 月 26 日初诊。患者春节期间因不慎受凉，2 个月来经常出现上肢及肩背部疼痛，痛无定处，多于天气变化时发生。近日上肢及肩背疼痛加重，且腰骶部亦感疼痛，下肢酸楚，精神倦怠。舌淡红，苔薄白，脉细。证属风寒湿痹，以风邪偏胜，治宜祛风散寒除湿、宣痹通络。处方：羌独活各 6g，桑枝 15g，桂枝 6g，防风 6g，忍冬藤 15g，鸡血藤 12g，海风藤 12g，络石藤 12g，威灵仙 12g，豨莶草 10g，牛膝 12g，川续断 12g，桑寄生 15g。水煎服。

5 月 4 日二诊：上方服 8 剂后，肢体疼痛明显减轻，精神好转。仍按前法。处方：忍冬藤 15g，鸡血藤 12g，络石藤 12g，威灵仙 12g，豨莶草 12g，丹参 12g，赤白芍各 10g，当归 6g，延胡索 10g，牛膝 12g，寄生 12g。又服 7 剂后，肢体疼痛消失。

本例患者因年老体弱，营卫不固，感受风寒湿邪而致肢体疼痛。俞教授初诊以蠲痹四藤汤配合疏风散寒除湿药物治之，痹痛明显改善。二诊减去疏风散邪药物，而增入当归、赤白芍、丹参等养血活血、行滞活络之品，以促进病情痊愈。此乃古人"治风先治血，血行风自灭"的灵活应用。

2. 与活络效灵丹合方，治迁延日久痹证

俞教授指出，痹证日久，临床多有血瘀征象。无论是风寒湿痹或热痹，如反复发作，迁延日久，则风寒湿邪多入于血脉，而出现气血运行不畅、瘀血凝滞，从而加重关节的疼痛。血瘀久痹的疼痛一般较为剧烈，痛有定处，有时可见有皮下瘀斑或关节周围结节，舌色暗紫，脉细涩。俞教授在临床上常以活血祛瘀与舒筋通络之法合用，每用祛风散寒除湿的蠲痹四藤汤与张锡纯的活络效灵丹（丹参、当归、乳香、没药）合方，加赤芍、桃仁、三七粉等药物治疗。

────［案例］────

林某，女，34 岁，1992 年 7 月 21 日初诊。患者反复关节疼痛 2 年余，近 10 天疼痛发作，呈游走性，以上下肢肘、膝关节为主，局部轻度肿胀，屈伸不利，步履时疼痛加剧，皮肤出现紫红色斑点，无恶寒发热，但伴头痛、倦怠乏力、口干。诊其脉弦细数，舌淡红，苔薄白。7 月 21 日血沉检测：39mm/h，抗 O < 500U。证属风湿痹痛，日久气血瘀滞、脉络闭阻，治宜祛风除湿、活血通络。处方：鸡血藤 12g，海风藤 12g，忍冬藤 15g，络石藤 10g，京丹参 12g，白桃仁 6g，赤白芍各 12g，干地黄 10g，延胡索 10g，豨莶草 10g，威灵仙 10g。4 剂，水煎服。

7 月 25 日二诊：药后关节及肌肉疼痛均减轻，皮肤紫红色斑点已部分消退，精神尚好。仍按前方加减。处方：鸡血藤 12g，海风藤 12g，络石藤 12g，京丹参 12g，赤白芍各 12g，当归尾 6g，白桃仁 6g，薏苡仁 15g，川郁金 6g，粉丹皮 12g，黑元参 12g，粉甘草 3g。7 剂，水煎服。

8 月 2 日三诊：服上方后关节疼痛明显减轻，皮肤紫红色斑点消退。脉细数，舌淡红，苔薄白。处方：鸡血藤 12g，海风藤 12g，络石藤 12g，京丹参 15g，赤白芍各 12g，当归尾 6g，白桃仁 6g，薏苡仁 15g，汉防己 12g，威灵仙 12g，粉甘草 3g。水煎服。上方又服 5 剂后，关节疼痛已愈。

本例属反复发作之痹证，多年来全身关节疼痛游走不定，具有风邪入侵脉络的特点。因风为阳邪，其性善窜，所以游走无常；风邪夹湿阻于筋骨，故见关节微肿而痛；又风湿之邪留滞脉络，郁而化热，邪气壅阻，气血凝滞，血运不畅，脉络不通，故皮肤局部出现红紫色斑点。俞教授治本例仍然运用祛风除湿、活血通络法而取效。

（六）胸痹通络汤

俞教授临床常用自拟的胸痹通络汤治疗心脉痹阻的胸痹心痛证，该方是根据张仲景的瓜蒌薤白半夏汤加味组成。胸痹通络汤的药物组成：瓜蒌 15g，薤白 6g，半夏 9g，丹参 15g，桃仁 6g，赤芍 12g，川芎 5g，当归尾 5g。瓜蒌薤白半夏汤原方是张仲景用于治疗因痰涎壅盛、胸阳痹阻的"胸痹不得卧，心痛彻背者"，该方具有通阳宣痹、

豁痰散结的良好功效，是中医临床的传统名方。因痰涎痹阻与心脉痹阻的临床症状多见有胸部憋闷疼痛即"心痛彻背"的共同特点，故俞教授运用这首古代名方，加上行气活血化瘀的丹参、桃仁等药物，组成"胸痹通络汤"，该方具有活血化瘀、通络宣痹的功效，治疗胸痹心痛所致的胸前区疼痛、胸闷气短、心悸、舌紫暗、脉沉涩者有较好的效果。

胸痹通络汤临床加减运用：如胸痛甚者，加降真香、郁金、延胡索；如胸闷气短为主者，与仲景四逆散（枳壳易枳实）合方，方中增入柴胡疏肝，枳壳理气，以调理气机，理气药与活血通络药物配合，取气行则血行之意；如痰多色白者，加陈皮、茯苓；若神疲倦怠、面色苍白、气短懒言者，加黄芪、党参；如胸痛时感寒痛甚、身寒肢冷者，加桂枝、附子、檀香，以增强辛温通阳、散寒宣痹作用。

──［**案例**］──────────────

郭某，女，64岁，1992年5月5日初诊。患高血压、冠心病已30余年，平时均靠服药控制病情。近日左胸部经常出现闷痛，痛及腰背部；左侧上下肢关节疼痛已20余天，常于夜间加剧。伴胃脘胀闷、夜寐欠佳。舌质淡红，苔白，脉弦缓。证属胸阳不运、心脉痹阻证，治宜通阳散结、活血化瘀法，方用胸痹通络汤。处方：绵黄芪15g，干瓜蒌15g，苏薤白6g，清半夏6g，丹参15g，白桃仁6g，赤芍12g，川芎5g，当归尾6g，三七片6g，明天麻10g。3剂，水煎服。

5月8日二诊：药后胸痛明显减轻，近日胃纳较差，左胸及关节仍有疼痛。舌质淡红苔白，脉弦细。仍按上方加减。处方：绵黄芪15g，干瓜蒌15g，苏薤白6g，清半夏6g，丹参15g，赤芍12g，川芎5g，当归尾6g，冬桑枝12g，明天麻10g，麦谷芽各15g。5剂，水煎服。药后诸症改善。

胸痹心痛证多因胸阳不运、心脉痹阻、不通则痛而发。故俞教授用胸痹通络汤的瓜蒌、薤白、半夏通阳散结、祛痰宽胸；因患者又有心脉阻滞，故配以行气活血、化瘀通络的川芎、丹参、桃仁、赤芍、当归尾诸药。全方具有活血化瘀、通络宣痹的作用，临床应用，效果较好。

（七）新订五皮饮

俞教授指出，脾虚水肿是临床的常见病。脾为中土，有运化水湿、促进水液代谢的功能，如因外湿伤脾或久病伤脾，致脾气虚弱；或平素饮食不节，生冷太过，湿蕴于中，脾为湿困，则脾失健运，导致水湿停滞，泛溢肌肤，发为水肿，故《素问·至真要大论》有"诸湿肿满，皆属于脾"之说。临床表现除肢体浮肿外，多有身体重着而困倦，胸闷纳呆，小便短少，舌苔白腻，脉沉缓。治宜健脾利湿之法。俞教授治疗脾虚水肿，常在《中藏经》五皮散的基础上加上健脾之药，并略作加减，拟为"新订五皮饮"。该方既保留方中的桑白皮、陈皮、大腹皮、茯苓皮，去掉生姜皮，加入《麻科活人全书》五皮饮中有祛风利水作用的五加皮，另又加入白术和车前子两药，白术是补气健脾的要药，车前子能利水通淋，故能增强原方的健脾利水通淋作用。新订五皮饮的药物组成：茯苓皮20g，制陈皮6g，五加皮12g，桑白皮12g，大腹皮10g，漂白术9g，车前子15g（包）。该方有健脾理气、利湿消肿的功效，常用于治疗脾虚湿盛见肢体浮肿、小便不利的病证。

俞教授临床常用自拟的新订五皮饮，茯苓皮常用带皮苓。如兼脘腹胀闷嗳气者，加川朴、枳壳；水肿较甚者，加赤小豆、地胆草；倦怠乏力、四肢沉重酸楚者，加黄芪、党参；兼寒者，加附子、干姜，以温阳利水；兼热者，加木通、滑石，以清热利湿。

───［**案例**］───

杨某，女，58岁，1993年11月25日初诊。自诉近年来口渴喜饮，但小便量不多，而身体逐渐肿胖，四肢活动不灵活，下肢稍肿，皮肤按之凹陷。时觉脘腹胀闷不舒，身体困重，行走气促，时有嗳气，有痰色白，纳食尚可。尿常规和血糖检查均属正常。诊其脉沉细，舌淡红，苔白厚。证属脾虚湿阻，运化失司，小便短少，水湿难于下行，水溢肌肤，导致肢体浮肿，治以健脾利湿、理气消肿，拟新订五皮饮加味。处方：带皮苓15g，制陈皮5g，漂白术10g，桑白皮12g，大腹皮10g，五加皮12g，赤小豆15g，建泽泻12g，清半夏6g，车前子15g（包），炙甘草3g。3剂，水煎服，每日1剂。

11月29日二诊：下肢浮肿减轻，小便量增多，脘腹胀闷改善，但大便略溏，每日3次。时有咳痰，脉沉细，舌淡红，苔白。仍守前法。处方：带皮苓30g，制陈皮5g，漂白术10g，桑白皮12g，大腹皮10g，五加皮12g，淮山药15g，扁豆仁12g，薏苡仁12g，浙贝母10g，蜜枇叶12g。又服5剂后，身体肿胖改善，下肢水肿消失，大便恢复正常。俞教授在原方中加入健脾益气的黄芪15g、太子参15g以善其后。

脾虚肿胖是临床常见病证，俞教授治疗脾虚水肿多运用具有健脾利湿功效较好的新订五皮饮而获良效。该自拟方是在五皮散的基础上加入白术、茯苓（多用带皮苓）、赤小豆、猪苓、薏苡仁之类的健脾利水药物，增强原方五皮散的功效，故临床运用疗效较好。

（八）散结消瘿汤

散结消瘿汤是俞教授临床治瘿的常用方剂。瘿病，即颈前结喉两侧肿大。《诸病源候论》谓："瘿者，由忧恚气结所生。"指出瘿证常因肝气郁结而发病，临床上多见于患者长期情绪不畅、忧怒无节，导致气机阻滞，肝郁克脾，脾虚失运，津液停聚成痰，痰气交阻于颈部而致瘿肿，如《丹溪心法》所云的"凡人身上、中、下有块者多是痰"。指出瘿的发生与痰凝有关，故俞教授治瘿证，常用化痰散结的经验方散结消瘿汤。散结消瘿汤是古方消瘰丸加味组成。消瘰丸出自清代程钟龄《医学心悟》卷四方，又名消疬丸，该方的药物组成是"玄参、煅牡蛎、贝母各四两。为末，炼蜜为丸，每服三钱，日二次"。消瘰丸中贝母（常用浙贝母）清痰散结，牡蛎软坚散结，玄参滋阴降火、散结清痛。该方有清热化痰、软坚散结的功能，临床多用于治疗瘰疬、痰核，症见咽干、舌红、脉弦滑者。陈修园《时方妙用》曾载录消瘰丸，并记述应用此方"治愈者不可胜计"，称"此方奇效"。

俞教授认为消瘰丸药物仅3味，为了增强原方的化痰软坚散结作用，俞教授在原方基础上加夏枯草15g、黄药子12g、海蛤壳12g、山慈菇6g，自拟成"散结消瘿汤"。增入的夏枯草，善于散结消肿，据《本草从新》记载，"治瘰疬、鼠瘘、瘿瘤、癥坚、乳痈、乳岩"等；山慈菇还长于化痰散结消肿，《本草拾遗》记述该药治"瘰疬结核"；黄药子有散结消瘿作用，用于瘿瘤结肿，单用即效，是临床治瘿的常用药，如《本草纲目·卷十八·黄药子》引《斗门方》治项下气瘿，单用浸酒服，亦可与海藻、牡蛎、昆布等同用；海蛤壳性味咸平，有清热、利水、化痰、软坚之功效，也是临床治疗瘿瘤、积聚的常用药。此四味药增入原方，增强原方的治疗作用。所以俞教授自拟的散结消瘿汤，临床用于治疗肝郁痰结的气瘿证，疗效颇佳。

散结消瘿汤临床加减运用：若兼胸胁胀闷、心烦性急者，加柴胡、白芍、枳壳、香附、郁金；心悸失眠者，加酸枣仁、远志肉、夜交藤、合欢皮；汗多者，加北荞麦、五味子、麻黄根等；肝火偏亢者，加龙胆草、丹皮、白蒺藜；脾胃运化失调而致大便稀溏、便次增多者，加白术、茯苓、淮山药、薏苡仁；胃热亢盛、多食易饥者，加石膏以清泄胃热等。

──［**案例 1**］────────────────────

秦某，女，19岁，1992年7月20日初诊。患者平素性情急躁，遇事善怒，近3个月来右侧甲状腺逐渐增大，且伴胸闷不舒、心悸汗出、口干喜饮、咽喉不适似有物梗塞。5月15日曾在省某医院做甲状腺抑制试验：3小时7%，24小时17%，结论：甲状腺抑制正常。又经省某医院作吸[131]碘率提示："高于正常"。7月份省某医院同位素扫描报告："甲状腺位置形态正常，右叶腺体肿大。"甲状腺吸[131]碘："3小时15%；24小时57%。结论：吸[131]碘正常。甲状腺右侧肿大。"诊其脉弦细略数，舌淡红，苔薄白。此为气滞痰结之气瘿，治从理气化痰、软坚散结入手。处方：黑元参15g，浙贝母10g，左牡蛎30g（先煎），山慈菇6g，海蛤壳12g，黄药子15g，毛柴胡6g，赤白芍各10g，绿枳壳6g，粉甘草3g，北荞麦15g。7剂，水煎服。并配以野苋菜60g合瘦肉适量炖服，隔日1剂。

7月27日二诊：药后患者症状改变不明显，咽间似有物梗塞，性急心烦，汗多，纳食尚可。脉弦细数，舌质淡红，苔薄白。仍按前方加减。处方：黑元参 15g，浙贝母 12g，牡蛎 30g（先煎），山慈菇 6g，海蛤壳 12g，黄药子 15g，紫苏叶 6g，清半夏 6g，川朴根 6g，小春花 10g，粉甘草 3g。5 剂，水煎服。

8 月 2 日三诊：服上药后，咽间梗塞感已有改善，右侧甲状腺肿已见缩小。食欲不振，口略干。脉弦细，舌淡红，苔白。按前方加减。处方：紫苏叶 6g，川朴根 6g，清半夏 6g，黑元参 15g，浙贝母 12g，左牡蛎 30g（先煎），山慈菇 6g，海蛤壳 12g，黄药子 15g，苏百合 15g，小春花 6g，麦谷芽各 15g，粉甘草 3g。5 剂，水煎服。

8 月 7 日四诊：服药后咽喉梗塞感已愈，其余症状均有改善。处方：黑元参 15g，浙贝母 12g，左牡蛎 30g（先煎），山慈菇 6g，海蛤壳 12g，黄药子 15g，小春花 6g，苏百合 15g，苦桔梗 10g，昆布 10g。水煎服。患者又服 7 剂后，右侧甲状腺肿明显缩小，胸闷心悸、汗多等症也基本消失。

瘿病，多由平素情志失调所致，七情所伤，使肝失疏泄，气机郁滞，日久气郁化火，煎津成痰，痰阻经络，结于项下而成。本例患者胸闷不舒，遇事善怒，性情急躁，咽间似物梗塞，均为肝郁气滞之象，俞教授运用疏肝理气、散结消肿的散结消瘿汤治疗，故获得较好的疗效。

─── [案例 2] ───

陈某，女，23 岁。1992 年 8 月 11 日初诊。患者近半年来发现甲状腺两侧稍肿大，平素遇事易于焦虑烦躁，思想不易集中，心悸，性急，汗多，口干喜饮，倦怠乏力，善食易饥。1992 年 8 月 11 日经某地医院作甲状腺吸 [131] 碘试验：24 小时抑制率 >80%。血清总甲状腺素测定：T_3 0.54nmol/L，T_4 103nmol/L，结论未定。后又经省某医院作甲状腺吸 [131] 碘试验：3 小时为 6%，24 小时为 36%。甲状腺同位素扫描提示："甲状腺位置形态正常，腺体肿大，放射性分布均匀。结论：甲状腺肿大。"诊其脉弦细，舌质淡红，苔薄白。证属气滞痰结之气瘿，治以理气化痰、软坚散结法，拟散结消瘿汤加减。处方：黑元参 12g，浙贝母 10g，左牡蛎 30g（先煎），毛柴胡 6g，杭白芍 10g，绿枳壳 6g，粉甘草 3g，山慈菇 6g，海蛤壳 12g，黄药子 15g，北荞麦 15g，麦冬 15g，五味子 3g。7 剂，水煎服。

8 月 18 日二诊：药后症状略有改善，心烦性急、心悸汗多均有减轻。舌淡红，苔薄白，脉弦细。仍按理气化痰、散结消瘿法。处方：毛柴胡 6g，杭白芍 10g，左牡蛎 30g（先煎），山慈菇 6g，海蛤壳 12g，黄药子 15g，夏枯草 12g，北荞麦 15g，麦冬 15g，五味子 3g，粉甘草 3g。10 剂，水煎服。上药服后，两侧甲状腺明显缩小，心烦性急、心悸多汗症状也基本消失，身体复常。

本病多因平素情志内伤，导致肝郁气滞、脏腑失和而引起。肝主疏泄，肝气宜畅达升发，如肝气郁滞则能导致多种脏腑气机失调，也能与多种外侵或内生的致病因素合邪为病。如气病及血、气聚血结，或气与痰湿互结，均可酿成肿块。而足厥阴肝经属肝络胆，途经喉咙，故引起颈部两侧甲状腺肿大而形成瘿病。俞教授治肝郁痰结之气瘿，把治疗重心放在理肝气、散痰结上，运用四逆散配合散结消瘿汤加减而取效。

（九）加味来复汤

来复汤是近代医家张锡纯《医学衷中参西录》方，原方组成："萸肉二两（去净核），生龙骨一两（捣细），生牡蛎一两（捣细），生杭芍六钱，野台参四钱，甘草二钱（蜜炙）。"张氏用此方治疗"寒温外感诸证，大病瘥后不能自复，寒热往来，虚汗淋漓；或但热不寒，汗出而热解，须臾又热又汗，目睛上窜，势危欲脱，或喘逆，或怔忡，或气虚不足以息，诸证若见一端，即宜急服"。张锡纯指出，方中的"萸肉救脱之功，较参、术、芪更胜……凡人身之阴阳气血将散者，皆能敛之。故救脱之药，当以萸肉为第一"。方中野台参健脾益气；生杭芍有敛阴止汗作用；龙骨和牡蛎长于收敛固涩，故来复汤有益气敛汗救脱的功效。俞教授认为，虚汗淋漓者，必有阴津的亏损，在治以益气敛汗固脱的同时，应顾及养阴生津。所以他在方中加入麦冬、五味子，组成加味来复汤，临床治疗气虚汗出欲脱者有较好的效果。

── ［**案例 1**］──

王某，女，48 岁，1993 年 12 月 21 日初诊。患者素有哮喘病，每遇冬季易于发作，时缓时剧。今年 12 月份以来，因天气寒冷，哮喘病又患，数日来气喘加剧，且胸闷汗出，声低息短，心悸动甚，口干唇燥，精神疲乏，四肢欠温，扪之面额烘热，脉象细数无力。俞教授认为，此乃肝肾两亏、阳气不固致暴喘欲脱。考参附同用，虽可救脱，但患者口唇干燥，内有伤阴之象，非附子所宜，认为山萸肉既可补益肝肾、纳气平喘，又能滋阴敛阳、止汗固脱，故嘱其用山萸肉 60g（去核），浓煎顿服，待气喘稍缓后，继治以益气滋阴、纳气平喘法，运用加味来复汤治之。处方：山萸肉 60g（去核），生龙牡各 30g（先煎），生杭芍 18g，潞党参 12g，麦冬 15g，五味子 6g，炙甘草 3g。水煎服，5 剂。

12 月 28 日二诊：药后精神好转，气喘明显减轻，仍按前方加味。处方：绵黄芪 15g，山萸肉 30g（去核），生龙牡各 30g（先煎），生杭芍 18g，潞党参 12g，麦冬 15g，五味子 6g，炙甘草 3g。水煎服，又嘱其连服 5 剂。

本例患者哮喘多年，肺气久虚，近日气喘加剧，又见汗出声低、神乏脉细，而知阳气不固致暴喘欲脱。俞教授治方中重用山萸肉，意在敛汗纳气固脱。据现代药理研究，认为山萸肉所含的酒石酸、苹果酸、没食子酸等具有补血和收敛作用，故善于救脱；而龙骨、牡蛎、五味子亦善于收敛固脱，且牡蛎又能滋阴潜阳；杭白芍、麦冬柔肝养阴；党参、炙甘草补脾益气。诸药相伍，其救脱之力更为显著。

陈某，女，63岁，1973年11月12日初诊。患者得气喘病30多年，此次病发暴急。望病人仰卧床上，神识不清，气喘抬肩，喉间痰鸣如锯。按其脉大无根，舌苔紫黑，口干唇燥。某医院诊断为肺源性心脏病心力衰竭，中医辨证为肺肾两亏，且有气损阴耗欲脱之象。急促病家速购山茱萸（去核）60g，浓煎予服。山茱萸性味酸温，既能滋补肝肾，又能敛气固脱、平定喘息。又予加味来复汤治之。处方：太子参6g，飞龙骨30g，牡蛎30g，白芍18g，炙甘草6g，山萸肉60g，紫苏子10g，麦冬10g，五味子3g。水煎服。

二诊：翌日病家复来邀诊，告曰是夜将山萸肉浓煎服后，喘息渐平。诊视舌苔紫黑转浅，脉象亦为沉数。嘱病家给配服西洋参，继进参赭镇气汤加减。处方：太子参6g，代赭石15g，淮山药15g，龙骨15g，牡蛎15g，麦冬10g，五味子3g，牛蒡子10g。水煎服。

而后患者又经滋阴补气、化痰平喘的汤方调治3个月，恢复健康。

本例患者气阴耗损明显，故俞教授先用大剂量山茱萸滋肾益精、敛气固脱，后进加味来复汤以益气滋阴、纳气平喘。二诊时又配服单味西洋参增强益气功效，并续进加减参赭镇气汤以健脾益气、补虚平喘，诸法配合，使危重险症得以化险为夷。

（十）加味百合汤

百合汤在清代陈修园《时方歌括》卷下和《时方妙用》卷二中均有载录。该方由百合30g（一两）、乌药9g（三钱）2味组成，适用于"治心口痛，服诸热药不效者，亦属气痛"之证。据陈修园称，"此方余从海坛得来，用之多验"。俞教授喜用百合汤治疗胃痛，认为方中百合微寒、甘润清热，乌药辛温行气止痛，二药配合，凉温相宜，柔中有刚，润而不滞，用于治疗气滞日久化火之胃脘疼痛尤为适宜。然而气滞胃痛日久每多夹瘀，故俞教授临床上常加活血祛瘀的丹参一味，组成"加味百合汤"，其功效较原方显著。他常用此方治疗胃脘胀痛反复不已，且伴有嗳气嘈杂、纳少口干之证，每取得满意疗效。

加味百合汤临床加减运用：如见胁肋胀闷较甚者，多与四逆散合方加川朴、佛手干治疗；以胃痛为主者，加川楝子、延胡索、川郁金；泛酸者，加吴茱萸、黄连、海螵蛸；倦怠乏力、食欲不振者，加太子参、淮山药、白术、谷麦芽；口干咽燥者，加石斛、玉竹、麦冬等；大便溏泻者，加薏苡仁、白扁豆、淮山药。

江某，男，34岁，1992年6月22日初诊。患者3年来经常出现胃脘部闷痛，近日胃痛又发，饥饱均痛，且有灼热感。伴脘胁胀闷、嗳气、纳减、口干。5月8日经省立医院胃镜检查诊为"慢性浅表性胃炎"。其脉弦，舌边红，苔白而干。此属气滞化火之胃脘痛，治宜理气清热、养胃止痛。处方：京丹参 12g，苏百合 12g，台乌药 6g，毛柴胡 6g，杭白芍 10g，绿枳壳 6g，粉甘草 3g，川郁金 10g，干石斛 10g，明玉竹 10g，淮山药 12g，麦谷芽各 15g。水煎服。

6 月 27 日二诊：上方服 5 剂后，胃脘疼痛明显减轻，口干改善，但胃脘尚感胀闷，脉弦，舌边红，苔白。仍按前方加减。处方：京丹参 12g，苏百合 12g，台乌药 6g，毛柴胡 6g，杭白芍 10g，绿枳壳 6g，粉甘草 3g，川郁金 10g，干石斛 10g，明玉竹 10g，麦谷芽各 15g，川朴根 6g，佛手干 9g。患者又连续服用 7 剂后，胃痛获愈，食量增加。

───［**案例 2**］───

王某，男，37 岁，1993 年 4 月 5 日初诊。去年经省某医院胃镜检查为"慢性浅表性萎缩性胃炎"，近半月以来胃脘部经常出现针刺样疼痛，且痛及两胁下，胃脘时有胀闷感，嗳气，口苦泛酸，大便量少，2 日 1 次。舌质稍红，苔白，脉弦细数。此为胃有郁热兼气滞之证，治以理气、泄热、和胃法，拟加味百合汤合左金丸治之。处方：京丹参 12g，苏百合 12g，台乌药 6g，广木香 5g（后入），缩砂仁 5g（后入），吴茱萸 5g（泡），川黄连 5g，川楝子 12g，川郁金 10g，延胡索 10g，杭白芍 12g，粉甘草 3g。3 剂，水煎服。

4 月 8 日二诊：服上药后胃脘疼痛减轻，泛酸已除，尚有胃胀，纳食较少，大便不畅。舌质稍红，苔白，脉弦细数。仍守前法。处方：京丹参 12g，苏百合 12g，台乌药 6g，广木香 5g（后入），缩砂仁 5g（后入），川朴根 6g，麦谷芽各 15g，川楝子 12g，延胡索 10g，干瓜蒌 15g，粉甘草 3g。水煎服。患者服前方 5 剂后，胃痛已愈。

───［**案例 3**］───

杨某，男，58 岁，1992 年 6 月 18 日初诊。患者近 3 年来经常出现胃脘部疼痛，多于劳累、受凉，或饮酒进食生冷食物后发生，疼痛无明显规律性，剧痛时可向腰背部放射，痛时喜压喜按。近一周来胃痛复发，胃脘部有轻度压痛，伴头晕、乏力、食欲不振、口干，大便干结，每日排便 1 次。诊其脉弦缓，舌淡红，苔根厚。6 月 10 日经省某医院纤维胃镜检查诊为"慢性浅表性萎缩性胃炎"。此为脾胃虚弱之胃脘痛，治以健脾益气、和胃止痛法，予百合汤加味。处方：京丹参 12g，苏百合 12g，台乌药 6g，太子参 15g，淮山药 15g，结茯苓 10g，炙甘草 3g，制陈皮 5g，延胡索 10g，广木香 5g（后入），缩砂仁 5g（后入）。4 剂，水煎服。

6 月 22 日二诊：药后胃脘疼痛减轻，但时有泛酸，胃脘部和背部自觉冰冷，口臭，肠鸣。舌淡红，根部苔白，脉弦细。仍按前法。处方：京丹参 12g，苏百合 12g，台乌药 6g，太子参 15g，绵黄芪 15g，漂白术 6g，软防风 6g，广木香 5g（后入），缩砂仁 5g（后入），海螵蛸 10g，炙甘草 3g。4 剂，水煎服。

6 月 26 日三诊：服上药后胃脘痛和泛酸均有减轻。肠鸣，胀气，脉弦缓，舌淡红，苔白。处方：京丹参 12g，苏百合 12g，台乌药 6g，太子参 15g，漂白术 6g，杭白芍 10g，制陈皮 5g，软防风 6g，制香附 6g，广木香 5g（后入），缩砂仁 5g（后入），炙甘草 3g，水煎服。患者又续服 4 剂后，胃脘痛愈，肠鸣、胀气均有改善。

气郁气滞胃脘痛，临床常分为偏寒、偏热两种。如属于偏寒者，或一般的气痛，多选用辛温行气之方；如偏热者，属于气滞日久化火所致，则不宜选用香燥行气之方药，而当配以凉润行气之品，加味百合汤即符合此义，该方有清热、行气、止痛的功效，故上述 3 个案例的治疗，均获满意疗效。

（撰文：刘德荣）

第二节　临床用药特点

俞教授在长期的临床医疗实践中积累了丰富的用药经验，他对药物深有研究，精通药物性能、功效及配伍特点，遣方用药严谨认真，灵活中有法度，稳妥之下寓有变化。俞教授常指出，医生临证既要掌握病情，又要熟练运用药物，才能除病神速，获效显著。古人云"用药如用兵"，只有认真辨证用药，且了解药物性能并灵活运用它，方可药证合拍，药到病除。

一、药物用量　灵活机动

俞教授认为，汤方的疗效不在于药量任意加大而在于恰当，应根据病情，灵活掌握药物的用量，斟酌轻重，适可而止，则对疾病有益；如用之不当，可加重病情，出现脏气的偏盛偏衰，或药未能到达病所而延误施治。因此俞教授主张药量轻重应适当。他善于根据疾病的性质和病情的缓急，掌握药物用量变化，临床用药每有轻剂和重剂之别。

（一）轻量用药

俞教授临床治疗外感疾病，或病位在外，或头部、上焦肺卫的病证，常轻量用药，或多选取"轻清宣透"之品，运用"小剂药物"。处方一般在 8~10 味之间，用量多偏轻。如治外感表证，每用辛散轻宣的荆芥、薄荷、防风、桑叶、菊花、银花、连翘、竹叶等，药量大多仅用 6~9g。又如俞教授治外感发热的解表退热剂，或治头痛的经验方加减川芎茶调散（川芎 6g，羌活 6g，薄荷 5g，白芷 6g，荆芥 5g，防风 6g，细辛 3g，蔓荆子

6g，甘草 3g）和加减清上蠲痛汤（川芎 6g，白芷 6g，羌活 6g，独活 6g，麦冬 9g，黄芩 5g，防风 6g，蔓荆子 9g，细辛 1g，甘菊花 6g，钩藤 6g，葛根 6g，柴胡 5g，粉甘草 3g），药量均较轻，均以轻清取胜。

─[案例 1]─

陈某，女，28 岁，1989 年 11 月 13 日初诊。患者两侧头痛及腰背酸痛已 1 个多月，兼有四肢疼痛，头晕眼花，夜寐欠佳且多梦，大便时干时溏，舌质稍红，苔薄白，脉细数。证属肝经风火头痛，治以平肝息风止痛法。处方：双钩藤 8g，明天麻 10g，香白芷 5g，甘菊花 6g，蔓荆子 6g，川芎 5g，羌活 6g，北藁本 6g，夜交藤 12g，合欢皮 12g，延胡索 10g，威灵仙 12g，甘草 3g。4 剂，水煎服。

11 月 17 日二诊：药后头痛减轻，仍按前法，前方去延胡索，加淮山药 12g。又服 5 剂后，头痛未再发作，余症改善。

─[案例 2]─

李某，女，32 岁，1992 年 8 月 6 日诊。患者近日来头痛，微恶风寒，鼻流清涕，鼻塞，舌淡红，苔薄白，脉浮。证属外感风寒头痛，治以疏风解表法，方用川芎茶调散加减。处方：川芎 6g，薄荷 5g，白芷 6g，荆芥 6g，防风 6g，羌活 6g，藁本 6g，细辛 2g，甘草 3g，另加绿茶一小撮。服 3 剂后，头痛愈。

风邪侵袭人体，易先从头部患病。如感受外邪之头痛，虽有风、寒、湿、热偏胜之分，但以风邪所犯为最多见。肝经风火头痛，亦属风邪留滞，郁热化火，或郁热化火，复感风邪所致。《素问·太阴阳明论》指出："伤于风者，上先受之。"所以在治疗上，俞教授遵李杲"凡头痛皆以风药治之"之旨，抓住疏解风邪这一关键，临床所用治头痛方剂中所选的药物，均以剂小量轻为特点，药物轻清，易达头部，从而清解头部风邪。

─[案例 3]─

任某某，女，69 岁，1973 年 10 月 12 日初诊。患者于高热之后，两个多月来低热不退。每天 9 时以后，热度上升，但不高，患者食纳减少，小便短赤。舌质裂纹，苔白带黄，脉沉细数。证系邪伏阴分，夜热早凉。治之仿雷氏法，以透邪保津为主。处方：干石斛 15g，麦冬 9g，生地黄 12g，细木通 3g，淡竹叶 6g，甘草梢 3g，鲜芦根 15g，黑元参 9g，青蒿叶 6g，地骨皮 6g。水煎服。

10 月 15 日二诊：上方连服 3 剂后，诸症均有好转，仍就前方出入。处方：干石斛 15g，生地黄 12g，北沙参 10g，鲜芦根 15g，明玉竹 6g，麦冬 10g，黑元参 10g，青蒿叶 6g，地骨皮 10g，胡黄连 4.5g。水煎服。

10 月 18 日三诊：上方续服 3 剂，低热已除，舌质裂纹转浅，苔白黄减退，胃口顿开，小便增多。仍以养阴透热为治，予青蒿鳖甲汤加味。处方：青蒿叶 6g，生鳖甲 18g（先煎），地骨皮 10g，银柴胡 6g，当归身 6g，肥知母 6g，乌梅肉 5 枚，胡黄连 9g，黑元参 10g，麦冬 15g，干石斛 15g。水煎服。服上方 3 剂后，低热未复发，其他症状亦显著好转。

本例为热邪伤阴，邪热伏于阴分，日久不退而出现的夜热早凉症状。俞教授以养阴透热为主治之，所用透邪外出药物如青蒿叶、银柴胡等，用药量仅 6g，用药量轻，一者能祛除稽留之热邪，二者清解暑热后不易再伤其阴。

（二）重剂用药

俞教授治疗慢性顽疾，或病情重、病势急之危证，方中的药物用量均偏重，认为非重剂难以奏效，尤其主药，必量重方能直达病所，挫其病势。如治 1 例暴喘重证患者，用山茱萸 60g 单味浓煎服，并配服来复汤（山茱萸 60g，生龙牡各 30g，白芍 18g，党参 15g，炙甘草 6g）治疗。山茱萸有良好的补肾敛气固脱作用，用量重才能挽救暴喘病情而获得较好疗效。又如治脾虚水肿的加减五皮饮（黄芪 30g，带皮苓 30g，赤小豆 15g，桑白皮 15g，地骨皮 12g，陈皮 5g，地胆草 30g，五加皮 12g，泽泻 12g，车前子 12g），重用方中主药，临床每获良效。而治疗中风偏瘫的补阳还五汤中黄芪的用量，则多在 30g 以上。

──［案例 1］──

林某某，男，58 岁，1991 年 3 月 22 日诊。患者左侧偏瘫，经医院治疗后尚未恢复。伴耳鸣头晕、身倦口干、左侧肢体活动不灵。舌淡，苔白，脉细。治宜益气活血通络法。处方：绵黄芪 30g，白桃仁 6g，川红花 6g，赤芍 10g，干地黄 12g，当归尾 5g，川芎 5g，三七粉 5g（分冲），地龙干 15g，全蝎梢 6g，白僵蚕 6g，白附子 6g，粉甘草 3g。经服 20 余剂后，症状改善，偏瘫肢体明显恢复。

──［案例 2］──

吴某，男，72 岁，1982 年 8 月 15 日初诊。患者由于肾阴不足，肝阳偏亢，肝风内动，猝然昏倒，神志不清，牙关紧闭，两手瘛疭，半身不遂，口眼㖞斜，语言謇涩。家人因其病猝发，急抬往医院抢救，一面请俞教授以中药为之治疗。因患者素体肝阳偏亢，此为热闭之证，当先宣窍开闭，宜用至宝丹，继用镇肝息风汤，以息肝风内动。处方：怀牛膝 30g，代赭石 30g，飞龙骨 15g，左牡蛎 15g，败龟板 15g，白芍 15g，黑元参 15g，天冬 15g，川楝子 6g，生麦芽 6g，绵茵陈 6g，生甘草 4.5g。水煎服。

二诊：服上方 7 剂后诸症均瘥，续以补阳还五汤服用，以益气活血、祛风通络，治后遗症之半身不遂等。处方：绵黄芪 60g，当归尾 6g，赤芍 4.5g，地龙干 15g，川芎 3g，白桃仁 6g，川红花 3g，全蝎梢 4.5g。水煎服。上方前后连服近 20 剂，患者半身不遂明显改善。

以上案例1左侧偏瘫，俞教授治以补阳还五汤，该方的主药黄芪用量30g。案例2为肝阳偏亢之中风，先以镇肝息风汤治之，方以平肝潜阳的代赭石和引血下行的怀牛膝为主药，用量均大，有利于肝阳之平降镇潜。该例二诊后以补阳还五汤治后遗症之半身不遂，又重用方中的黄芪，使患者服近20剂后症状明显改善。

俞教授应用矿物和贝壳类药物，同样以重剂量取效。例如俞教授曾用石膏30~60g，配以四妙散治疗数例湿热痹证，疗效甚佳。1990年治1例眩晕伴两耳胀痛的肝阳上亢病患，用石决明、牡蛎、珍珠母、磁石各30g，配合钩藤、天麻、甘菊花、生地黄、元参、麦冬等平肝养阴息风药物治疗，取得较好疗效。又曾用鳖甲30g、牡蛎30g、鸡内金10g，配合养阴软坚、理气化瘀之品，治疗数例肝脾肿大患者。

─── [**案例3**] ───

王某，男，46岁，1992年8月20日诊。旧有慢性肝炎病史，近几个月来自觉两胁下胀闷不适。经省某医院B超检测为肝硬化、脾肿大（中度）。脉弦数，舌淡红苔微黄。处方：生鳖甲30g（先煎），左牡蛎30g（先煎），鸡内金10g，绵茵陈15g，玉米须15g，夏枯草15g，生地黄15g，黑元参12g，川郁金10g，赤白芍各10g，京丹参12g。7剂，水煎服。患者复诊数次，症状有所改善。

─── [**案例4**] ───

李某，男，27岁，1990年4月19日诊。平时汗多，动辄汗出，伴体倦乏力，腰酸，小便较少，咽喉不适，舌淡红，苔白，脉细数。证属气虚卫表不固，兼有内热之象，治以益气固表，酌加少量清热之品。处方：绵黄芪15g，明党参12g，浮小麦30g，麻黄根10g，左牡蛎30g（先煎），生龙骨30g（先煎），山萸萸10g，五味子5g，鬼针草15g，鱼腥草15g，车前子15g。服药5剂后，汗出明显减少。

以上案例3患者数次治疗，俞教授处方中的鳖甲和牡蛎用量均为30g；案例4汗证患者，牡蛎、龙骨各用30g；又治瘿瘤，常用牡蛎30g、海蛤壳30g配合理气散结药物；治耳鸣，常以磁石30g配方；而治咳喘、呃逆证时，处方中的代赭石也常用至24~30g。根据病情酌量用药，或轻或重，灵活施治，是俞教授临床用药的一大特点。

■ 二、配伍组方　重视对药

俞教授在临床中重视药物组对应用，认为两种药物互相配伍组成"对药"，不但能发挥协同作用、相得益彰，而且能消除药物之间的毒副作用，抑其所短，专取所长。在主方中加入"对药"，能增强主方的疗效。俞教授应用的对药，常以寒温并用、升降配伍，或作用相似的药物组对，以增强单味药效。

（一）羌活和独活

羌活味辛、苦，性温，气浓而香烈，燥散性强，能祛风除湿、通痹止痛，常用于感冒风寒，恶寒发热，头痛，肢体酸痛等症；又用于风寒湿痹疼痛，尤善治上半身骨节疼痛。独活味辛、苦，性温，气薄而香，能祛风胜湿、通经活络，治风湿痹痛，尤以下部痹证为宜，如两足湿痹、腰膝酸重疼痛。羌活偏表，上行力大；独活偏里，下行力大，羌活和独活配合，一上一下，各司其长，用以疏调太阳经气，治风寒湿痹周身疼痛、项背拘急，效果甚佳。

（二）威灵仙和豨莶草

威灵仙、豨莶草均有祛风湿、通经络之功效，但威灵仙辛温，性善走窜，通经活络止痛作用较强；豨莶草苦寒，以祛风除湿为著，主治肢体拘挛麻木、关节疼痛证。两药配合，一温一寒，协同作用，不但能增强祛风湿、通经络、止痹痛的作用，而且寒温适中，故俞教授常加入治疗风湿痹痛证的治方中。例如临床治疗痹证的经验方蠲痹四藤汤（海风藤、络石藤、忍冬藤、鸡血藤、威灵仙、豨莶草、冬桑枝、木防己、川牛膝），方中就有威灵仙、豨莶草两药，该对药与其他抗风湿药配伍使用，能增强疗效，从而成为祛风湿、除痹痛的基本方，该方根据病情适当加减，可广泛应用于治疗各种风寒湿痹肢体关节疼痛证。

（三）赤芍和白芍

赤芍清热凉血、祛瘀止痛；白芍养血敛阴、柔肝缓急。《本草求真》云："赤芍与白芍主治略同，但白则有敛阴益营之力，赤则有散邪行血之意。"两药配合，一散一敛，相互制约，各发挥其所长，且散中有收、补中有泻，能达到凉血养血、散瘀止痛之目的，临床治疗寒热互见、虚实夹杂的日久痹痛、体虚夹瘀者尤为适合。俞教授临床运用四逆散与活络效灵丹合方加减，治疗老年人冠心病出现心前区胀闷疼痛，伴有心悸、倦怠乏力、夜寐欠佳，舌质暗紫苔白，脉滑者，其中四逆散的芍药，多为赤芍与白芍配合使用。

（四）藿香和佩兰

藿香味辛气香，辛散而不峻烈，微温而不燥热，能运脾化湿和中；佩兰味辛气芳香，有化湿和中之功，两药性味相近，均为芳香药物，功效类似，都能表散暑湿外邪，又善宣化脾胃湿浊。二药相须为用，其芳香化浊、醒脾和胃功效益彰。俞教授常用以治疗夏日感受暑湿而致的发热头重、胸脘满闷、恶心欲呕、纳呆，或腹泻之证。

（五）川芎和白芷

川芎味辛性温，其气芳香走窜，既能行气开郁，又擅通行血脉，有祛风止痛之功，其性升散，善行头目，为治头痛要药；白芷辛散温通，祛风解表散寒，温燥除湿，芳香上达，以通窍止痛，治疗阳明经头痛、眉棱骨痛为见长。两药配合，能增强祛风止头痛的作用，俞教授常把川芎、白芷配合治疗外感风寒湿头痛和肝经风火头痛，常用方加减清上蠲痛汤即以对药川芎、白芷为主药，配以羌活、独活、麦冬、防风、蔓荆子、菊花、细辛、葛根、柴胡、甘草等。

（六）辛夷花和苍耳子

辛夷花芳香质轻，气味俱薄，性易走窜，善入肺经散风寒而通鼻窍，为治鼻渊良药；苍耳子辛温发散，宣通脉络，亦属疏风祛湿通窍之品。俞教授常两药合用，以增强疏风通窍作用，是临床治疗急慢性鼻炎常用的对药。其自拟的治疗急慢性鼻炎经验方加味苍耳散，即辛夷花和苍耳子各9g，加入其他通利鼻窍的药物（北细辛3g、薄荷叶6g、香白芷9g、鹅不食草12g）。该方具有疏风散寒、通利鼻窍的功效，临床用于治疗急慢性鼻炎症见鼻塞、流涕者。

（七）夜交藤和合欢皮

夜交藤味甘、微苦，性平，入心肝经，功能养心安神，《饮片新参》云能"养肝肾，止虚汗，安神催眠"。合欢皮味甘性平，入心、肝二经，善解肝郁而安神，《本经》曰合欢皮"主安五脏，利心志，令人欢乐无忧"，临床常用于治疗情志所伤的忿怒忧郁、虚烦不安、健忘失眠等症。夜交藤和合欢皮均入心、肝经，同具养心、安神、解郁之功效，二药配对使用，可相对增强疗效而发挥协同作用。故临床对虚烦失眠者，俞教授每在治方中加入夜交藤、合欢皮，均有较好的疗效。

——［案例］——

张某，男，65岁，1987年5月7日初诊。患者几年来睡眠一直不佳，甚至彻夜不能入寐，头晕，食少，精神疲倦，四肢乏力，经多方诊治，终难见效，殊为痛苦。俞教授按其脉象细数有力，察其舌苔薄白质绛，诊为心肾不交、肝脾不和。用宁心补肾、平肝益脾法治之。处方：朱茯神12g，白芍10g，枸杞子12g，珍珠母30g（先煎），法半夏6g，山药15g，夜交藤10g，合欢皮10g，钩藤10g（后入），五味子3g，远志5g，柏子仁10g。水煎服。患者曾门诊2次，经服上方8剂后，失眠症状改善。

（八）杏仁和浙贝母

杏仁苦泄而性温，主入肺经气分，功擅宣肺降气、止咳平喘。《本草求真》称杏仁"辛则散邪，苦则下气，润则通便，温则宣滞行痰"，临床灵活加减，可治疗多种咳喘证。浙贝母性寒味苦，有开宣肺气、清热散结、化痰止咳之功，常用于风热咳嗽的治疗。杏仁和浙贝母两药相伍，一降一散，善于清泄肺中痰热，用以治疗痰热郁肺之咳嗽证。

俞教授临床治疗咳嗽的经验方加减止嗽散中，就有杏仁和浙贝母这一对药，该方组成为荆芥、百部、陈皮、甘草、杏仁、浙贝母、款冬花等。该方是以清代程钟龄止嗽散为基础加减而成，其中加入止咳降气的杏仁和清肺化痰止咳的浙贝母，其止咳化痰作用优于原方，疗效也较原方显著。全方具有疏风止咳、理气化痰之良效。临床上常以此方为基本方随症加减，广泛应用于多种类型咳嗽的治疗。

（九）紫菀和款冬花

紫菀性温而不热，润而不燥，味微辛，能入肺经气分，其色殷紫，又入肺经血分，所以能疏通肺经气血，温肺祛痰，止咳平喘，临床治疗久咳不愈或肺虚咳甚而咯血者效果较好。款冬花味辛，性温，能下气，止咳平喘，常用于肺虚久咳气喘，如配伍得当，可治各种咳嗽。俞教授认为，紫菀和款冬花功用虽然基本相同，但是略有区别，紫菀祛痰效果较好，止咳作用弱；款冬花止咳效果较好，而祛痰作用弱，所以两药常常相须为用，以增强祛痰止咳作用。

俞教授在临床上还常用半夏和陈皮相伍，治痰饮咳嗽；五灵脂和蒲黄相伍，治血瘀痛经；双钩藤和鸡胗花相伍，治肝热头晕；枇杷叶和马兜铃配合，治肺热咳嗽；瓜蒌和薤白配合，治胸痹；延胡索和川楝子相伍，治脘腹疼痛等。俞教授运用对药经验丰富，组对的药物有多种，他每能在辨证遣方用药时，根据病情灵活选用。

■ 三、动物药品　运用娴熟

动物药属血肉有情之品或行通走窜之物，其治疗作用常是植物药或矿物药所不能代替的。俞教授在数十年的临床医疗中对动物药深有研究，善于利用各类动物药所具有的特殊功效，针对多种疑难杂症和急性病，配合应用而获满意疗效。

（一）地龙

俞教授运用的动物药中，以地龙最多，认为地龙具有清热平肝、息风止痉、通络除痹、止喘利尿及降压的多种作用，可广泛应用于临床。其息风止痉作用，可用于壮热所致的狂躁、惊风抽搐、癫痫等。又据药理研究证明，地龙能扩张支气管平滑肌，故有良好的平喘作用，常用于治疗肺热喘咳型支气管哮喘、小儿百日咳等证。地龙又有通利经络止痛作用，用于多种原因引起的经络阻滞、血脉不畅、关节不利之证，如中风半身不遂、风湿性关节炎，以及丹毒、湿疹、烫火伤、下肢溃疡、跌打骨折等疾病，配合地龙治疗，临床疗效甚好。

（二）鸡内金

鸡内金消食力量较强，有运脾健胃之作用，凡积滞，不论肉积、乳积、谷积及其他积滞均有功效，且有固精止遗之功。俞教授临床喜用鸡内金，对鸡内金的化坚消石和固涩止遗功效十分赏识，他多倡《别录》所载鸡内金"主……遗溺"和张锡纯的"善化有形瘀积"之说，常用鸡内金配合清热利湿药物治疗胆囊结石和尿路结石；又用鸡内金与温肾缩尿的缩泉饮配合，用于治疗遗尿症，临床均取得满意疗效。例如曾治一男青年，素有遗尿之症，每月7~8次，因工作紧张，夜遗倍增，遗尿时即醒，醒后伴心悸、腰酸，舌淡，脉软。诊为心肾不足之证，处以内金缩泉饮加味：鸡内金6g，益智仁5g，台乌药6g，淮山药12g，炙甘草3g，覆盆子10g。服5剂后，夜遗次数减少，再服10剂，遂不复遗。俞教授临床上曾用内金缩泉饮加减治愈多例遗尿病患。

《滇南本草》载鸡内金有"宽中健脾，消食磨胃"之功，善于健胃运脾，俞教授临床治疗脾气虚弱、水湿停滞的水肿，在运用健脾利湿法的同时，常以鸡内金、于术、白茅根水煎配服，以助脾胃功能的恢复。

（三）蝉蜕

蝉蜕有疏散风热、息风止痉作用，且有透疹止痒之功。据现代药理研究，"蝉蜕尚有免疫抑制，抗过敏"作用（颜正华《中药学》）。故俞教授治疗经久不愈的皮肤瘙痒症，常用蝉蜕配合祛风止痒的药物，如白鲜皮、地肤子、徐长卿、苦参片、白蒺藜等而获效。

（四）全蝎、僵蚕

全蝎辛，平，有毒，专入肝经，性善走窜，有良好的息风止痉作用，是治肝风抽搐的要药，临床上的急慢惊风、中风面瘫、破伤风等症，多选用全蝎与他药配合治疗，用之颇验。僵蚕咸、辛，平，入肝、肺二经，既能息风止痉，又能化痰除湿。俞教授临床治疗中风、口眼㖞斜，或肢体震颤、抽搐麻痹等症时，取全蝎和僵蚕配合，增强两药在息风止痉方面的作用，常用全蝎梢、僵蚕配合息风止痉的天麻、钩藤和化痰通络、活血祛瘀的白附子、半夏、天竺黄、赤芍、丹参、当归尾、红花、桃仁等治疗。

（五）蜈蚣、白花蛇、乌梢蛇

蜈蚣辛温，有良好的通络止痛功效，常用于游走不定、痛势较剧的风湿痹痛的治疗；白花蛇、乌梢蛇均性善走窜，能搜风邪、通经络，常用于风湿顽痹，日久不愈，以及中风半身不遂诸症的治疗。俞教授常运用虫类药物通络法，每在辨证施治基础上，加入蜈蚣、地龙、白花蛇或乌梢蛇等，发挥虫类药入络搜风逐邪、通络止痛的作用，治疗关节僵硬变形、屈伸不利、疼痛日久的顽固性痹证。

（六）鹿角霜

鹿角霜有补肾助阳、温通督脉之功，且有温补而不滋腻的特点。俞教授每用本品配合桂枝、附子、羌活、独活、寄生、续断、杜仲等温经通阳、蠲痹止痛、补肾强筋的药物治疗腰背冷痛、四肢乏力症，疗效颇佳。

四、药物归经　不容忽视

俞教授临床用药，强调药物的归经作用，认为有些药物对某经和某些脏腑的确有明显疗效，临床选方用药时，如能结合药物的归经，则可以更好地发挥其治疗作用。如清代徐大椿所云的"归经络而无泛用之药，此谓向导之师"。俞教授临证常常是辨证用药与归经药物选用有机结合，而获得满意的治疗效果。例如治头痛证，太阳经头痛多加羌活，阳明经头痛多用白芷，厥阴头痛多用藁本、川芎，少阳经头痛多用柴胡。又如在治疗风寒湿痹中根据疼痛部位的不同用药：项背痛，加羌活、葛根；腰脊痛，加狗脊、寄生、续断、杜仲；手臂痛，加桂枝、桑枝；下肢酸痛，加牛膝、木瓜等，效果很好。再如运用清热药时，常根据其归经的不同选用：清肺热，用石膏、黄芩；泻肝火，用龙胆草；清胃火，用黄连、石膏；清心火，用黄连、木通、竹叶；泻肾火，用知母、黄柏；泻三焦之火，用山栀等，每能在辨证选方时酌情配用，以助其功。

俞教授常指出，同种性味的药物由于归经不同，其作用亦异，例如性味辛温的药物就具有解表、行气、活血、开窍、温里的多种功能，如紫苏归肺经，能发散风寒，可治风寒感冒、咳嗽胸闷；细辛归肺、肾经，其性走窜，有较好的祛风散寒、温肺化饮、止痛通窍作用，常用于外感风寒和头痛、牙痛、痹痛的治疗；木香归脾胃经，功能行气止痛，用于治疗脘腹胀痛；台乌药入肺、脾、肾经，辛开温散，善于疏通气机，能顺气畅中、散寒止痛，常用于治疗寒邪气滞所致的脘腹胀痛、寒疝腹痛和肾阳不足所致的小便频数；青皮归肝经，能疏肝破气，多用于治疗胁肋或乳房胀痛；川芎归肝经，有活血行气之力，常用于治疗血瘀气滞多种病证；等等。说明尽管以上均为辛温药物，由于归经不同，因而各自的功能、主治均有差别。所以俞教授认为，临床用药应熟悉药物归经，了解药物对不同脏腑、经络的选择作用，治疗才能有的放矢，力专用宏，疗效显著。

五、草药单方　亦不偏废

民间草药验方，是中医药学的一个组成部分，临床应用往往能获特殊的疗效。俞教授临证不仅严循绳墨，有理有法，灵活化裁前贤名方，同时对民间草药单方亦常引用。他说，使用单方单药可以弥补主方的不足，与主方配合，常能收到较好的治疗作用，所以俞教授临床上重视运用民间草药验方，在辨证施治的前提下，于主方中加一二味草药，或另有草药验方配服，每取良效。

（一）石橄榄

石橄榄，又名石仙桃，属兰科植物。据《福建药物志》记载，石橄榄"味苦、微酸，性凉，功能敛阴降火、平肝息风。主治头晕、头痛、神经衰弱、肺结核咳血、慢性支气管炎、咳嗽、胃痛、风湿关节痛"等。由于风火头痛是肝经郁火循经上扰清窍所致，石橄榄有平肝降火的功用，故俞教授临床常用之治风火头痛。用法：石橄榄30g，鸡蛋（或鸭蛋）1个（针刺数十孔）同炖，饭后服（蛋汤均服），效果很好。曾治疗多例慢性头痛患者，一般经配服石橄榄2~3次后头痛即止。

（二）野苋菜

野苋菜是一年生苋科草本植物，闽南地区称为白苋，福州称为野苋菜，性味甘、凉，具有清热解毒、利湿消肿、散结止痛的作用，是民间治疗痢疾、痔疮肿痛、疔痈及目赤的常用草药。据《滇南本草》记载，野苋菜"白者去肺中痰结，赤者破肠胃中血积"，因该药有散结消积功效，故俞教授常用野苋菜配合主方治气瘿，获得一定疗效。其方法：用野苋菜每次60g（鲜全草）与猪瘦肉同炖，配合自制经验方散结消瘿汤治疗，曾用此法治疗10余例气瘿病患，临床症状均有不同程度的改善。《中药大辞典》记载："据临床报道，治疗甲状腺肿大，取鲜野苋菜根、茎2两……水煎，分2次饭后服，轻者1周，重者3周即可见效。"俞教授临床运用草药单方野苋菜同猪瘦肉炖服，配合主方散结消瘿汤，同样获得较好疗效。

（三）向日葵

向日葵微甘、苦、辛，平，有疏肝清热功能，据《福建药物志》载，向日葵"主治目眩头痛、高血压、咳嗽、痢疾、疝气、白带、鼻衄、荨麻疹、烫火伤"。药理研究表明，向日葵"种子的总磷脂部分对动物的急性高脂血症及慢性的高胆固醇血症有预防作用……葵花盘乙醇浸出液有显著的降压作用""有效病例均于一周内血压开始下降，未见副作用及肝功能变化"。俞教授治疗高血压、冠心病，常用向日葵配合主方，临床多获良效。

（四）小春花

小春花，俗名蛇不见，是阴地蕨科多年生草本植物阴地蕨，性味微甘、苦，凉，有清热、平肝、镇咳功效，是福州地区民间常用的草药。据《中药大辞典》载，阴地蕨"治头晕头痛，咳血，惊痫，火眼，目翳，疮疡肿毒"。俞教授每用小春花与主方配合，或与地龙干、双钩藤和冰糖另炖服，治疗小儿因肝热而致夜寐欠安、吵闹不宁，获效甚佳。

（五）七叶莲根、土金针头、鸡屎藤

据《福建药物志》记载：草药七叶莲根，为五加科植物鹅掌藤的根，性温，味微苦，有止痛、祛风、散瘀作用，主治胃痛、神经痛、风湿关节痛、牙痛、脱臼、跌打损伤。土金针头，即黄花菜根，有清热利湿、凉血消肿作用，临床常用于治疗关节炎。鸡屎藤，学名鸡矢藤，茜草科植物，《福建药物志》记载地方名"鸡屎藤（通称）、清风藤（闽南、福州、武平）"，功能"理气破瘀，……能治疗风湿性关节炎"。由于这3味草药均有祛风湿、除痹痛作用，互相配合可以发挥协同作用，其祛瘀通络除痹功效更为显著，故俞教授常用七叶莲根40g，土金针头、鸡屎藤各30g，同瘦肉炖服，配合主方治疗反复发作的风寒湿痹痛，效果很好。

（六）鱼腥草、车前草、鬼针草

鱼腥草为三白草科多年生草本植物蕺菜的全草，辛、微寒，入肺经，有清热解毒、排脓、利尿通淋之功，临床主治肺炎、肺脓疡、热痢、疟疾、水肿、淋病、白带、痈肿、痔疮、湿疹等。据现代药理研究，鱼腥草对金黄色葡萄球菌、溶血性链球菌、肺炎双球菌、卡他球菌、白喉杆菌、变形杆菌、大肠杆菌、志贺菌属及钩端螺旋体、真菌、流行性感冒病毒等均有抑制作用。车前草为车前草科植物车前的全株，性味甘寒，入肺、肝、肾经，有清热解毒、利水祛痰功效，临床常用治疗小便不通、淋浊、带下、尿血、热痢、泄泻、目赤肿痛、喉痹乳蛾等。据现代研究表明，车前草有抗皮肤真菌、金黄色葡萄球菌、志贺菌属、钩端螺旋体等病原微生物的作用。鬼针草，为菊科一年生草本植物，性味苦，平，偏寒，归肝、大肠经，长于清热解毒、利湿散瘀，临床常用于肠痈、泻痢，热淋，咽喉肿痛的治疗。据药理研究表明，鬼针草对金黄色葡萄球菌、溶血性链球菌、伤寒杆菌、大肠杆菌、志贺菌属等有抑制作用。鱼腥草、车前草、鬼针草三药配合，清热解毒疗效较好，而且鱼腥草、车前草有利水作用，能使热邪从小便而出。桔梗苦、甘、平，入肺经，有宣肺达邪利咽作用，是治咽痛的要药；甘草生用清热解毒，能治咽部的疼痛，配以桔梗，辛开散结，更可提高疗效。所以急性咽炎或扁桃腺炎、咽喉肿痛，大多是肺胃热盛所致。故俞教授治疗咽喉肿痛常选用清泄肺胃热邪的草药鱼腥草、车前草、鬼针草，加上宣肺利咽的桔梗、甘草，组成经验方利咽桔梗汤，多年来应用于临床，疗效显著。

（七）金钱草、猫须草

金钱草为报春花科多年生草本过路黄的全草，性味甘、咸，微寒，具有清热利湿、通淋作用。因其善消结石，故临床常用治疗尿路结石和肝胆结石。猫须草为唇形科多年生草本，又名肾菜，分布于闽南及闽清、福州（市区）、闽侯、寿宁、建宁等地。性味微苦、甘，具有清热利水、排石通淋的功效，民间常用于治疗尿路结石。金钱草和猫须草均是俞教授临床习用的中草药，常用金钱草、猫须草各30g水煎代茶饮，或用金钱草和猫须草加入主方，以增强利水排石作用，治疗尿路结石获效更佳。

（八）金花捷报

金花捷报，学名黄蜀葵，为锦葵科多年生草本植物，生于山坡、路旁或村旁屋边潮湿地，福建全省各地均有分布。福州地区俗称金花捷报，根、叶、花均可入药。该药性味甘、寒，有清热凉血、消肿解毒之功。《本草纲目》载黄蜀葵"花浸油涂烫火伤，子及根主治痈肿，利小便，五淋水肿，难产，通乳汁"；《福建民间草药》载其"托疮解毒，排脓生肌"。俞教授常用金花捷报的根和叶治疗痈疽疔疖、无名肿毒、刀伤出血和湿热内蕴之急性阑尾炎、肺结核咳血等。金花捷报的花，因有清热通淋、消肿解毒作用，故常用于治疗淋证、汤火烫伤、小儿口疮、尿路结石等；糖尿病见湿热内蕴证，也常用金花捷报（花或叶、根）治疗。

（九）野麻草

野麻草，又名铁苋菜，为大戟科一年生草本植物，福建全省各地均有分布。性味微涩、平，有清热利湿、消肿解毒功效。清代《植物名实图考》述：野麻草"为刀创要药"；《中药大辞典》（下册）载："清热利湿，凉血解毒，消积。主治痢疾，泄泻，吐血，衄血，尿血，便血，崩漏，小儿疳积，痈疖疮疡，皮肤湿疹。"又《福建药物志》载："主治痢疾、肠炎、小儿疳积、瘘管、皮肤湿疹。"据药理研究表明：野麻草对金黄色葡萄球菌、痢疾杆菌、伤寒杆菌、绿脓杆菌等均有抑制作用。俞教授治疗痢疾、急性肠炎等，多用野麻草 15~30g 水煎代茶，或加入主方中治疗，常获得较好的治疗效果。

（撰文：刘德荣）

下篇

二 俞慎初学术流派传承

第四章　流派传承　薪火绵延

第一节　缅怀恩师　难忘师情

恩师俞慎初教授在近70年的医学生涯中，精研岐黄医术，论著宏富，成绩卓著。一生发表学术论文160多篇，撰写医学著作20余种，其中《中国医学简史》《中国药学史纲》《俞慎初论医集》曾先后获卫生部、国家教育委员会、国家中医药管理局的多种奖项，在海内外医学界具有一定影响。恩师为中医药事业的振兴所做出的贡献，将永远载入岐黄史册。正如国医大师、广州中医药大学邓铁涛教授在悼念俞教授逝世一周年题词中所赞誉的"精诚诗史，永在世人间"，精确点明俞教授宏富的学术经验将在后世代代传承，薪火不灭。

我们深切缅怀俞教授为中医药事业做出的光辉业绩，每当回顾他为中医学术的发展辛勤耕耘、勤奋进取的一生，都是对我的再一次教育和鞭策。我自1985年起担任俞教授助手，1994年又被上级卫生主管部门确定为俞教授的学术继承人，师从俞教授17年，接受教育，俯听教诲。然而，时光匆匆，岁月无情，俞教授离开我们不觉间竟已20年了。尽管廿度春秋悠悠而过，但是他留给后人的宏富著述、高尚的医风和优秀的品德却永远熠熠闪光，他的音容笑貌和为中医学术发展兢兢业业、勤奋进取的身影，时常浮现在我的眼前，尤其是每当回想起俞教授对我的关心和教诲，想起跟随俞教授临床跟师学习的那段日子，心情就久久不能平静。

一、知识渊博　平易近人

1985年3月，经学校党委批准，安排我担任俞慎初教授的助手。当我接到中医系领导的通知后，心情无比激动。当时我刚从基层医院调回学院不久，对原任课老师大多尚未拜访，在学生时代也不认识俞教授，但早就听说他是一位知识渊博的中医界老前辈，是中医学院的创建人之一，是一位中医大家，能够当他的助手，协助他老人家工作，真是莫大的荣幸。然而我是1984年一个刚调到学院的普通医生，是个"小字辈"中医，担心做不好这项工作。3月的一天，我怀着对俞教授敬仰、但又忐忑不安的心情第一次拜访他老人家。那天我受到俞教授的亲切接待。初次见面，俞教授除了我意想中的学者风度外，给我印象最深的，是他的慈祥和平易近人。他询问我最近情况，刚到福州有什么困难，我一一作了回答，并流露出担心做不好工作的心情。俞教授笑着说："万事开头难，只要大胆做，认真做，就没有做不好的工作。"听他说后，我紧张的心情逐渐放松下来。俞教授又说："现在你到医史教研室，除了协助我工作外，要认真研究中医的历史。中医学是古代医家的智慧结晶，要学习古代医家的成就，张仲景、孙思邈、刘完素、李东垣、陈修园等历代名医有哪些学术经验，我们都要研究和继承；每个医家又有自己的用药特色，需要整理和发掘为临床服务等。"他的普通话带着一口浓重的福清口音，刚听时感到有点吃力，但几分钟后也就习惯了。俞教授的这一番话深深地感动了我，我以往只有中医临床经历，对医史从未接触过，也不懂如何学。俞教授指出医史研究的目的和方法，激发了我学习医史的兴趣，日后我能够步入医史的殿堂，就是从此起步的。恩师的指点，我终生难忘。

那时候俞教授的身体虽然较为清瘦，却显出一位饱经风霜的老专家那种精悍强干，非常健康，思维敏捷。他虽然头发已开始花白，但有神的眼睛显露出睿智。他上身穿一件普通蓝色中山装，下身着一条灰色普通西裤，给人一种质朴、淳厚、慈祥、平易近人的印象，没有大知识分子居高临下的傲气。他又关心我小孩的转学问题和读书情况，话里充满了温馨的关爱之情，我觉得我面对的不是严肃的老师，而是一位年长的、可以信赖和与之倾谈的老朋友。临走时，他送了我一本他著的《中国医学简史》，并送我出家门口。

几年后，有几位与我较常来往的老师对我担任俞老助手之事很关心，多次提醒我：俞老有点脾气，平时要注意点。说实在的，在我跟随俞教授的17年间，他还从来没有对我发过脾气或指责过。俞慎初教授是当代著名的中医学家、中医老前辈，但是他没有资深医学家的架子，他在我心目中就是一位博学多才、亲切随和、关心晚辈的师长，是个朴实慈祥、令人尊敬的长者。

■ 二、谆谆教诲　培育人才

20世纪30年代，俞慎初教授就任教于上海中医专门学校和上海复兴中医专科学校。1953年5月，俞教授受聘担任福建中医进修学校的教师，从事相关教学工作。1956年，任该校教务主任。1958年，福建中医学院成立，他先后承担医经、各家学说、中药、医学史的教学工作。1978年，福建中医学院复办后，俞教授又担任医史教研室主任；1985年起开始招收硕士研究生，开展本科、硕士的全方位教学工作。在近70年的教学生涯中，他深切地体会到培养后辈中医人才的重要。他指出，在高等中医院校，要培养和造就高级中医人才，应紧紧把握教材选择、教师备课和课堂教学三个环节。虽然现在均使用部颁教材，在教材上有保证，但是教学质量不一定会好，他要求发挥教师的主导作用，课前要查阅资料，认真备好课；课堂上要深入浅出，医史事件和人物要讲解清楚，使学生听得明白，要启发学生学习中医的兴趣。20世纪80年代，我曾经几次旁听俞教授的研究生课和学术讲座。俞教授的课，既条理清晰、启发性强，又内容丰富、生动活泼。他一开口就把学生的注意力牢牢地吸引住了，如刘河间善用寒凉药物、李东垣温补脾胃法、张从正运用汗吐下法逐邪、朱丹溪的"阴火"理论等，讲解深入，分析透彻，又重点突出，学生容易掌握。他平时讲课，声音洪亮，善于把学术性和趣味性结合起来，如医家小故事、中医典故等，穿插在教学内容中，枯燥的医学史料，经他一讲，不但浅显明了，而且特别容易记住。例如，他为87级硕士生举办的"如何学习历代医家名著"讲座时，把几十部历代医家名著的学术价值和主要特点进行详细评述，方便学生选择使用。俞教授在教学上的成就，与其坚实广博的知识、认真备课的作风和理论紧密结合实践的教学特点密不可分。

俞教授对学生要求严格。平时他对学生送来的作业、学术论文，都逐字逐句进行批阅，或圈圈点点，连标点符号也不放过。如对学术论文的写作，尤其是毕业论文的撰写，要求十分具体，认为论文必须有新的见解和新的发现，不能是文献史料的堆积。对字数和参考文献数目都有规定，如引用文献，必须掌握第一手材料，并在写作中注明资料的来源，不能只当"二传手"或"三传手"。俞教授指出，对历代古医书整理研究，凡一言一事之取舍必须有依据。对于从报纸杂志获得的各种医学文献资料，均要求进行认真甄别和核对，或利用外出参加学术会议机会，到实地进行史迹调查考证。记得在20世纪80年代，俞教授布置我整理校注明代《李濂医史》中的部分医家传文，那天，他用了将近一个下午的时间，为我讲解古医籍的基本知识。他特别指出，整理古医籍要尽量做到校勘准确无误，既要忠于原著，不随意更改，又要文理通顺，表达明确，力求校注医书的科学性和准确性。他又具体介绍如何确定底本、主校本和旁校本；什么是对校、本校、他校、理校；如何进行句读；如何严格按照当前通行的古籍整理原则进行校注等。讲解具体，要点明确，真是受益匪浅。在我协助俞教授整理《闽台医林人物志》书稿时，他多次讲述福建医家的历史成就，历代名医的主要特点以及如何选编收入《闽台医林人物志》中，并亲自审定所选录的医林人物、筛选引载的史书内容，成稿后又逐页批阅，纠正错讹。在俞教授的带领下，不但完成《闽台医林人物志》的科研课题，而且教研室一批中青年教师也在学习中逐步成长。平时我练习撰写学术论文时，也经常得到俞教授的审阅和修改。例如1990年我撰写《近代西洋医学传入福建》时，俞教授审阅了全文，并对近代传教士在福建创办的教会医院逐一进行核对，又对论文的标题进行修改，我原先使用的题目是《近代西方医学传入福建》，俞教授指出，清末民国期间，欧美医学称"西洋医学"，不称"西方医学"，标题要改。俞教授的指点，使我大有所获，且自觉知识的浅薄，激起我不断奋进之心。

俞教授对学生生活的关心也是无微不至的。俞教授不但为他们讲课，指导他们做论文，而且在生活上倍加呵护。谁在生活上不顺心，谁在学习中遇到困难，俞教授总会主动设法帮助，甚至还关心学生的就业。如对 85 级、86 级、87 级等硕士生毕业后的就业问题，他都给予热切关心，多次打电话与有关单位联系。俞教授不愧是深受学生敬重和爱戴的老师。

■ 三、坚定信念　执着追求

俞慎初教授经常指出，中医学术博大精深，若无坚忍不拔、锲而不舍的毅力，是无法真正学到手的。数十年来，他在探求岐黄医术的道路上不管遇到多大困难，经受何种挫折，都没能阻止他前进的步伐和动摇他献身中医事业的决心。在顺境和良好的条件下，他加倍地为振兴中医学术而努力；在逆境中他既无所怨，也无所求，默默无闻地工作着，并且以顽强的毅力克服身体和经济上的困难，奋发图强，寻找有利因素，继续为中医事业做出贡献。1957 年"反右"运动后，他遭受到不公平的对待，工资仅剩下基本生活费，但他没有在悲观和嗟叹中虚度时光，仍然怀着强烈的信念，以一种坚韧不拔的精神坚持读书和写作。在此期间，他完成了《中国医学简史》书稿的修订，并着手撰写《中国药学史纲》。在接受教育改造的 1959 年，他撰写了《六世纪伟大的病理学家巢元方及其〈诸病源候论〉》《中国麻风专家孙思邈》《明代肺痨专家葛可久和他的〈十药神书〉》《叶天士与吴鞠通在温病学上的成就》等 11 篇论文，以"医史研究室"的名义，先后在《福建中医药》杂志上发表。

他对事业的执着和对学问的孜孜以求更表现出其高尚的精神境界和百折不挠的意志。"文革"期间屈居"牛棚"，他尽量利用写"思想汇报"和"检查交代"之余，偷偷地阅览中医书刊，写札记。下放药圃劳动期间，总是把药圃打理得有条不紊。在劳动之余，他没有忘记自己手中的这支笔和知识的价值以及对专业的热爱。白天在药圃整理中草药，晚上在昏暗的灯光下伏案写作，继续整理中草药资料卡片，研究中草药知识，并先后撰写了《中草药作物学》《中草药临床应用》等书稿。20 余年的不正常待遇，虽然艰苦备尝，但读书和写作使他的心灵得到莫大的慰藉。20 世纪 80 年代，历史进入了新的阶段，也给俞教授带来了第二个学术春天。为了追回过去流逝的岁月，他加紧学术上的耕耘，平时从未有节假日的概念，坚持安排每天的读书和写作时间，从而迎来了学术研究硕果累累的黄金时期。20 世纪 80 年代以后，他连续出版的几部有影响的学术论著，如《中国医学简史》《中国药学史纲》等，都是在艰苦的生活条件下，牺牲了难得的休息时间，以一种难以想象的毅力和韧性修改完稿。当他的多种学术著作接连出版问世后，获得同行的高度评价，然而又有谁知道字里行间渗透着俞教授的多少心血和汗水？

20 世纪 80 年代，俞教授已届古稀之年，满头银发的他仍然辛勤地工作。他思维敏捷、行文流畅，工作效率远胜于许多年轻人。例如20世纪80年代中后期的四年间，他先后撰写了《动物药的临床应用》《张景岳的主要学术思想》《心脏病治验七则》《近五十年来对〈内经〉理论的论争》《茵陈蒿汤对肝胆疾患的疗效》《冉雪峰的学术经验》等6篇学术论文，分别发表在《中医杂志》《湖北中医杂志》《贵阳中医学院学报》《中华医史杂志》等杂志上。1990~2001年的十年间，俞教授又先后发表《风湿性心脏病术后重症辨证施治》《加味五金汤的临床应用》《孙思邈与印度医学》《〈中医湿病学〉评介》《清代杰出医学理论家徐灵胎的学术成就》等5篇论文；出版了《俞慎初论医集》、《中草药作物学》、《保健药膳集萃》、《〈俞介庵临证经验集〉〈女科纂要〉》（合刊本）等数十万言的著述。在古稀与耄耋之年，以一种再次超越自我的过人气质，迈入了一个新的领域，用其清新流畅、平实精练的文笔，深厚的文化素养和对中医药学独到的感悟力，以医史与临床紧密结合的学术特点独树一帜，在中医界继续闪烁着学术光辉，他为中医学术的发展而奋斗一生的忘我精神，深受医界同道的高度赞誉。

四、医术精湛　医德高尚

俞慎初教授业医近七十载，精于医理，勤于临证，善于总结。他通晓内妇儿科，擅治疑难杂病，不仅医术精湛，疗效显著，积累了丰富的临床经验，而且具有高尚医德和良好医风。他为人治病，认真负责，急病人之所急，视病人如己病。俞教授临证素以认真细致著称，他诊察小儿病证，必先认真地望形观色，详察各种异常变化，如小儿的神态、面色、眼神、涕泪、毛发、皮肤、二便、口唇和舌苔，并按年龄不同分别诊视脉象和指纹，然后合参脉证，审因施治，处方用药，一丝不苟。对求治的病人，无论轻重缓急，他都尽力进行诊治，从不计较报酬。登门求医或在国医堂门诊治疗者，有亲朋同事，更多的是素不相识的外地人，他一概热情接待，有求必应。有一次在国医堂，俞教授看完病人已经是下午1点多了，他正要收拾纸笔，准备回家吃午饭，这时来了2位从建瓯赶来的病人，因途中车辆耽搁，来国医堂时挂号人员已下班，病人要求俞教授帮忙治疗。俞教授二话没说就给认真诊治。病人曾拿出酬金答谢，遭到俞教授的婉言谢绝。这种事例在俞教授身上经常遇到。凡学校或民主党派组织的上街义诊，俞教授经常踊跃报名，积极参加。一次俞教授参加由农工民主党组织的到福清义诊，二三百个病人里三层外三层把他围得水泄不通，俞教授则从容不迫、专心致志地逐个认真诊治，午饭前没看完的，午饭后接着再诊治。平时行走在校园内，经常会有教师学生、熟人朋友在路上向他寻医问药，请教病后调理、养生保健知识等，他都会耐心地一一向他们作解答，或随手从衣袋里拿出处方笺开张处方。俞教授就是这样，热情为病人解除病痛，处处为病人着想，数十年来经他治愈的病人无数，他的精湛医术和高尚医德深受病家赞扬，他为人民的健康事业兢兢业业、勤勤恳恳奋斗一生的崇高思想，将永远受到人民的怀念。

■ 五、精医精史　能诗善赋

俞教授兴趣广泛，能诗善赋，工于书法。他从小就喜欢诗词，青年时代就能写诗作赋，抒发当年探求岐黄医术的壮志。然而，经过"文革"浩劫，早年的诗稿已荡然无存。中共十一届三中全会后，迎来了科学的春天，万物充满生机，中医事业蓬勃发展，俞教授感慨万千，常以精炼优美的诗句，抒发为中医工作尽力的情感，欣然提笔作诗。如1979年8月他曾作《己未八月赴京出席第一届全国医史学术会议有感》："列车北骋过钱塘，飞渡吴江万里长；齐鲁眼中瞻泰岱，济徐道上览风光。燕京盛会欣重睹，湖海群英聚一堂；议论春风生满座，向阳齐放百花香。"1979年10月他作《六五感怀》："人寰六十五春秋，弹指光阴去不留。四害横行深受祸，十年昭雪始消忧。攻关立志倾全力，创业同心赞远筹。扫荡妖氛图四化，春风送暖遍神州。"20世纪80~90年代，他汇编的《杏苑集》及续集，收集了从70年代到90年代的诗作107首，所作的诗既重视韵律、平仄和对仗，又表达为中医学术发展作贡献的愿望，为医林所推重。如1995年俞教授所作的《从医执教六十周年有感》一诗："老翁八秩复何求，济世救人慰白头。继往开来吾辈责，慎终追远未曾休。"集中体现了俞教授一生为中医药学术发展勤奋进取的崇高精神。

俞教授在书法上也颇有造诣，他平时工于书法，重视中国书法中汉字的点划结构和形态组合。目前所能见到的俞教授的墨宝，如1984年8月为长乐清代名医陈修园史迹展览会开幕的题词："著书立说万家霖，南雅医宗世所钦；讲课授徒尤普及，莘莘学子受恩深。"又1990年12月书写的："恭祝香港中医学会成立：团结合作，继往开来，为祖国传统医药学做出更大的贡献"等。从这些题词中看出俞教授书法特点：字体圆浑朴厚，温醇而沉毅。例如他为陈修园史迹展览会开幕的题词共28个字，笔锋抑扬起伏，法度严谨，结构美观，运笔似行云流水，皆有洒脱自然之妙，独具一格，令观者在欣赏中获得某种感悟与审美的愉悦。又如为香港中医学会成立的题词，字数较多，但他熟练运用中国书法的点画线条、结构布局等方面的书写技巧，题词中的33个字，无不蕴含着中国传统书法之美，体现了岐黄传人的气韵与意境。

俞教授以振兴中医药学为己任，在岐黄道路上已历经半个多世纪的艰苦跋涉和奋斗，他卓著的医学成就和勤奋严谨的治学精神，受到省内外医学界的高度敬仰。在这位医学大家的身后，留给我们的是等身的著作和大量的文章，那字里行间，不仅有他数十年来坚实的足迹，更浸透着他非凡的智慧和深刻的思想。俞教授虽然已经离开了我们，但他大量精湛的作品是一笔极为珍贵的精神财富，将永远留驻人间，他灿烂的智慧光辉，将为祖国医学宝库增添光彩。

俞教授一生为中医学术发展而辛勤耕耘、锲而不舍的精神，永远是后辈学习的榜样。他生前对我的关怀和培养，我终生难忘。几十年来我之所以能在人生道路上深一脚浅一脚地走过来，很大程度上都是恩师从人格上教导我、从知识和能力上赐予我的结果。老师给我的恩德，难以尽书。今天我们缅怀俞教授为中医药事业所做的贡献，追忆他一生为中医药学术发展辛勤耕耘、取得卓著的医学成就，而这也将激励我在余生继续传承他的学术经验，为中医药事业发展竭尽微薄之力。

（撰文：刘德荣）

第二节　薪火相传　师道长存

俞慎初教授在长期的中医教学、临床和科研生涯中取得了丰硕的成果，其在海内外中医界享有盛誉，对发扬中医学遗产、促进中医学术发展做出卓越贡献。我的硕士生导师刘德荣教授为俞慎初教授的学术继承人，2018 年 7 月，我们依托福建中医药大学第三人民医院国医堂向福建省卫生和计划生育委员会申报成立"俞慎初学术流派传承工作室"，旨在更好地传承俞老的学术思想和临证经验，以下就俞慎初教授的学术传承及流派情况进行介绍。

一、家学师承　相得益彰

俞老在师承方面，既继承家学，又师从上海名医秦伯未，擅长内科、妇科、儿科。其父俞介庵是当地名医，精于内科、妇科、儿科，尤擅治急性热病。俞老早年先是继承家学，后毕业于上海中医专门学校和上海诚明文学院，师从近代中医名家秦伯未与经学大师蒋维乔，深受海派中医影响。秦伯未的著作涉及中医基础理论和临床等多方面，尤其对《内经》进行了深入研究，俞老受其影响，亦重视《内经》的研究与运用。蒋维乔则对俞老的古文功底打下了深厚的基础。在上海求学与工作期间，俞老与名医施今墨、时逸人、张赞臣等人交往甚密，这些对俞老的临床与学术思想影响颇深，重视中医经典著作的学习成为他一贯的主张。他多次强调，认真钻研中医经典著作，是学好中医的关键，只有打下扎实的中医理论基础，才能在学术上得以发展和提高。他从青年时期起即已反复熟读经典，用心揣摩，并加以批注，及时记下学习心得和临床运用体会。曾经先后发表了《〈黄帝内经〉的考证及其价值》《历代治〈内经〉各家及其著作》等文，在深入研究《内经》理论的基础上，多次强调其学术价值和对中医发展的深远影响。此外，俞老还曾撰著《内经语法研究》，指导后学者掌握研究《内经》的方法。在代表作《中国医学简史》中，俞老对《内经》《伤寒论》《金匮要略》

均推崇备至，并在临床上善于灵活运用经方治疗内科杂病。

总之，俞老的学术思想与临证经验，既传承家学，又沿袭"海派中医"秦伯未的衣钵。在学派归属上，属于"医经学派"；在地域流派方面，既属"闽派"，又有"海派"背景。

二、临床经验 代有传人

俞慎初教授子女中有俞鼎芬、俞鼎芳、俞鼎玲从医或从事医学相关专业，传承其学术。

刘德荣和俞鼎芳是经上级卫生主管部门确认的俞教授学术继承人。刘德荣早年就师从俞慎初教授，1985年经福建中医学院（现福建中医药大学）党委批准，担任俞慎初教授助手，协助俞教授的教学、科研和临床工作，10余年跟随俞慎初教授门诊，总结整理其临证经验，整理俞教授典型病案。1991年4月经福建省卫生厅确认，承担俞慎初教授学术经验继承工作，总结整理其学术特点和临证经验。曾撰写总结俞老学术经验专著1部，发表相关的学术论文20多篇。1994年学习期满，经国家人事部、卫生部、中医药管理局确定为俞慎初教授的学术继承人。俞鼎芳经省卫生厅确定为俞教授的学术继承人。

刘德荣的学生陈玉鹏、温建恩、吴方真，以及同事邓月娥教授、第三人民医院林友宁主任医师等，均系俞慎初教授第三代学术传承人。邓月娥、林友宁两位老师作为二十世纪七八十年代的大学生，其间即熟读俞老《中国医学简史》，亲聆俞老教诲，受益至今。邓月娥从事临床工作之前专门师从刘德荣教授，从而间接传承了俞老的学术思想与临床经验。

三、赓续学术 屡出新作

传承人刘德荣教授主编《中国百年百名中医临床家丛书·俞慎初》，参编《中华名医特技集成》（俞慎初部分）、《中国名老中医药专家学术经验集》（俞慎初部分）及《中国中医专家临床用药经验和特色》（俞慎初相关论文）等医书，并发表整理总结俞老学术思想与临证经验论文20余篇。

传承人俞鼎芬长期跟随其父俞慎初教授，协助收集病案，编辑、整理出版其父医书《俞慎初论医集》《俞慎初医案医论精选》数部。

传承人在俞老的长期指导下，继承俞老精通中医经典和重视文史哲知识的学术思想，认真学习四大经典和历代医家名著，总结古代医家的学术经验，且着重整理研究福建历代名医的著作和主要医学成就，撰写出版《福建医学史略》《福建历代名医学术精华》《福建历代名医名著珍本精选》（1~3卷）5部医书。

　　传承人在临床上总结传承俞老治疗外感时病、脾胃病、肺系疾病等丰富经验。多年来在传承俞老学术经验的临床实践中，传承工作室成员对急慢性呼吸道疾病，如支气管炎、哮喘、鼻炎、鼻窦炎、咽喉炎、扁桃体炎、慢性胃炎等的治疗多获较好的临床疗效；对一些迁延不愈的慢性呼吸系统疾病和肺、胃肠肿瘤术后，通过中药调治而达到症状缓解、缩短病程、改善预后、提高生活质量的效果。例如治疗肺系疾病，注重深究医理、寻本探源，重视呼吸病与人体五脏六腑、外在气候环境的联系，并根据肺脏生理、病理特点和多年临床实践体会，提出肺"喜调畅，忌郁滞"的学术观点，从而强调肺部疾病治疗中"调理肺气"的重要作用。又针对呼吸系统的不同病证，在"止咳化痰"传统治法的基础上，进一步总结出"宣肺配合降气""理肺配合化痰""润肺配合敛气""清肺配合通腑"的治疗方法，继承俞老多首治疗呼吸道疾病的经验方，如治哮喘的宣肺定喘汤，治咳嗽的款杏二陈汤、前杏二陈汤，治久咳的百杏生脉饮，治鼻炎的藿薄辛夷散，治慢性咽炎的玄麦清咽汤等，这些方剂经过临床反复应用，均收到较好治疗效果。

　　俞慎初教授业医近70载，精于医理，勤于临证，通晓内、妇、儿科，擅治疑难杂症，临床辨证用药，有理有法，法中有度。从中医学术流派的角度出发，俞老有代表作，有鲜明的学术观点，学宗医经，集闽派、海派医学之长，有连续的学术传承人，传下了诸多的学术著作和丰富的临床经验，在海内外有较大的影响力，符合中医流派之一切特征。因此，我们深感建设俞慎初学术流派工作室、整理和研究俞慎初教授学术经验，是一项义不容辞且意义重大的工作。俞慎初医学流派经验是福建医学流派成就的重要组成部分，需要努力挖掘整理。我们既要传承发扬俞老重视经典、学宗《内》《难》、师法仲景的学术观点，又要继承整理其丰富的临证经验，为中医临床提供宝贵的经验。

（撰文：陈玉鹏）

第五章　医史文献研究的传承

第一节　俞慎初教授学术传承与福建医学研究

福建历史悠久，源远流长，是我国文化发展较早的地区之一。千百年来，福建历代劳动人民在生产、生活和与疾病作斗争过程中，积累了丰富的医学知识和民间医疗经验，涌现出许多著名的医药学家，如被誉为"杏林"始祖、"建安三神医"的董奉，被民众奉为"保生大帝"的吴夲，在中国历史上有重大影响力的苏颂、宋慈、杨士瀛、陈修园（此四位医家俞慎初教授盛赞为"福建古代四大名医"）等许多著名医家，并为后世留下了许多珍贵的医学著作。福建中医药学是祖国医学重要的组成部分，俞慎初教授开启了福建古代医学研究的篇章，为传承人及后辈学者们开展福建地方医学的学术研究奠定了基础。

■ 一、开拓创新，奠立福建古代医学研究基础

福建古代医学研究肇端于老一辈中医医史学家、教育家俞慎初（1915—2002）。俞老是国家级中医药专家，中国百年百名中医临床学家、首批全国老中医药专家学术经验继承工作指导老师。早年师从名医秦伯未习医。1933年毕业于上海中医专门学校。曾任《现代医药》月刊主编、上海复兴中医专科学校教务主任。1941年上海诚明文学院毕业。中华人民共和国成立后，曾任福建省中医进修学校教务主任，福建中医学院医史教研室主任、教授。从事医疗、教学、科研近70年。临床擅长中医内科，兼通妇、儿科；研究领域宽泛而深入，涉及中医学、中药学、医史学。他忠诚于党的中医药教育事业，为培养后继人才，促进中医药学术发展，兢兢业业，做出了重要贡献。他把毕生的精力都奉献给中医药事业，一生孜孜不倦，勤于著述，曾发表论文160余篇，撰写专著20余部。其研究领域放眼全国，探究古今医药，备受全国中医学术界的赞誉。其撰著的《中国医学简史》《中国药学史纲》《俞慎初论医集》等获得多项国家级奖项。

20世纪80年代后，俞老立足于福建本土医学研究，带领刘德荣、肖林榕、华碧春等弟子及女儿俞鼎芬、俞鼎芳等，挖掘福建、台湾地方史志，并进行实地考察，编撰《福建历代名医著作简辑》（1983年）、《闽台医林人物志》（1988年），主持《新

校注陈修园医书》整理校注工作，这些工作成果奠定了福建中医药大学后辈们从事福建古代医学研究的坚实基础。

■ 二、后继有人，名老中医学术传承有序

1985年，在福建中医学院领导的指派下，刘德荣担任俞老的助手，正式师从俞老，一方面协助俞老开展教学、临床和科研工作，一方面着手整理总结俞老学术经验，从事继承与研究工作。

1991年，经国家有关部门批准，俞慎初成为首批全国名老中医学术经验继承工作指导老师，确认刘德荣、俞鼎芳为俞老的学术继承人。刘德荣作为俞老的"首批全国老中医药专家学术经验传承人"，继续俞老医学史研究，30多年来在福建医学领域苦苦追寻，默默奉献，撰写了90余篇研究论文，与俞鼎芳共同撰写《中国百年百名中医临床家丛书·俞慎初》于2001年由中国中医药出版社出版；俞鼎芬长期协助俞慎初教授整理学术经验，于2010年出版了《全国名老中医医案医话医论精选》丛书之《俞慎初医案医论精选》，其撰著的《中国中医昆仑·俞慎初卷》于2012年由中国中医药出版社出版。

刘德荣教授在担任学校中医医史文献学科主任前后，带领中医医史文献学科的老师们，作为第三批学者参与福建医学研究，取得了医史、医家学术、名医著作整理等一系列福建医学研究成果，实现了俞老的夙愿。

■ 三、砥砺前行，再创福建医学研究新辉煌

刘德荣（1944.12—），首批全国老中医药专家学术经验继承工作指导老师俞慎初的高徒。刘德荣教授秉承俞老的衣钵，呕心沥血，在医史园地默默耕耘30多年；广搜博考，查阅大量史料文献，翔实整理研究福建医学历史与成就。20世纪80年代，刘德荣教授在协助俞老整理《闽台医林人物志》书稿时，得到俞老的悉心指导和教诲。俞老曾语重心长地说："要写一部反映福建古代医学成就的书"，并把希望寄托在这位得意弟子的身上。刘德荣教授谨记俞老的嘱托，多年来潜心搜集研究整理福建医学史料，先后发表90余篇研究文章，并于2011年正式出版了他全面研究福建医学史的成果——《福建医学史略》。该书在中医界获得很高的评价，被称为"福建医学史研究的重要里程碑"。2019年该书荣获中国民族医药学会学术著作奖二等奖。2012年，刚退休的刘德荣教授不顾年事已高，又承担起福建省社会科学界联合会的重大课题"福建医学史研究"，带领福建中医药大学中医医史文献学科的年轻教师，全面开展福建医家学术研究及福建古代医籍的整理校注工

作，先后编成《福建历代名医学术精华》《福建历代名医名著珍本精选》（1~3卷）。5部著作共计350.6万字，从医史、医家、医著等方面全方位展现了福建古代医学成就。

此外，在俞老的带领下，福建中医学院中医医史文献学科于1985年获得中医医史文献硕士学位授权点，2009年被国家中医药管理局确立为局级重点学科。30多年来，福建学者们在俞老学术影响下，继续在福建医学研究道路上不断前行。如福州市中医院孙坦村、肖诏玮的《福州近代中医流派经验荟萃》（1994年），为福州地区医家临床经验汇编；福建中医药大学的肖林榕、林端宜2007年编写的《闽台历代中医医家志》，是对俞老《闽台医林人物志》的发展；俞老硕士研究生华碧春在中药学领域开展研究，出版了《袖珍中草药彩色图谱》（1998年）。2015年，林慧光教授主持《陈修园医学全书》的整理校注；2016年王尊旺、蔡鸿新编著的《福建医籍考》，是对俞老1983年刊行的《福建历代名医著作简辑》的继承与发展。2018年，肖林榕、郭双燕主编的《保生大帝与海峡两岸中医药文化传播》，丰富了闽台医药文化的研究内容。

四、福建医学史研究的代表性成果

（一）《福建医学史略》

该书由刘德荣撰著，2010年由福建科学技术出版社出版，共计40.9万字，是第一部全面反映福建医学发展历史的专书，内容跨越数千年，既系统介绍从原始时期至近代福建医学发展的历史概貌，又对各个历史时期福建医学的主要成就、医家和著作的学术价值进行具体阐述。全书共分8章，以历史发展为主线，根据福建医学发展的特点，划分为原始时期福建医学的起源、夏商至战国福建先民的医药卫生实践、秦汉至南北朝医药知识的积累、隋唐五代福建医学经验的丰富、宋元时期福建医学的发展、明代福建医学的兴盛、清代（鸦片战争前）福建医学发展的延续、近代中西医交汇时福建医学的成就等8个时期。既系统反映福建医学发展的脉络，又对医学各个历史时期的主要医家和著作进行较为具体的评述。全书重点介绍90位名医的医学成就和近80部医书的学术价值，分析其对中医药学的主要贡献和影响。该书对福建医学发展的历史作粗线条勾勒，旨在反映福建医学起源、形成、发展的历史概貌和各个历史时期医学的主要成就。该书既系统反映历代著名医家的主要贡献和医疗经验，也介绍了闽西客家医药和福建省少数民族医学的特点和民间用药经验，内容翔实，层次分明，成为福建医学史研究的重要里程碑。该书荣获2019年度中国民族医药学会学术著作奖二等奖。

（二）《福建历代名医学术精华》

该书由刘德荣、邓月娥主编，2012年由中国中医药出版社出版，全书56.2万字，是福建省首部系统总结历代名医学术经验的专著。书中收载自东汉末年至民国时期的福建名医62人，内容包括医家生平简介、主要著述、学术成就、医案选析、古今评介等，全面体现八闽名医的学术成就。该书编撰以医家临床诊疗经验和辨证用药特点为重点，又采撷古今，选载史书文献之评述，不但具有较高的文献研究价值，而且对当前中医临床和科研工作颇有实用意义。该书荣获2020年度中华中医药学会学术著作奖三等奖。

（三）《福建历代名医名著珍本精选》

《福建历代名医名著珍本精选》共三卷含18部著作，合计254.4万字，由刘德荣主编，邓月娥、陈玉鹏任副主编，福建中医药大学医史文献学科成员共同完成整理与校注工作，中国中医药出版社出版。18部著作是从尚未出版的福建重要中医古籍中严格遴选出来，具备中医学术史上评价较高、在省内外具有一定影响的条件。这些著作是按照国家中医药管理局组织、2011年制定的《中医古籍整理规范》标准进行整理校勘，具有较高的学术水平。其中既有中医基础理论研究、阐发仲景学说，又有反映中医临床内、妇、儿、外等各科名医的医疗经验和医家高尚医德。不但对继承、发掘中医药学遗产具有积极意义，而且对当前中医临床、科研和教学人员具有一定的参考价值和指导作用。

1.《福建历代名医名著珍本精选（第一卷）》（2014年）

该书包含以下6部著作：《类证增注伤寒百问歌》（邓月娥），《卫生家宝方》（邓月娥、杨文娟），《痘疹活幼心法》（邓月娥、彭榕华），《奇效医述》（温建恩），《秘传眼科七十二症全书》（薛松），《轩岐救正论》（刘德荣、陈玉鹏）。

2.《福建历代名医名著珍本精选（第二卷）》（2016年）

该书包含以下5部著作：《勿听子俗解八十一难经》（邓月娥、彭榕华），《名方类证医书大全》（吴童），《伤寒六书纂要辨疑》（刘德荣、刘晓霞），《婴儿论》（邓月娥），《症治备览》（陈玉鹏）。

3.《福建历代名医名著珍本精选（第三卷）》（2016年）

该书包含以下7部著作：《伤寒论章句方解》（俞宜年、周春权），《（增订）验方别录》（温建恩），《鼠疫约编》（刘德荣、陈玉鹏），《疹症宝筏》（张孙彪、王建兵），《删补中风论》（陈玉鹏、刘晓霞），《新订喉症明辨》（陈玉鹏、温建恩、刘德荣），《四时感症》（俞宜年、周春权）。

（四）《闽医学派学术经验研究》

由陈玉鹏、刘德荣主编，预计 2023 年出版，共计 40 万字。该书分上、下两篇，上篇为闽医学派导论，分析闽学文化、闽文化、中原文化对闽医学派形成与发展的影响，重点分析闽学对医学方法论的启发及福建"山""海"等地理气候因素对疾病的作用，及其对闽医学派认识疾病和临证思辨的影响。下篇为闽医学派各论，介绍内、外、妇、儿、骨伤、针灸、推拿、中西医汇通、本草等十个学术流派的代表医家及临床经验，另外，从中医学术发展的角度出发，整理介绍闽医学派医家在本草学、方剂学、医学普及方面的学术成果。全书纲举目张，条理清晰，较好地阐释了闽医学派形成发展的文化内涵，展现了从文化的角度来研究闽医学派、从流派的角度来研究医家学术、从临床实用的角度来展示名医经验的研究特色。

■ 五、福建医学研究展望

"前人种树后人乘凉"，福建医史研究前辈俞老、刘德荣教授对福建古代医学进行了全面研究，在医史学、医家、重要医著研究方面结出了累累硕果，这些都是后辈学习研究的活源之水。俞慎初学术流派传承工作室的全体成员正借助这一平台，在以下几个方面开展福建医学研究工作：①进一步深入细致研究已有成果，特别是俞老的研究著作，挖掘著名医家的学术价值和治疗经验，为临床实践服务；②进一步探讨福建医学起源、形成、发展的历史因素和各个时期医学成就的历史背景和医学发展的历史规律，编写《福建医学的源流与发展研究》。③整理总结福建历代著名医家临床验案和用药特色，编写一部《福建历代名医验案荟萃》。

（撰文：邓月娥）

第二节　阳明病病机深度剖析

阳明病，是《伤寒论》六经病体系的重要组成部分。由《伤寒论》180 条可知，阳明病的基本病机为"胃家实"。"胃家"，即胃脘和肠腑，是阳明病的主要病位，古今医家已达成共识。但对"实"的理解，则众说纷纭，莫衷一是。有人主张"胃家实"是对阳明腑实证病理属性的概括，是邪热内盛、燥屎内结之意；也有人认为"实"表示里热实证。对疾病病机具体内涵把握不准确，会影响对该疾病的诊断，进而可能造成误诊误治，甚至贻误病情。因此，深度剖析阳明病病机，是十分必要的。俞教授从医执教数十年来，对仲景学说推崇有加，研究深入。本文试图通过梳理《伤寒论》《金匮要略》中阳明病的有关内容，就该问题浅析于下。

阳明病多见于外感疾病极期阶段，但同样也可以作为内伤杂病而单独出现。事实上，无论外感还是内伤，只要病邪侵袭阳明，导致阳明所属脏腑、经络邪气盛实、相应功能失常所引起的病变，均可诊断为阳明病。这为打破阳明病的传统认识，深度剖析阳明病病机的具体内涵，提供了前提与佐证。

■ 一、对"胃家实"的传统认识

病机，是从整体和动态的角度对患者所呈现的病理状态和病理变化作出的高度概括，它反映疾病发生发展与变化转归的本质特点及基本规律。"阳明居中，主土也，万物所归，无所复传"。由于阳明为多气多血之经，具有阳气昌盛、阳热有余的生理特点。外邪侵袭阳明，易从热化、燥化，邪热易与肠中燥屎相抟结。因此，古今多数医家认为，阳明病关键病机在于胃肠无形邪热炽盛、燥屎内结。提纲作为一经病的诊断标准，要求能反映共性。然而，笔者通过系统梳理《伤寒论》《金匮要略》，发现对于"胃家实"的传统认识较狭隘，未能完整涵盖阳明病基本病机的全貌。

■ 二、对"胃家实"的深度剖析

笔者认为，对于阳明病基本病机，即"胃家实"具体内涵的理解，不应局限于传统意义上的胃肠无形邪热炽盛、燥屎内结之意，还应包括如下数端。

（一）蓄血内停

《伤寒论》中阳明病蓄血证主要见于237条"阳明证，其人喜忘者，必有蓄血。所以然者？本有久瘀血，故令喜忘……"根据条文记载，针对阳明病患者若伴随健忘症状时，要考虑胃肠蓄血内停之病机。《素问·调经论》有"血并于下，气并于上，乱而喜忘"。《灵枢·大惑论》载"上气不足，下气有余，肠胃实而心肺虚，虚则营卫留于下，久之不以时上，故善忘也"，提示在下肠胃气血瘀结，导致在上心肺气血亏虚，无以滋养脑腑，从而表现为"善忘"。同时，原文提示可从病人的粪便情况加以判别胃肠是否有瘀血内停的病理变化。此类患者，由于粪便在体内停留时间较长，其水分被肠道持续吸收，故粪质干硬，类似于阳明腑实证。但"大便反易""其色必黑"则明显与阳明燥屎内结病机不符。这是由于血液有濡养功能，瘀血内停胃肠，可濡润肠道，故大便虽硬，但排出容易。而瘀血内停，日久发黑，故粪色必黑。正如柯韵伯所言"瘀血是病根，喜忘是病情"。陈亦人教授也认为这种大便黑硬易解，正是阳明蓄血的特征之一，因而也是蓄血喜忘的主要辨证依据。张仲景强调此时不能再盲目运用承气汤类方攻下，而应选用抵当汤主治。抵当汤由水蛭、虻虫、大黄、桃仁等四味药物组成，方中水蛭能"逐恶血瘀血，破血瘕积聚"；虻虫"逐瘀血，破血积，通利血脉及九窍"；配以大黄、桃仁，共同发挥破血逐瘀之效。

（二）水饮积聚

《素问·经脉别论》云："饮入于胃，游溢精气，上输于脾，脾气散精，上归于肺；通调水道，下输膀胱；水精四布，五经并行……"饮食水谷进入人体，在体内经过脾胃的运化，转变为精血津液，由脾而输于心肺，再循十二经脉输送于全身，从而营养五脏六腑、五官九窍及四肢百骸；同时，肺脏又可将多余的水液下输于膀胱，形成尿液，排泄出体外。当水液在体内输布排泄过程受阻时，则可酿生水湿痰饮。水饮病邪可停留在身体任何部位，致病广泛。水湿痰饮停留于胃肠，可见于生姜泻心汤证、茯苓甘草汤证、茯苓泽泻汤证、己椒苈黄丸证及甘遂半夏汤证等。原文157条，载"胁下有水气，腹中雷鸣，下利者，生姜泻心汤主之"。直接指出由于水气不化，流走肠间，导致肠鸣下利，治用生姜泻心汤，用生姜宣泄水气为君。正如《医宗金鉴》所云的"名生姜泻心汤者，其义重在散水气之痞也"。结合73、127与356条原文，可知茯苓甘草汤证以汗出不渴、心下悸、小便利为主要症状，其病机关键在于水停于胃，故用茯苓甘草汤温胃散水。《金匮要略·呕吐哕下利病脉证治第十七》记载："胃反，吐而渴欲饮水者，茯苓泽泻汤主之。"饮停于胃，阻碍脾胃气机升降，胃气上逆，则呕吐；水液代谢障碍，无以上承于口，可见口渴；同时呕吐耗伤津液，加剧口渴，故"欲饮水"。张仲景选用茯苓泽泻汤，使气化水行，胃气得降，呕渴即止。当病人肠内痰饮留滞，可表现为"水走肠间，沥沥有声"，并伴有"腹痛，口舌干燥"，此时要用己椒苈黄丸攻逐痰饮。正如《金匮要略直解》所示："防己、椒目导饮于前，清者得从小便而出；大黄、葶苈推饮于后，浊者得从大便而下也。此前后分消，则腹满减而水饮行；脾气转而津液生矣。"《金匮要略·痰饮咳嗽病脉证并治第十二》云："病者脉伏，其人欲自利，利反快，虽利，心下续坚满，此为留饮欲去故也，甘遂半夏汤主之。"此条文主要描述痰饮久留心下胃肠，欲去不去所致的症状及主治方药。甘遂半夏汤为攻逐留饮之猛剂，甘遂、甘草二药相反而用，激荡久留深伏的饮邪，使之下降，由胃肠随大便而出，因势利导。由此可知，阳明病也可见水湿痰饮停聚于胃肠。

（三）寒气内结

阳明病，不全都是实热证，也可出现寒实证。191条言："阳明病，若中寒者，不能食，小便不利，手足濈然汗出，此欲作固瘕，必大便初硬后溏；所以然者，以胃中冷，水谷不别故也。"病家胃阳素虚，适外感寒邪入里，以致寒气结积，阻滞阳明胃肠，导致胃肠腐熟、传导水谷功能失常，从而表现为"不能食""小便不利""手足濈然汗出""大便初硬后溏"等症状。阳明燥屎内结，胃肠气机阻滞不通；同时，胃肠邪热迫津外泄于四肢，亦可出现"不能食""手足濈然汗出"症状。但是由于中焦胃阳亏虚，膀胱失煦而气化不利，故"小便不利"可作为阳明中寒证与阳明腑实证的鉴别所在。因此，只要抓住胃中寒、实邪结聚这一主要矛盾，就能进行有效的治疗。书中虽未附治疗方药，却明确告示后人"不可攻之""攻之必溏"。后世医家认为此时可用吴茱萸汤、理中汤一类方剂温阳散寒，而不是盲目运用承气汤类方攻下。

（四）宿食积滞

《素问·阴阳应象大论》指出："其高者，因而越之；其下者，引而竭之。"宿食内停于肠，因其病位偏下，故可用大承气汤攻下通腑，排出宿食。若宿食积滞于胃，虽亦属于"胃家实"范畴，但因其病位偏上，故不应固守攻下之法，而应灵活变通。结合《伤寒论》166条、355条及《金匮要略·腹满寒疝宿食病脉证治第十》"宿食在上脘，当吐之，宜瓜蒂散"，可知宿食内停于心下胃脘时，应因势利导，当用吐法，方选瓜蒂散。瓜蒂散以瓜蒂为君，其味苦，效可涌吐实邪；赤小豆味酸性泄，与瓜蒂合用，发挥酸苦涌泄之功；佐以香豉汁和胃开郁。三药合用，让积滞于上脘的宿食一吐而尽。

通过深入梳理阳明病病机内涵，我们应该清楚地认识到，"胃家实"除了胃肠无形邪热炽盛、燥屎内结之意，还应包括蓄血内停、痰饮积聚、实寒内结与宿食积滞等多种内在含义。因此，临证治疗阳明病，也就不可拘泥于清热、攻下二法，还可择机选用破血逐瘀、化饮利水、温里散寒、涌吐食积等变法灵活应对。

■ 三、结语

笔者通过整理归纳《伤寒论》《金匮要略》相关内容，认为"胃家实"实质是指胃脘、肠腑邪气盛实，不仅包含阳明无形实热、阳明燥屎内结，还应包括蓄血内停、水饮积聚、寒气内结与宿食积滞等内涵。阳明病不是外感病专属，亦可见于内伤杂病。因此，临床治疗阳明病，不应仅局限于清热、攻下两大正治之法，还可择机选用破血逐瘀、化饮利水、温里散寒、涌吐食积等变法。只有牢牢掌握中医经典古籍知识，旁证诸家，灵活变通，不胶柱鼓瑟于固有认识，才能透彻理解张仲景阳明病基本病机的内涵，提高阳明病临床辨识度，丰富其治疗手段，更好地发挥中医经典的实践指导作用，真正达到对中医经典著作常读常新、愈用愈新的效果。

（撰文：王章林）

第六章 临床辨证用药的传承

第一节 俞慎初教授临床辨证用药的传承

■ 一、俞慎初教授止咳定喘汤临证治验举隅

止咳定喘汤是俞慎初教授自拟的经验方，由三拗汤、三子养亲汤和二陈汤为主加减而成。该方运用古代名方巧妙配伍，组方严谨，配伍精当，疗效显著。方中，三拗汤由麻黄、杏仁、甘草组成，共奏宣肺解表、止咳平喘之功；三子养亲汤由葶苈子、紫苏子、白芥子三药组成，具温肺化痰、降气消食之功效；三拗汤和三子养亲汤，一宣一降，肺气通调，止咳平喘之力益彰。二陈汤亦为中医名方，具有燥湿化痰、理气和中之功效，主治湿痰证。三方合用加减，兼具宣肺解表、温肺化痰、降气消食、燥湿化痰、止咳平喘之效，适用于治疗急慢性支气管炎、支气管哮喘、轻度肺气肿等症见咳喘者，尤其对风寒咳喘且痰多者，疗效显著。

风寒袭肺，肺气失于宣肃，内蕴痰浊，痰阻气逆，清肃失司，多见因痰而咳，因咳而喘，或咳喘并见。临床多见反复咳嗽，常伴呼吸急促、气喘痰鸣等咳喘之症。俞教授根据咳喘的病因、病机，并结合多年临床经验，从宣肺祛痰入手，自拟止咳定喘汤（蜜麻黄、杏仁、苏子、白芥子、葶苈子、陈皮、茯苓、半夏、炙甘草）。笔者临证每遇咳喘之证，多应用俞教授的止咳定喘汤进行治疗，疗效显著。

──［案例］──

李某，男，57 岁，2019 年 12 月 12 日初诊。因感冒风寒，引发旧疾。症见咳嗽，痰多色白，伴流清涕，气短而喘，恶寒，苔薄白，脉浮紧。既往患有慢性支气管炎 20 余年。嗜烟酒。证属风寒袭肺，治宜宣肺解表、止咳平喘，予止咳定喘汤加减治疗。处方：蜜麻黄 9g，杏仁 9g，甘草 6g，紫苏子 9g，白芥子 9g，葶苈子 6g（包煎），清半夏 9g，蜜橘红 9g，茯苓 12g，荆芥 9g，辛夷花 9g，防风 9g。

二诊：患者服用 5 剂之后，咳嗽、气喘、流涕等症状减轻。前方去荆芥、辛夷花、防风，再服 10 剂，诸证悉除。

方中三拗汤由麻黄、杏仁、甘草组成，宣肺解表，止咳平喘；葶苈子、紫苏子、白芥子即三子养亲汤，功能温肺化痰、降气消食。三拗汤合三子养亲汤，一宣一降，

肺气通调、止咳平喘之力益彰。清半夏、蜜橘红、茯苓燥湿化痰、理气和中；荆芥、防风、辛夷花祛风解表、宣通鼻窍。诸药合用，宣肺解表、止咳平喘。

（撰文：温建恩）

■ 二、俞慎初教授疏风理肺法在咳嗽治疗中的运用

咳嗽是肺系多种疾病的常见症状，是肺脏在病理状态下的外在反应。咳嗽为病，无论是外感六淫之邪，或脏腑功能失调的种种内伤病因，都会影响肺的宣发肃降功能，从而导致肺气不利而作咳。因肺为娇脏，为清轻之地，最不耐邪气侵犯，一旦为邪气所犯，影响肺失宣肃即发生咳嗽。疏风理肺法是本人临床运用俞教授理肺经验治疗风邪犯肺致咽痒咳嗽的常用方法。其机制：该症特点是咽喉发痒，然后引起持续性咳嗽，甚至呈痉挛性阵咳，大多干咳无痰，偶有少量泡沫样白痰。病程有长有短，有的与外感表证同时出现，有的仅是咽痒作咳，数月不愈。尤其外感咳嗽，多与风邪有关。风为百病之长，不论是风寒、风热或燥热，多以风为先导，挟寒、热、燥等外邪伤于肺系，导致肺失宣降而出现咳嗽；内伤咳嗽如复感风邪犯肺导致肺气不利，也常常出现咽痒咳嗽的临床表现。因风邪为病多有变幻迅速无常、动摇不定、瘙痒不已的特点，故明代医家李梴《医学入门·卷五·咳嗽》指出"风乘肺咳，则鼻塞声重，口干喉痒，语未竟而咳"。因此风邪犯肺引起肺气不利是咽痒咳嗽的病机特点。

本人临床治疗咳嗽，多师俞教授的治法。对咽喉痒咳嗽，常从风邪犯肺辨证论治而运用疏风理肺法治疗，即疏散肺经风邪并吸取俞教授善于理肺的用药特点，每每取得一定的治疗效果。咽喉痒引起的咳嗽，初病者多为风邪挟他邪侵犯肺系，应辨寒、热、燥等不同病证；久病则为风邪未尽或复感风邪，但应进一步区分寒热虚实。针对风邪为患之因，临床治疗应着眼于疏散风邪，在辨证选方的基础上加入治风药物，如荆芥、防风、蝉蜕、桑叶、薄荷等。调理肺气，多用清代程国彭的止嗽散加减。止嗽散原方乃运用疏风理肺法组方，方中的荆芥有疏散肺经风邪之作用；紫菀、百部、白前、陈皮、桔梗等是理肺药物（俞教授的经验方加减止嗽散，药物有荆芥、百部、杏仁、浙贝母、款冬花、陈皮、甘草），本人临床常在俞教授加减止嗽散方中加入前胡、法半夏、蜜枇叶，增加止咳化痰药物，又用蝉蜕易荆芥。因蝉蜕入肺、肝两经，既可疏风泄热宣肺主外风，又能平肝解痉主内风。据现代药理研究表明，蝉蜕具有缓解支气管平滑肌痉挛、抗过敏等作用，是临床治疗咽痒咳嗽的常用药。福州地区临床又常用肺风草（连钱草）疏散风邪，据《福建药物志》载，"肺风草微苦、辛，凉；疏风宣肺，通淋消肿，清热散瘀，主治伤风咳嗽、肺脓肿、咳血等"，多用于风热外邪引起的咳嗽。因肺风草性偏凉，本人治咽痒咳嗽，较少用之。

疏风理肺是治咽痒咳嗽的常用方法，兼有表证须用之，无兼表证也可以酌情加入一二味疏风药物，较之单纯运用宣肺止咳或化痰止咳等诸种止咳法更易获效。

── [**案例 1**] ────────────────────

李某，女，23 岁，1996 年 3 月 11 日诊。患者 4 日前感冒发热，鼻塞流涕，经西药治疗后，发热已退，鼻塞流涕减轻，但咳嗽较剧，咽喉甚痒，痒则咳嗽连声，有少量白色黏沫样痰，咯吐易出。舌淡红，苔白，脉浮略数。此为风邪留肺、肺气不宣，治宜疏风宣肺止咳。处方：荆芥 6g，防风 6g，蝉蜕 6g，陈皮 6g，煮半夏 9g，蜜枇杷叶 10g，百部 10g，桔梗 6g，蜜紫菀 9g，款冬花 6g，粉甘草 3g。服 3 剂后，日间时有微汗出，但咽痒咳嗽明显减轻。上方去荆芥，又服 5 剂后，咳嗽得愈。

本患者数日前感冒发热，经治疗后症状改善，但风邪仍留滞于肺，肺气失宣而咳嗽，伴有咽喉作痒。方中荆芥、防风、蝉蜕疏散肺经风邪；桔梗、半夏、陈皮宣肺理气祛痰；百部、枇杷叶、桔梗、紫菀、款冬花止咳化痰，诸药配合，共奏疏风宣肺止咳之功，故痒止咳消。

── [**案例 2**] ────────────────────

林某，男，46 岁，1997 年 9 月 23 日诊。患者一周来感冒，时流清涕，咽喉不适，咽痒咳嗽，曾自服 VC 银翘片和复方甘草口服溶液后，流涕减少，但咳嗽未能改善。近日每到夜间，咽痒咳嗽加重，影响睡眠。干咳无痰，口干咽燥，声音稍有嘶哑，舌质红，苔薄白而干，脉细数。此为风邪挟燥邪袭肺、肺失清肃，治宜疏风宣肺、润燥止咳。处方：桑叶 12g，杏仁 9g，北沙参 15g，麦冬 15g，蝉蜕 8g，枇杷叶 12g，浙贝母 10g，桑白皮 12g，天花粉 15g，粉甘草 3g。服 3 剂后，咽痒咳嗽明显减轻，咯少量白色黏痰。前方去麦冬，加前胡 10g，又续服 5 剂后，咳嗽痊愈。

本例为风邪挟燥邪袭肺，肺失肃降，故咽痒咳嗽；燥邪伤津灼液，致咳嗽无痰，咽干不适。方中以桑叶、蝉蜕疏风散邪；杏仁宣肺利气；沙参、麦冬、枇杷叶、浙贝母、天花粉生津润肺止咳；桑白皮清肺热且降气。全方在清燥润肺药物的基础上加入桑叶、蝉蜕，故收到疏风宣肺、润燥止咳之效。

── [**案例 3**] ────────────────────

唐某，男，34 岁，1997 年 7 月 10 日初诊。患者咳嗽已 3 天，痰色淡黄，咯出不利，伴时有喷嚏，咽痛且痒，痒甚则频咳不止，咽部充血伴有灼热感。舌淡红，苔薄黄，脉弦数。证属风热外邪袭肺、肺失清肃，治宜疏风清热、宣肺止咳利咽。处方：冬桑叶 12g，蝉蜕 6g，前胡 10g，杏仁 10g，牛蒡子 9g，苦桔梗 6g，陈皮 6g，清半夏 9g，竹茹 10g，浙贝母 10g，鱼腥草 15g，黄芩 10g，枇杷叶 12g，元参 12g，款冬花 9g，粉甘草 3g。3 剂，水煎服。

二诊：咽痛已愈，咽痒咳嗽明显减轻，痰色转白，咯吐较易，脉弦数，舌淡红苔薄白。仍按前法，前方去竹茹、黄芩、元参，加紫菀6g。又服3剂后咳嗽愈。

本例为风热外感咳嗽，方中桑叶、蝉蜕、牛蒡子疏散风热外邪，且清肺利咽；桔梗、杏仁宣肺利气；前胡、枇杷叶、陈皮、半夏、款冬花理气祛痰止咳；鱼腥草、黄芩清泄肺经热邪；竹茹、浙贝母清化热痰。全方疏风清热、宣肺止咳利咽，故初诊后病情减轻，二诊后痒咳痊愈。

──［**案例4**］──

张某，女，56岁，1996年11月17日初诊。咳嗽反复多年，常于感受风寒或饮冷时发作，时剧时缓。2日前不慎受凉，咽痒咳嗽，尤以夜间较剧，痰白易咯，痰量不多，舌淡，苔白，脉细弱。患者肺气虚复感风邪，致肺失清肃、咽痒咳嗽。治宜疏风宣肺、健脾化痰止咳。处方：荆芥5g，蝉蜕6g，太子参15g，茯苓10g，白术10g，陈皮6g，清半夏9g，杏仁9g，紫菀9g，款冬花9g，炙甘草3g。5剂，水煎服。

二诊：症状改善，咽痒咳嗽减轻，夜间能安稳入睡，日间仍咽痒咳嗽。仍按前法，前方去荆芥，加莱菔子9g，百部10g，又续服5剂后，咽痒咳嗽基本解除，嘱平时生活注意调摄，预防感受风寒。

本例咳嗽反复多年，肺气虚卫表不固，故易感风邪。日前风邪犯肺，致咽咳不止。方中以荆芥、蝉蜕疏散风邪；又用太子参、茯苓、白术、炙甘草益气健脾、培土生金以治本；陈皮、半夏理气燥湿化痰；杏仁、紫菀、款冬花宣肺止咳化痰，诸药配合，使风邪除，卫表固，病情改善，痒咳基本解除。

（撰文：刘德荣）

三、俞慎初教授运用蠲痹四藤汤治疗痹证的经验

俞教授诊治痹证，经验丰富，见解独到，遣方用药灵活，自创之经验方蠲痹四藤汤随症加减运用于临床，多获满意疗效。

（一）痹证特点及病因病机

痹证是由风、寒、湿之气乘虚侵袭肢体而引起的筋骨、肌肉、关节等部位酸楚麻木、疼痛不适，或灼热感、难以屈伸、肿大畸形等一类疾患。《素问·痹论》早就明确指出痹证的病因和分型，其云："风寒湿三气杂至，合而为痹也。其风气胜者为行痹，寒气胜者为痛痹，湿气胜者为着痹也。"俞教授论治痹证，既以《内经》为准绳，又能结合自己多年的临证经验，师古而不泥古。认为痹证虽因风、寒、湿三气的偏盛而区分为行痹、痛痹、着痹，但其病机总属气血运行不畅所致脉络阻闭、气血凝滞、"不通则痛"。正如明代张介宾《景岳全书·风痹》所指出的"风痹一证，即今人所

谓痛风也。盖痹者闭也，以血气为邪所闭，不得通行而病也"。所以通络宣痹是治疗各类痹证的常用方法。若肢体气血流通，运行无阻，营卫复常，则痹痛自可逐渐向愈，即所谓"通则不痛"也。俞教授强调"久痹多瘀"，提倡叶天士的"久病入络"理论，认为痹证经久不愈，易损伤气血，加之风寒湿之邪留著，闭阻经络，气血长期运行不畅，血瘀之象将日益突出。正如叶氏《临证指南医案》所云"经以风、寒、湿三气合而为痹，然经年累月，外邪留著，气血皆伤，其化为败瘀凝痰，混处经络，盖有诸矣"。俞教授结合临床，还指出"因虚致痹""久痹多虚"，认为痹证之病，本虚标实，正虚是痹证的重要发病因素。如年老者，体质虚弱，气血衰少、肝肾不足、肢体筋脉失养、腠理疏松，则风寒湿邪易乘虚侵袭为患，正如《济生方·痹》所云"皆因体虚，腠理空疏，受风寒湿气而成痹也"。且痹证病程多迁延，久病易致气血亏耗，筋脉进一步失于濡养而加重病情，即所谓"因痹致虚"，故两者可互为因果。

（二）蠲痹四藤汤方义及临床运用

俞教授论治痹证，临床每以通络行滞宣痹为前提，以自创经验方蠲痹四藤汤为基础方随症加减，用药灵活多变，每获佳效，充分体现了中医药在治疗内科疾病中的独特优势。

蠲痹四藤汤的药物组成：海风藤 12g，络石藤 12g，忍冬藤 12g，鸡血藤 15g，威灵仙 12g，豨莶草 15g，冬桑枝 12g，汉防己 12g，川牛膝 10g。该方具有祛风除湿、宣痹通络的功效，俞教授临证多根据风、寒、湿、热邪的偏胜和疼痛性质随症加减。

蠲痹四藤汤方中的海风藤辛、苦，微温，有祛风湿、通经络作用；络石藤苦，微寒，忍冬藤甘，寒，两药均能祛风通络，且能清经络中的热邪；鸡血藤味甘性温，既能活血，又能补血，且有舒筋活络之功；威灵仙和豨莶草均能祛风湿、通经络、利关节，然威灵仙辛散温通，走串之力强，善祛风通络而止痛，豨莶草辛散苦燥，生用性寒，祛风除湿之力较著，两药相配，协同作用，寒温适中；冬桑枝祛风通络，兼利关节；汉防己祛风除痹、利湿止痛；川牛膝活血祛瘀、通利关节。全方不但能祛风寒、除湿痹，又能舒筋通络止痛，诸药配合，作用增强，而且寒温药物兼用，冷热适中，可以避免治痹药物过于温燥之弊。

蠲痹四藤汤的临床运用：如风邪偏盛致筋骨、关节、肌肉等麻木疼痛，部位游走不定，以上肢肩背为主者，常加防风、秦艽、羌活等；如寒邪偏盛致患处剧烈疼痛，遇寒加重，得温痛减，关节难以屈伸者，常配伍黑顺片、桂枝、川乌、草乌等以温经散寒止痛；如湿邪偏盛致患处肢体沉重，伴肿胀疼痛且痛有定处，或伴麻木不仁者，常加羌活、薏苡仁、苍术、蚕沙等除湿止痛、祛风通络；如风湿夹热者，加石膏、连翘、薏苡仁等；又如痹痛在上肢者，常加羌活、防风、姜黄、白芷、桂枝等以除上半身之风寒湿痹；若风寒湿痹在下半身，腰部以下疼痛为甚者，则加独活、寄生、续断、怀牛膝、木瓜等主入肾经、性善下行之品；若体虚痹痛，兼见腰膝酸软、四肢无力、少气懒言者，常加黄芪、党参、当归、熟地黄、枸杞子等补益气血之品；若痹证迁延日久，考虑久病成瘀者，常加丹参、桃仁、赤芍等祛瘀活血药物。

（三）临床病案举例

1. 着痹

——［案例］——

蒋某，男，39岁，1992年3月24日初诊。患者腰背疼痛已半年余。半年前因劳动后沐浴，随即出现腰背疼痛，且有沉重、僵硬之感，疼痛从腰两侧延伸至脊椎部位，艰于俯仰转侧。后经福州某医院治疗，腰背疼痛缓解，并经医院X光摄片及血液检查，诊断为"强直性脊椎炎"。半年多来腰背疼痛时缓时剧，痛处重着，转侧不利，每遇阴雨天疼痛加剧。患者腰脊有几处压痛点，肾区无叩击痛，脊椎尚无发现有病理性弯曲。舌质淡红，苔白，脉细缓。证属风寒湿痹，以湿邪偏胜，治宜祛风散寒除湿、宣痹通络，拟蠲痹四藤汤加减。处方：忍冬藤15g，鸡血藤12g，海风藤12g，络石藤12g，威灵仙12g，豨莶草12g，羌独活各9g，薏苡仁15g，苍术8g，桑寄生15g，汉防己15g。4剂，水煎服。

3月31日二诊：药后腰脊疼痛改善，近日夜寐梦多，大便稍干。舌质淡红，苔白，脉细缓。治疗有效，中药续上方加减，海风藤、鸡血藤用量增至15g，续以活血通络止痛、养血舒筋；加夜交藤15g、合欢皮12g以养血悦心安神，瓜蒌12g以润肠通便。7剂，水煎服。

4月7日三诊：药后腰脊疼痛进一步减轻，夜寐转安，二便正常。舌脉如前。仍按前法，中药续上方去夜交藤、合欢皮、瓜蒌，汉防己减至12g，加京丹参12g、白桃仁6g，活血通经兼润肠通便，粉甘草3g，调和诸药，水煎服。再服7剂后，腰脊痛基本改善。后仍按上方再嘱服5剂，以巩固疗效。

本例患者半年前因汗后沐浴，风湿之邪乘虚侵袭腰背部，阻滞经络，气血运行不畅而发生疼痛，加之湿性重着，故见腰部重着强直，转侧俯仰不利；湿邪留滞经络，故每遇阴雨天则疼痛加剧；舌淡红，苔白，脉细缓，均属风寒湿痹、湿邪偏胜之象。故俞教授除以蠲痹四藤汤为基础方外，还配伍羌独活、薏苡仁、苍术、汉防己等祛湿之品，以增强除湿通络、宣痹止痛之力而取效。

2. 行痹

——［案例］——

郑某，女，46岁，1991年3月12日初诊。患者近2~3个月以来每当天气变化时，即出现上肢及肩背部疼痛,且痛无定处,未予重视,未行治疗。近日上述症状进一步加重,且痛连腰骶部,伴下肢酸楚感,精神疲倦。舌淡红,苔薄白,脉细。证属风寒湿痹,以风邪偏胜;治宜祛风散寒除湿、宣痹通络。处方:冬桑枝15g,桂枝6g,防风6g,羌独活各9g,忍冬藤15g,鸡血藤12g,海风藤12g,络石藤12g,威灵仙12g,豨莶草12g,川牛膝12g,川续断12g,桑寄生15g。7剂,水煎服。

3月19日二诊:上方服7剂后,肢体疼痛明显减轻,精神好转。舌淡红,苔薄白,脉细。仍按前法。中药续上方去冬桑枝、桂枝、海风藤、川续断,桑寄生减至12g,加延胡索10g、丹参12g、赤白芍各10g、当归6g,以养血活血、行滞活络。又服7剂后,肢体疼痛消失。

本例患者反复出现上肢及肩背部疼痛,且痛无定处,后又痛连腰骶,伴下肢酸楚感,精神疲倦,舌淡红,苔薄白,脉细,均为风寒湿痹、风邪偏胜之象。外感风邪夹寒湿,邪气闭阻经脉,气血运行不畅,"不通则痛",因风性轻扬,易袭阳位,故见上肢、肩背疼痛;然风性善行,变动不居,又见痛无定处。风邪夹寒湿,寒湿均为阴邪,易伤阳气,加之寒性凝滞、收引,而湿性重着、趋下,故见腰骶疼痛、下肢酸楚、精神倦怠。因此俞教授初治以蠲痹四藤汤为基本方配伍疏风散邪之品,以祛风散邪通络为主,辅以散寒除湿。药后症状明显改善,遂酌情减去疏风散邪之品,加入适量的丹参、赤芍、当归等以养血活血、行滞活络,旨在"治风先治血,血行风自灭"。

3. 虚痹

─── [**案例**] ───

王某,女,68岁,1993年4月26日初诊。患者因素体虚弱,加之年龄较大,于两周前不慎受凉后,反复出现上肢及肩背部疼痛,且腰骶部亦感疼痛,两下肢酸楚乏力,双膝疼痛,多于天气变化时加重,伴精神倦怠,食欲不振。诊其脉细,舌淡,苔薄白。此证因患者年迈体衰,气血不足,腠理疏松,易为风寒湿邪所乘,脉络受其壅滞,运行不畅而发为痹证。治宜补益气血、宣痹通络。处方:生黄芪15g,党参12g,川芎4.5g,当归8g,麦谷芽各15g,羌独活各8g,忍冬藤15g,鸡血藤12g,海风藤12g,络石藤12g,川牛膝12g,续断15g,威灵仙12g,豨莶草10g。7剂,水煎服。

5月3日二诊:患者服药后,肢体疼痛明显减轻,精神好转,食欲稍增,但腰背尚感疼痛。诊其脉细,舌淡,苔薄白。方药仍按前方加减。处方:去麦谷芽、海风藤、羌独活,豨莶草增至12g,加桑寄生12g、杜仲10g,以补肝肾、强腰膝。又服7剂后,肢体疼痛消失。

本例患者因素来体质虚弱,加之年老,肝肾不足,腠理不固,适感受风寒湿邪,乘虚闭阻经脉,遂致肢体疼痛。俞教授在宣痹通络的基础上,加入益气养血药物,运用标本兼顾、扶正通络的治法。在蠲痹四藤汤方中，配以党参、黄芪、当归、川芎等药物，二诊又加入杜仲、寄生以补肝肾、壮腰膝，因方证合拍，故二诊后痹痛明显改善，获效满意。

4.久痹

── [案例] ──

阮某，女，54岁，1992年10月27日初诊。患者3年来反复出现关节疼痛，时轻时重，最近因天气变化而疼痛加重已近半个月，疼痛呈游走性，以上下肢关节为主，局部轻度肿胀，手指关节屈伸不利，双膝步履时疼痛加剧，皮肤偶见红色斑点。患者肢体酸楚，倦怠乏力，时有口干。诊其脉弦细数，舌淡红苔薄白。上周经某医院血液检测，ESR：36mm/h，抗O<500U。证属风湿痹痛日久气血瘀滞、脉络闭阻，治宜祛风除湿、活血通络之法。处方：海风藤12g，忍冬藤15g，鸡血藤15g，络石藤12g，京丹参12g，川芎5g，白桃仁6g，赤白芍各12g，干地黄10g，当归尾6g，延胡索10g，豨莶草10g，威灵仙10g，粉甘草3g。5剂，水煎服。

11月3日二诊：药后关节及肌肉疼痛均减轻，皮肤紫红色斑点已部分消退，精神尚好。仍按前方加减。处方：去忍冬藤、干地黄、延胡索、威灵仙、豨莶草；鸡血藤减至12g；加薏苡仁15g以利湿除痹，川郁金6g、粉丹皮12g、黑元参12g以活血行气、凉血消斑，粉甘草3g以调和诸药。7剂，水煎服。

11月10日三诊：服上方后关节疼痛明显减轻，皮肤紫红色斑点消退。脉细数，舌淡红苔薄白。病情改善明显，中药续上方去川郁金、粉丹皮、黑元参、川芎；京丹参增至15g，加汉防己12g以淡渗利湿，威灵仙12g以祛风除湿。水煎服。又服7剂后，关节疼痛已愈。

本例属反复发作之痹证，多年来全身关节疼痛游走不定，具有风邪入侵脉络的特点，因风为阳邪，其性善窜，所以痛无定处；风邪夹湿阻于筋骨，故见关节微肿而痛。又本例病程长，反复发作，日久不愈，风寒湿邪入里客于脉络，郁而化热，邪气壅阻，气血凝滞，血运不畅，脉络不通，故皮肤局部出现紫红色斑点。俞教授治本病例，久病不忘治瘀，寓祛瘀法于祛风除湿、宣痹通络法中，方以蠲痹四藤汤为主，辅以京丹参、川芎、白桃仁、赤芍、当归尾等活血化瘀之品，并根据兼证酌情加减，疗效确切。

（四）小结

痹证主要因正气不足，复感受风寒湿热之邪而发病，其病机是以经络阻滞、气血运行不畅为特点，俞教授的蠲痹四藤汤具有祛风寒、除湿痹、通络止痛兼清热的功效，故临床随症加减治疗各类痹证，均取得较好疗效。然痹证日久不愈，除了风寒湿邪留滞经络关节而出现酸麻或肿痛等症状外，病久必耗气伤血，导致气血衰少、筋骨失养，故酸痛不已，这是因痹致虚之候，与因虚致痹者皆属正虚邪实之证，仍用通络宣痹配以调补气血法，以蠲痹四藤汤与参芪四物汤合方加减治疗。

俞教授又指出，痹证日久，临床多有血瘀征象。无论是风寒湿痹或热痹，经久不愈、反复发作者，风寒湿邪易侵入血脉，导致气血运行受阻，血瘀凝滞不通，关节疼痛加重。临床上，血瘀久痹者疼痛大多时轻时重，痛有定处，有时可见关节周围皮肤紫暗、瘀斑，或关节周围结节等症，此类已属顽症痼疾，病邪留伏较深。故俞教授常以活血祛瘀与宣痹通络之法合用，每用祛风散寒除湿的蠲痹四藤汤与张锡纯的活络效灵丹（丹参、乳香、当归、没药）合方，加桃仁、三七粉、赤芍等药物治疗。如痹证病程较久出现肢体拘挛、抽掣疼痛者，常加入地龙、蜈蚣、乌梢蛇等搜风通络止痛药物。

（撰文：吴方真　刘德荣　连文亮）

四、调理气机与临证治肝心得

清末名医唐宗海《血证论·脏腑病机论》云："以肝属木，木气冲和条达，不致遏郁，则血脉得畅。"指出肝脏具有调节人体气血的重要功能。肝主疏泄，其性条达。疏即疏通血脉，周流全身；泄为宣泄气机。疏泄协调，则气机条达，气血畅通。人身气血运行贵在流畅，气血冲和则运行正常，百病不生则身体健康。肝又主藏血，司血的贮藏和血量的调节。所以人体气血的运行与肝紧密相关。若肝失疏泄，气机阻滞，常引起人体内多方面的病理变化，例如气机阻滞于机体，可导致局部经脉之气运行不畅，血行受碍，从而出现胀闷肿痛，甚则引起血瘀内停；而气滞血瘀又常化热生火，火性炎上灼津为痰；气机不畅，则出现津液代谢障碍，从而引起水湿停聚，发为水肿。肝郁气滞又常影响其他脏腑功能的正常发挥，如肝失条达、横逆犯胃致胃脘疼痛；肝郁犯脾致肠鸣腹痛泄泻；肝气犯肺致咳嗽喘促等。因此，一旦肝的疏泄功能失常，可导致体内多种疾病的发生，如清代李冠仙《知医必辨·论肝气》中指出的"惟肝一病即延及他脏，肝位于左，其用在右，肝气一动，即乘脾土，作痛作胀，甚则作泻；又或上犯胃土，气逆作呕，两胁痛胀……而肝气太旺，不受金制，反来侮金，致肺之清肃不行，而呛咳不已，所谓木击金鸣也。又或火化为风，眩晕非常。又或上及巅顶，疼痛难忍。又或血不荣肝，因不荣筋，四肢搐搦，周身抽掣；又或疏泄太过，致肾不封藏，而二便不调；又或胀及背心，痛及头顶"，详细论述临床上多种内科杂病，与肝的疏泄和调节功能失常有关。俞教授临床善于治肝，辨证用药重视疏肝理气法的运用，或把疏肝理气法配合于他法之中，均取得较好疗效。以下浅述本人临床运用治肝法的体会。

（一）疏肝理气和胃法

疏肝理气和胃法主要是用于胃痛的治疗。胃痛的病位虽在胃，而与肝的关系密切。

肝气犯胃引起的胃脘疼痛在临床中尤为常见。多因肝气偏旺，横逆犯胃，肝木侮土，影响脾胃消化功能，常见胃脘胀痛，痛及两胁，胸闷，嗳气，泛酸，食欲不振，每因忧思恼怒而致胃痛发作，舌淡红，苔薄白，脉弦。常见于现代医学的慢性胃炎、十二指肠溃疡及胃神经官能症等疾患。治宜疏肝理气和胃法，常用自拟香蒲四逆散，方由毛柴胡、白芍、枳壳、制香附、川朴、佛手干、木香、蒲公英、延胡索、川楝子、粉甘草组成。如气郁化火、胃脘灼热疼痛伴有泛酸者，加吴茱萸、川黄连、海螵蛸；如胃阴不足、口燥咽干、大便干结者，加石斛、玉竹、干瓜蒌；如胃痛日久、气滞血瘀、胃痛如针刺者，加五灵脂、炒蒲黄、京丹参；如嗳气较频者，加沉香、旋覆花等。

───[案例]───

陈某，女，40岁，1997年11月3日初诊。旧有慢性胃炎病史，近半个月来胃脘胀痛，常于饭后发作，痛及两胁，嗳气频作，时泛酸水。舌质淡红，苔薄白，脉弦数。证属肝失条达、横逆犯胃，治宜疏肝理气、和胃止痛，方用香蒲柴胡疏肝散。处方：毛柴胡6g，杭白芍10g，枳壳6g，制香附6g，川朴根8g，木香5g（后入），蒲公英10g，吴茱萸3g，川黄连3g，海螵蛸12g（杵），延胡索10g，川楝子10g，粉甘草3g。3剂，水煎服。

二诊： 服药后胃脘胀痛、泛酸均减轻。前方去海螵蛸加麦谷芽各15g，又服5剂后胃痛痊愈。

（二）理气活血宣痹法

此法主要用于心脉瘀滞之胸痹的治疗。《金匮要略·胸痹心痛短气病篇》云："胸痹不得卧，心痛彻背。"指出该证是以胸膺部憋闷疼痛、气短、心悸为主要表现，类似于现代医学的冠心病心绞痛，多由心脏的阴阳气血失调以及寒凝、热结、气滞、痰阻、血瘀等原因而导致，其中以肝郁气滞引起心脉血行不畅为病机特点。气为血之帅，气行则血行，气滞则血滞。气在气血运行和人体气机升降出入运动中居主导地位。因此，临床胸痹心痛患者，部分是先有气滞而后引起血瘀。气滞常出现于疾病的早期，血脉瘀阻则多见于疾病的中后期。患者多因情志抑郁，忧思恼怒，肝气郁滞，日久引起血脉运行不畅而致心脉痹阻。临床常见心胸胀痛、时欲太息，常因情志不畅而发作并加剧，或可兼有脘腹胀、嗳气、矢气后则舒等特点，舌淡红，苔薄白，脉弦细。治宜疏肝理气、活血宣痹法，方用自拟加味柴胡疏肝散治疗。凡心脉痹阻的各证型治疗，均可适当加入疏肝理气药物，以条畅气机，有助于心脉血液运行。加味柴胡疏肝散由毛柴胡、赤白芍、枳壳、制香附、川芎、川郁金、京丹参、酸枣仁、粉甘草组成。若心胸部疼痛如针刺、舌质暗红或舌边有青紫斑点、脉细涩者，可加桃仁、红花、当归尾等活血化瘀通络药物；若兼痰浊、舌苔厚腻、胸闷明显者，可加瓜蒌、薤白、陈皮、半夏以通阳散结祛痰；若胸痛甚者，加降香、延胡索以增强行气活血止痛之效。

――［案例］――

李某，男，58 岁，1996 年 6 月 7 日初诊。患冠心病已 4 年多，反复发作胸部闷痛，常服中西药控制。近日因家事心烦，而出现胸闷不舒，伴心悸、嗳气，夜寐较差，舌质暗红，边有瘀斑，苔薄白，脉弦细。证属气血郁滞、心脉痹阻，治宜疏肝理气、活血通络法。处方：毛柴胡 6g，赤白芍各 12g，枳壳 6g，制香附 8g，川芎 6g，川郁金 10g，京丹参 15g，酸枣仁 12g，桃仁 6g，当归尾 6g，夜交藤 15g，合欢皮 12g，粉甘草 3g。5 剂，水煎服。

二诊：服药后，胸闷痛明显减轻，夜寐改善。前方去夜交藤、合欢皮加生黄芪 10g，续服 10 剂后，病情稳定，胸闷心痛未再发生。

（三）健脾理气利水法

此法主要用于脾虚气滞水肿之治疗。水肿是体内津液输布失常，导致水液潴留，泛溢于肌肤而出现的症状。水肿的病因病机较为复杂，其发病有外感与内伤之分，病位有在心、肝、脾、肺、肾之别，又有痰浊、血瘀等兼夹证的不同和寒热虚实的复杂类型。中医治疗水肿，《内经》提出"开鬼门""洁净府""去菀陈莝"的基本治则，对后世影响深远。历代医家又补充发展其具体治法，如利尿、宣肺、温阳、健脾、逐水、理气等，临床多从肺的通调、脾的运化输布、肾的开阖等方面辨证论治。然而人体内水液的运行，与肝的疏泄功能密切相关。肝气条达，气机通畅，脏腑的升降出入运动正常，三焦气治，气行则津行，水液正常运行输布，正如唐宗海《血证论》所说的"气行水亦行"。当肝气郁滞、气机受阻时，人体内的津液输布和排泄随之受阻而发生停聚，溢于肌肤而形成浮肿，称为气不行水、气滞水肿。临床表现为面目及肢体浮肿，胸闷不舒，脘腹痞满，嗳气时作，食欲不振，小便短少，舌质淡红，苔薄白。尿液常规检查多为阴性。治疗应治水配合治气，常用健脾利水配合疏肝理气法，如明代医家张景岳《景岳全书·卷之二十二·肿胀》所云"凡治肿者，必先治水；治水者，必先治气"。本人在临床治疗中，传承先师俞教授重视理气的学术特点，常用自拟理气五皮饮治疗，其药物组成为毛柴胡、白芍、枳壳、制香附、茯苓、陈皮、茯苓皮、桑白皮、大腹皮、薏苡仁、车前子。如浮肿较甚者，加赤小豆、地胆草等利水药物；倦怠乏力、气短便溏者，加黄芪、党参、白术、淮山药以健脾益气；脘腹胀满较甚者，可加入川厚朴、木香、青皮等理气之品；兼有神倦肢冷、腹胀便溏、小便短少者，加附子、干姜、桂枝助温阳化气以利水。

――［案例］――

林某，女，45 岁，1997 年 7 月 13 日初诊。患者下肢浮肿已 3 个月余，时轻时重，按之凹陷，伴胸闷不舒，腹部痞满，身体困倦，食欲不振，四肢乏力，尿量较少。舌淡红，苔白，脉弦细。小便常规检查正常。证属气滞兼脾虚水肿，治宜疏肝理气、健脾利水法。处方：生黄芪 12g，太子参 15g，毛柴胡 6g，白芍 12g，枳壳 6g，制香附 6g，茯苓 10g，白术 10g，陈皮 6g，茯苓皮 15g，大腹皮 12g，薏苡仁 15g，车前子 15g（包）。3 剂，水煎服。

二诊：服药后面目及下肢浮肿减轻，尿量增多，但腹部仍胀闷。前方加川朴 6g、麦谷芽各 15g，续服 7 剂后，水肿消退，胃纳增多，精神好转。

（四）理气宣肺止咳法

此法主要用于治疗肝郁气逆之咳嗽。肝肺两脏关系密切，其经络相连，《灵枢·经脉》记载，肝经"其支者，复从肝别贯膈，上注肺"。肝气升发，肺气肃降，肝肺相互制约，互相协调，则人体气机升降正常。若肝气郁结，失其升发疏泄之能，就会影响肺气的肃降而导致咳嗽，临床常见有些慢性咳嗽患者，每因忧伤恼怒而诱发，既有咳嗽或气逆喘促的症状，又有胸胁胀闷、情志不舒的气郁之象。如肝气郁结，气郁化火，肝火灼肺，致肺失清肃，而出现咳嗽气逆、干咳少痰、痰出不爽、胸胁满闷灼痛、烦躁易怒、口燥咽干等，此即称之为"木火刑金"。本人临床传承先师俞教授的学术经验，对肝郁气滞导致的咳嗽，治以疏肝理气、宣肺止咳法，方用自拟理气止嗽散。该方以四逆散和止嗽散合方加减组成：柴胡、生白芍、枳壳、前胡、杏仁、陈皮、枇杷叶、百部、紫菀、甘草。若肝郁化火犯肺的咳嗽气逆者，则用四逆散与泻白散合方加减组成：柴胡、生白芍、枳壳、桑白皮、地骨皮、北沙参、浙贝母、杏仁、海蛤壳、枇杷叶、紫苏子、甘草；若郁火较甚者，可加黄芩、山栀子；痰带血丝者，加生地黄、丹皮、侧柏叶；咳嗽日久、肺阴损伤者，加麦冬、玉竹、百合等。

──── ［**案例**］────

王某，男，43 岁，1997 年 9 月 10 日初诊。患者近日因工作不顺心，心胸烦闷，胁肋不舒，咳嗽时作，痰白量少，每于心情不舒时咳嗽加剧，舌质淡红苔薄白，脉弦细。证属肝郁气郁、肺失宣降之咳嗽，拟疏肝理气、宣肺止咳法治之。处方：毛柴胡 6g，生白芍 10g，枳壳 6g，前胡 10g，杏仁 10g，陈皮 6g，枇杷叶 10g，百部 9g，紫菀 6g，款冬花 9g，甘草 3g。3 剂，水煎服。

二诊：药后患者自觉胸宽气顺，咳嗽减轻。患者后又复诊 2 次，均以前方加减，续服 6 剂后，咳嗽痊愈。

（五）疏肝理气止痛法

此法主要用于肝经郁滞的腹痛治疗。腹痛在临床较为常见，其部位是指胃脘以下、耻骨毛际以上的范围发生疼痛。感受六淫之邪、虫积、食滞所伤、气滞血瘀，或气血亏虚、经脉失养等，均可以导致腹痛。肝郁气滞引起的腹痛，常表现为少腹痛，或左或右，或两侧均痛。因足厥阴肝经循行经过少腹部，故少腹痛多与肝经病变有关。临床上如寒滞肝脉、肝经郁滞及大肠湿热等原因均可引起少腹疼痛，但以肝郁气滞的少腹痛为常见。患者多兼有脘腹胀闷不舒，走窜攻痛，急躁易怒，得嗳气和矢气后疼痛减轻，每于恼怒心烦时疼痛加重，舌质淡红，苔薄白，脉弦。治宜疏肝解郁、理气止痛法，用柴胡疏肝散与金铃子散合方加减治之，药物组成：毛柴胡、生白芍、枳壳、制香附、延胡索、川楝子、花槟榔、甘草。若少腹绞痛胀满、痛引睾丸者，此为寒凝气滞的小肠疝气，用天台乌药散加减；如偏于左少腹部疼痛，伴大便不爽、带有黏液，舌苔黄腻，脉滑数，此为肠道内蕴湿热，气机不利，应在清利湿热的基础上配合疏肝理气药物，用柴胡疏肝散加木香、黄连、野麻草、马齿苋治疗；若少腹痛偏于右侧，疼痛较剧，按之痛增，常欲蜷足而卧，或伴有恶心、发热者，应检查是否为"肠痈"证。总之，诊治腹痛时，应重视疏肝理气法的配合运用。

——［案例］——

张某，男，34岁，1998年5月18日初诊。患者反复发作左下腹部隐痛已2年多，伴脘腹胀闷、嗳气纳差，平日性情急躁，易于发怒，大便不爽，时带黏液，每日2~3次。3月份经省某医院肠镜检查为慢性结肠炎。舌质稍红，苔微黄腻，脉弦数。此为肝郁气滞兼肠道湿热，治宜疏肝理气、清热导滞。处方：毛柴胡6g，杭白芍10g，枳壳6g，制香附6g，木香5g（后入），川黄连5g，野麻草15g，薏苡仁15g，花槟榔5g，延胡索9g，粉甘草3g。5剂，水煎服。

二诊：药后腹痛减轻，大便每日2次。前方加川朴6g，又前后连服10剂后，腹痛痊愈，大便基本恢复正常。

（六）疏肝理脾清热法

本法主要治疗湿滞肠热之久痢。痢疾，古代医家常称之为"肠澼""滞下""大瘕泄"等，常见有大便溏薄，夹有黏液，里急后重，腹部隐痛，或便下脓血等症状。慢性痢疾，古人多称之"久痢"。现在医学的慢性溃疡性结肠炎，临床上常按"滞下""久痢"辨证论治。

痢疾常因外感（风、湿、暑、热）之邪，或脾胃素虚，或食物不慎，或忧思劳倦过度，导致湿邪内蕴于肠道、肠道功能失司而发生本病。久痢的病程较长，易于反复，其病机也较为复杂。《内经》有"湿胜则濡泄"之说，湿邪为患病之因，但有兼寒兼热的不同；病变以脾虚失运为主，而湿邪内蕴常导致肠道气机阻滞，湿蕴化热。又因病情久延不愈，往往出现久病入络的肠道血瘀之象；或久病损伤脾阳或肾阳，证从寒化，此时又表现出脾肾阳虚与肠中湿热并存的证候。然而本病虽有寒热夹杂、虚实并见的病变特点，但多以气滞、湿热、脾虚为主要表现，所以临床治疗多运用疏肝导滞、理脾清热化湿法治疗，常取得较好疗效。常用疏肝理脾的四逆散与香连丸、平胃散合方化裁，拟名"加味四逆香连丸"，常用药物有柴胡、白芍、枳壳、陈皮、茯苓、苍术、山楂、乌梅、木香、黄连等，方中药物是针对久痢存在虚实夹杂的证候特点而配制的。因便下不爽和里急后重是本病的常见症状，故理气导滞是治疗的重要一环，同时临床常见的少腹疼痛部位，系足厥阴肝经循行所经之处，故方中选取四逆散（枳实易枳壳）以疏肝理气、调理肝脾，能消除腹痛和滞下之症，其治如张仲景在《伤寒论·辨少阴病脉证并治》中所云"或腹中痛，或泄利下重者，四逆散主之"。本病又属于慢性疾病，虽有湿热内蕴，但以脾虚失运为主，乃属本虚标实之证，与初期的湿热下痢不同，应慎用甘寒、甘淡等利湿药物，而应用温化调气以运湿燥湿之法为妥。故方中选用健脾渗湿的茯苓，同时配以辛温、苦温的陈皮、苍术、木香，以增强脾的运湿功能。至于肠道的湿热，则在温运化湿的基础上兼用小剂量的黄连，但黄连苦寒，量不宜太过以免损伤脾阳。配木香，是取香连丸清热燥湿、行气化滞之意。乌梅善治久痢，据《中药大辞典》现代药理研究记载，乌梅对大肠杆菌、宋氏志贺菌、变形杆菌、伤寒和副伤寒杆菌、绿脓杆菌、霍乱弧菌等肠内致病菌也有效。山楂具有导滞止痢、活血化瘀作用，《中药大辞典》现代药理研究指出，焦山楂煎剂体外试验对各型志贺菌属及绿脓杆菌均有明显的抑制作用。故山楂是治疗久痢的常用药。

加味四逆香连丸是治疗久痢的基本方，临床常根据病情虚实的孰轻孰重、寒热及湿邪的不同而加减运用，常见有以下几种证型。

1. 湿热蕴结

患者湿热偏重，大便带有脓血黏液，里急后重，腹部隐痛，肛门灼热感，口干，小便短赤，舌质红苔黄腻，脉滑数。此型多见于慢性结肠炎发作期，治疗应在疏肝理脾、化湿清热法中增加清热解毒药物，如常加入白头翁、秦皮、野麻草等。

———[案例]———

王某，男，61岁，1996年3月21日初诊。患者近3年来屡发大便溏泻，时有腹痛、里急后重症状，大便带黏液，偶有少量脓血便。去年11月份经医院肠镜检查诊为慢性溃疡性结肠炎。近半个月来大便溏泻，且时有脓血黏液便，大便每日3~4次不等，伴食欲不振、左少腹隐痛，舌苔黄腻，脉弦数。证属肠道湿热内蕴、气机不利，治以理气化湿清热法，拟加味四逆香连丸。处方：毛柴胡6g，生白芍12g，枳壳6g，陈皮6g，茯苓12g，苍术8g，北楂肉12g，木香5g（后入），黄连5g，延胡索10g，白头翁10g，野麻草15g，地榆10g。3剂，水煎服。

二诊：患者服药后症状改善。仍按前方去地榆，又进3剂。嗣后患者复诊4次，续服上方14剂后，腹痛愈，大便基本正常。

2. 肝脾不调

部分患者表现为肝脾不调的证候特点，常见左下腹疼痛，痛则欲便，便后痛减，大便溏薄，夹有黏液，每天排便数次不等，伴有肠鸣，胸胁胀闷，烦躁易怒，嗳气纳少，病情每因情绪波动而变化。舌淡红，苔薄白，脉弦。此型的治疗应在疏肝理脾、化湿清热法中略加疏肝理脾药物，常用加味四逆香连丸与痛泻要方合方治疗。

──［**案例**］─────────────────────

李某，男，47岁，1997年4月15日初诊。经常出现腹泻，每天排便3~5次，大便多夹有黏液脓便，肠鸣，左下腹部时有隐痛，痛则欲便，便后痛减，反复不已多年。近年来症状加重且常因烦躁动怒而发生，胸闷不舒，时有嗳气，食欲不振，体形消瘦。舌淡红，苔薄白腻，脉弦细。证属肝脾不调兼肠道湿热内蕴，治宜抑肝理脾佐化湿清热法。处方：毛柴胡6g，生白芍12g，枳壳6g，盐陈皮6g，漂白术10g，软防风10g，茯苓12g，苍术8g，北楂肉12g，木香5g（后入），黄连5g，延胡索10g，制香附9g，粉甘草3g。本方加减连服15剂后，大便溏泻、腹痛肠鸣消除，纳食增加，精神好转，再以参苓白术散善后。

3. 脾肾两虚

病情反复发作，久泻不愈，大便溏薄，时时带有黏液及不消化食物，常于晨间作泻，腹胀肠鸣，腹痛隐隐，喜温喜按，不思饮食，神疲乏力，稍进油腻或劳累后加重，面色萎黄，舌淡苔薄白，脉沉细。证属脾肾两虚，治宜补益脾肾，佐以理气祛湿止泻。脾气虚为主者，以十味香连丸加党参、白术、淮山药等；脾阳虚为主者，以加味四逆香连丸去黄连合理中丸治疗；肾阳虚为主者，加味四逆香连丸去黄连合四神丸治疗。

──［**案例**］─────────────────────

林某，男，43岁，银行职工，1997年8月19日初诊。患者近2年来反复出现左下腹疼痛，痛即欲便，大便稀薄，夹有大量黏液，每日排便3~4次，腹部稍胀，时有肠鸣，食欲不振，精神疲倦。去年10月经省某医院诊为慢性溃疡性结肠炎。患者舌质淡，边有齿痕，苔微黄腻，脉弦细数。属病久脾胃虚弱，肠道湿热内蕴，运化失司。治宜健脾益气，佐以理气清热祛湿。方拟加味四逆香连丸出入治之。处方：黄芪12g，党参12g，怀山药15g，生白芍10g，枳壳6g，盐陈皮6g，漂白术10g，薏苡仁15g，茯苓12g，苍术9g，北楂肉12g，乌梅9g，木香5g（后入），黄连5g，乌药6g，粉甘草3g。5剂，水煎服。

二诊：服药后症状改善，腹痛减轻，大便稍能成形，黏液减少，每日排便2~3次，舌质淡，边有齿痕，苔白腻，脉弦细数。仍按前法。处方：黄芪12g，党参15g，怀山药15g，生白芍12g，枳壳5g，陈皮6g，漂白术10g，薏苡仁15g，茯苓12g，苍术

9g，北楂肉 12g，乌梅 9g，木香 5g（后入），黄连 3g，缩砂仁 5g（后入），粉甘草 3g。又续服 10 剂后，腹痛已止，大便基本成形，每日 1~2 次。又按二诊处方服药 7 剂，症状消除。

清代医家李冠仙的《知医必辨》指出"五脏之病，肝气居多""惟肝一病，即延及他脏"。肝的功能失常，多影响其他脏腑，从而导致疾病的发生。因此，临床治疗内科杂病，常须审察肝脏对其的影响，从治肝入手，每可获得较好疗效。

（撰文：刘德荣）

五、胃病治疗中配合理气法的体会

中医认为，胃病的发生，主要由于邪气侵犯于胃或体内脏腑影响引起，从而出现脾胃功能紊乱和阴阳气血失调，导致胃的寒热、虚实、痰瘀的变化。胃腑以通为顺，各种内外因素，都可以导致胃的气机阻滞，引起胃腑受纳、运化、传导功能失常，而形成各种病症。如外邪侵犯，阻滞胃腑，或情志不舒，肝气犯胃，以及痰饮、宿食、湿浊、瘀血等病理产物停于中焦，均可使胃的功能无法正常发挥；如久病导致胃之阴阳偏胜偏衰，或胃失于濡润，涩而不行，或运化无力，阻碍胃腑气机升降，而出现胃脘胀痛、呃逆、嗳气、泛酸、饮食乏味等症状。

中医在长期的医疗实践中，对胃病治疗积累了丰富的经验。近几年来，随着先进仪器的应用，对胃病的检查更为详细，较之传统的望、闻、问、切，获得更加丰富的资料，为临床诊断提供客观依据，通过运用现代诊疗手段与传统的辨证论治相结合，从而不断探索总结有效的治疗方法。胃病虽有寒热虚实的不同，治法又有以寒治热、以热治寒和补虚泻实之别，然而调理气机、促进胃腑通降功能恢复则是胃病治疗的重要一环。

（一）慢性胃炎

慢性胃炎较多见的是浅表性胃炎和萎缩性胃炎 2 种，前者的病理改变主要是胃黏膜充血、糜烂，后者主要病理改变是胃黏膜的萎缩腺体变形、分泌功能低下，尤其是胃酸明显缺乏，但在中医临床辨证上很难截然分开。其症候表现初期多为肝胃不和，或湿热中阻，以后随着病情的发展变化而出现脾胃虚弱，或兼气滞，或兼血瘀。

1. 肝气犯胃

常见胃脘胀痛，以胀为主，多痛及两胁，嗳气频作，恶心呕吐，大便不畅。病情每随情志的变化而改变。舌苔薄白，脉弦。治以疏肝解郁、理气和胃为主，方选自拟香蒲四逆散加减。处方：毛柴胡 6g，白芍 12g，枳壳 6g，广木香 5g，蒲公英 10g，香附 6g，苏梗 6g，川朴 6g，佛手干 10g，延胡索 10g，川楝子 10g，粉甘草 3g。水煎服。兼食滞纳呆者，加麦谷芽、山楂；泛酸嘈杂者，与左金丸合方加乌贼骨、煅瓦楞；痰多者，加陈皮、半夏。

临床上除了患者明显出现脾胃虚寒症状外，均可在疏肝理气和胃的方中酌加黄连或蒲公英，其疗效较好。因为此型患者的胃脘胀痛，大多是饥饱均痛，或食入后胀痛加剧，此类症状从中医辨证而言属于实证。临床上除了运用疏肝理气的常规治法外，还应考虑到气郁化热病理变化的一面，故须顾及清"郁热"，这与西医认为慢性胃炎是胃黏膜慢性炎症性改变、幽门螺杆菌阳性，常用抗菌素治疗有相类似之处。

2. 湿热中阻

长夏季节，暑湿外袭，湿热之邪内蕴脾胃；或嗜食辛辣香燥之品，或恣饮烈性酒，致湿热中阻、内伤脾胃、气机不利，症见胃脘灼痛，胸脘痞满，嘈杂不适，口干口臭，大便不畅，舌红，苔黄腻，脉滑数。治宜清热化湿、理气止痛法，方以三仁汤合连朴饮加减。处方：薏苡仁 15g，白蔻仁 5g，半夏 10g，厚朴 8g，枳壳 6g，茯苓 12g，延胡索 10g，黄连 6g，蒲公英 15g，甘草 3g。水煎服。大便秘结者，加大黄、瓜蒌；恶心呕吐者，加竹茹、生姜；湿偏重者，与平胃散合方。

治疗湿热中阻型慢性胃炎，除了运用清热化湿或清热利湿法外，应重视理气药物的配合运用。因为胃为水谷之腑，以通为用，以降为顺，而湿热内蕴中焦，多引起胃腑气机壅滞，通降失常，故治疗大法当兼顾理气通滞，调畅气机，如加入枳壳、厚朴、陈皮等药物，以恢复胃的通降功能。

3. 胃阴亏虚

患者多出现胃脘隐隐灼痛，饥不欲食，口燥咽干，大便干结，舌红少苔，脉细数。治当养阴益胃，方以百合汤合益胃汤加减。处方：百合 15g，丹参 12g，台乌药 6g，沙参 15g，麦冬 15g，生地黄 15g，石斛 12g，川楝子 10g，北楂肉 10g，陈皮 6g，白芍 15g，甘草 3g。水煎服。

胃阴虚病人多兼有阴虚内热症状，但一般不必另加清热药物，尤其不可滥用苦寒清热药物以防损伤胃气，因为治方中的养胃阴药每兼有清热之效。另者，治疗胃阴虚兼食欲不振病患，不宜单用滋阴、养阴药物，因养阴药物易壅滞气机，应在方中加用理气和消食开胃之品，如陈皮、麦谷芽、山楂、鸡内金等，以利于胃通降功能的恢复。

4. 脾胃虚兼血瘀

胃痛日久，屡治不愈，每导致脾胃虚弱，又兼胃络瘀阻，出现胃脘隐痛，常伴有针刺样疼痛，痛处拒按，食欲不振，饭后饱胀，面色无华，神疲乏力，舌淡暗，或边有紫斑，苔白，脉细涩。治宜健脾理气、活血化瘀法，方以异功散合失笑散加味。处方：党参 12g，黄芪 15g，茯苓 10g，白术 10g，陈皮 6g，郁金 10g，丹参 12g，五灵脂 10g，蒲黄 6g，麦谷芽各 15g，甘草 3g。水煎服。气滞甚者，加枳壳、香附、川朴；大便色黑者，酌加仙鹤草、阿胶、三七粉等；胃痛日久者，虽无瘀血征象，也应酌情加入丹参、桃仁等活血祛瘀之品。

以上各证型可结合胃镜及病理检查和诊断而选加药物，以增强疗效。如胃镜检查见胆汁反流者，可加川朴、旋覆花、代赭石、半夏、紫苏梗等理气和胃降逆药物；幽门螺杆菌感染者，加黄连、丹参、蒲公英、槟榔、木香等；伴有肠上皮化生、不典型增生者，可加活血化瘀破气药物，如鸡内金、山甲、桃仁、青皮、莪术；胃酸缺乏者，常加山楂、乌梅等，或加良姜、干姜、木香、乌药等辛温行气药物。

（二）消化性溃疡

消化性溃疡的形成和发展，与酸性胃液和胃蛋白酶的消化作用有密切关系。本病在闽南较为常见，多发生在以甘薯为主食的地区，又与当地居民胃黏膜幽门螺杆菌有较高检出率有关。患者常有胃脘部疼痛、胃胀泛酸、胃脘部烧灼感等病史。临床上主要根据疼痛的部位、性质与饮食的关系，结合其他症状，进行辨证论治。

1. 肝胃不和

患者胃脘胀痛，常痛引两胁，伴嗳气、泛酸，多因情绪不舒而发病，舌苔薄白，脉弦。治宜疏肝和胃、理气止痛法，方以自拟的理气四逆散加减。处方：柴胡6g，白芍12g，枳壳6g，甘草3g，制香附6g，延胡索10g，川楝子10g，木香5g，砂仁5g，茯苓10g，海螵蛸15g。水煎服。若肝郁化火，出现胃脘灼痛、嘈杂者，加黄连、丹皮；嗳气频繁者，加旋覆花；舌质偏红，咽干口燥，大便干结者，加麦冬、瓜蒌。

2. 脾胃虚寒

患者胃脘隐隐作痛，喜温喜按，伴泛吐清水，神疲乏力，大便溏泄，舌淡苔白，脉虚弱。治宜温中行气健脾法，方以黄芪建中汤合良附丸。处方：黄芪15g，桂枝6g，白芍12g，党参15g，白术10g，高良姜6g，木香5g，砂仁6g，香附6g，炙甘草5g，生姜2片，大枣5枚，水煎服。若伴泛酸者，加乌贼骨、煅瓦楞；食欲不振者，加麦谷芽。

3. 寒热夹杂

患者胃脘胀闷疼痛，喜暖喜按，嗳气泛酸，口干，大便干结，舌苔白或黄，脉弦数。治宜辛开苦降、寒热并调法，方以半夏泻心汤加减。处方：半夏9g，黄连5g，黄芩9g，党参10g，干姜5g，厚朴6g，海螵蛸15g，火麻仁15g，甘草3g。水煎服。如胃痛甚者，加延胡索、川楝子；胃脘嘈杂、泛酸明显者，加吴茱萸、煅瓦楞。

4. 气滞血瘀

患者胃脘胀闷疼痛，痛如针刺，痛处拒按，伴大便滞涩或黑便，舌质紫暗或有瘀点，脉弦。此为久痛入络、气血瘀滞，治宜活血化瘀、理气止痛法，方以丹参饮合失笑散加味。处方：丹参15g，檀香5g，木香5g，砂仁5g，五灵脂10g，蒲黄6g，香附 6g，延胡索 10g，白及 10g，海螵蛸 15g，三七粉 6g（分冲），甘草 3g。水煎服。若气虚者，加黄芪、党参；兼阴虚者，加生地黄、丹皮。

根据临床观察，消化性溃疡以脾胃虚寒型最多见，益气健脾温中的黄芪建中汤治疗本病有较好疗效。据实验研究证实，该方中的黄芪能扩张血管，改善血液循环，使坏死细胞恢复活力；生黄芪能抑制胃液分泌，减少游离酸和酸度，使胃液 pH 值上升；甘草补中缓急止痛，其提取物甘草次酸可促进溃疡愈合。白芍和甘草配合，有解痉和抑制胃液分泌的作用，可制止消化性溃疡的形成。方中多配入木香、砂仁等行气温中药物，有利于胃消化功能的恢复。

─── [**案例**] ───

张某，男，48 岁，福清高山人，2002 年 10 月 24 日初诊。患者胃脘胀痛已 2 个月余，时缓时剧，经当地市医院胃镜检查诊为慢性浅表性胃炎。近一周来胃脘胀闷较甚，两胁部不适，时或疼痛，伴有嗳气，口干欲饮，食欲不振，大便干结，舌质淡红，苔薄黄，脉弦细数。证属肝气犯胃兼有郁热，治以疏肝理气、和胃清热法，方以香蒲四逆散加减。处方：毛柴胡 6g，生白芍 12g，枳壳 6g，香附 6g，厚朴 8g，麦谷芽各 15g，广木香 5g，蒲公英 12g，百合 15g，干瓜蒌 15g，延胡索 10g，川楝子 10g，粉甘草 3g。5 剂，水煎服。

药后症状改善。11 月份患者又复诊 2 次，均以香蒲四逆散加减治疗，共服 15 剂后，胃脘胀痛愈，胃纳增加，自觉症状消失。

在胃病的治疗中，配合疏肝理气法，这是俞教授常用的治法，本人运用于临床多能达到预期的治疗效果。因为人是一个有机整体，脏腑之间在生理上互相联系，病理上互相影响。胃病的发生常常不是孤立的，其他脏腑的疾病会引起胃病，胃病也会影响其他脏器，而脏腑之间的协调又与肝密切相关。所以疏肝理气法有利于气机的调畅和脏腑之间的协调，因此临床上常常运用整体调治或协调脏腑的方法来治疗胃病。

（撰文：刘德荣）

六、浅议慢性泄泻从肝脾调治

泄泻是临床常见病证，论病因多遵《内经》"湿胜则濡泻"之说，其病变脏腑一般认为与脾肾关系密切，历代医家对此已有较多论述。然而在分析脾虚湿盛和肾阳虚不能温煦脾土致运化失常的病理变化时，本人多师从俞教授从肝论治的观点，重视肝对脾肾两脏的影响。认为在脏腑相关方面，脾的运化，不但有赖于肝的疏泄，而且肝亦有助于脾的升发清阳之功，诚如张锡纯《医学衷中参西录》中所述的"盖肝之系连气海，兼有相火寄生其中……为其寄生相火也，可借火以生土，脾胃之饮食更赖之熟腐，故曰肝与脾相助为理之脏也"。其次，肝与肾也存在相互滋生、相互制约的关系，如《医学衷中参西录》所言"肝主疏泄，原以济肾之闭藏。故二便之通行，相火之萌动，皆与肝气有关，方书所以有肝行肾气之说"。可见肝气能影响肾中命火和肾主二便功能的发挥。由于脾肾是泄泻的两个重要病变之脏，而肝脾和肝肾之间的关系又甚为密切，因此在治疗慢性泄泻时，应注意顾及肝木，根据病情配合使用疏肝、抑肝、敛肝等法。

（一）健脾益气配以调肝法

慢性泄泻之人，脾气虚弱，不能运化水谷精微，清阳之气不升，以致清浊不分，混杂而下，遂成泄泻，甚则完谷不化。临床常见面色淡白，神疲乏力，少气纳差，大便时溏时泻。又因中气衰惫，运化无力，传化失常，而致郁滞中生，脾虚气滞；或湿浊内停，损伤脾气，脾虚湿阻，胃肠气机阻滞，导致大便溏结不调，所以脾虚泄泻病患，也时常兼有脘腹痞满、胀闷、嗳气之症。临床治疗脾虚气滞泄泻，常在健脾益气的基础上，配以调肝理气法，以调畅中焦气机，增强脾的运化功能，且调肝有助于脾气升发和中焦气机升降，常用参苓白术散加枳壳、香附、佛手。

─── [案例] ───

庄某，男，43岁，干部，1996年3月21日初诊。去年因赴闽北电站工地工作数月，水土不服，大便经常溏泻，每因饮食不慎而发作，至今已半年余。现每日排便2~3次，稀溏不实，食少乏力，时感脘腹胀闷，嗳气，肠鸣，舌淡苔白，脉细弱。证属脾虚湿盛兼气滞之泄泻，治以健脾益气渗湿，兼调肝理气法。处方：党参12g，白术10g，茯苓12g，薏苡仁15g，怀山药15g，扁豆12g，陈皮6g，砂仁4g（后入），枳壳6g，香附6g，佛手10g，炙甘草3g。水煎服，每日1剂。服5剂后症状明显改善，粪质稍稠，每日1~2次，腹胀肠鸣亦减轻。原方加芡实12g，山楂12g。又复诊2次，续服前方8剂后，大便成形，每日1次，食量增加。随访未再复发。

（二）抑肝扶脾配以利湿法

肝与脾生理上保持着相对的制约功能，以共同完成水谷的运化和转输。如脾气虚弱复因肝失条达，每能乘脾侮土，导致脾的健运失司。临床表现以肠鸣、腹痛、泄泻为特征，又常因忿怒或忧郁而发病。伴胸胁痞闷、嗳气、食少等症。一般治以抑肝扶脾法，痛泻要方最为常用。此方虽方证相符，但药力尚感不足，临床上应遵《内经》"湿盛则濡泄"之旨，治泻时不忘治湿，以抑肝、扶脾、利湿三法兼用，方选痛泻要方合胃苓散加减。若肝郁气滞较甚者，常加枳壳、香附、柴胡。

─── [案例] ───

陈某，女，37岁，工人，1995年8月21日初诊。患者大便溏泄反复发作已年余，腹泻前每见有腹痛、肠鸣，大便每日 2~3 次不等，伴头晕乏力，平时性情急躁，胃纳较少，脘腹常有胀闷，嗳气，矢气频多。舌淡红，苔薄腻，脉弦。证属木郁乘土为患，治以抑肝理脾利湿法。处方：白术 10g，防风 9g，陈皮 6g，苍术 9g，茯苓 12g，猪苓 12g，薏苡仁 15g，泽泻 12g，厚朴 6g，枳壳 6g，粉甘草 3g。服 4 剂后诸症均减，大便日行 1 次。仍守前法，按前方出入。又连服 8 剂后，腹痛愈，大便正常，余症亦除。

（三）清热燥湿配以疏肝法

平素饮食不节，恣食肥甘，或外感湿热之邪，致湿热之邪蕴结中焦，脾之功能受阻，健运失职；湿热互结，内迫肠道，致传导失司，而见腹痛泄泻，泻下急迫，或泻下不爽、黏滞，大便臭秽，肛门时有灼热感。舌苔黄腻，脉滑数。本证因湿热之邪内滞肠道，导致肠道气机不利，故泻下黏滞不爽是肠道湿热泄泻的常见症状。因此治疗本证时，不但要清热燥湿，而且应配合疏肝理气法，以疏理肠道之滞。临床常用四逆散合香连丸加黄芩、神曲、陈皮、薏苡仁、马齿苋等。

――［案例］――

潘某，女，52 岁，干部，1997 年 6 月 21 日初诊。近两年来屡发大便溏泻，常伴腹部隐痛，大便时带黏液。3 月初经某医院纤维结肠镜检查诊断为"慢性结肠炎"。一周来旧症复作，大便黏滞，量少，便下不爽，每日 3~4 次，伴食欲不振，左少腹隐痛，舌淡红，苔腻、微黄，脉弦数。证属肠道湿热蕴滞、气机不利，治以疏肝清热燥湿法。处方：柴胡 6g，白芍 12g，枳壳 6g，木香 5g（后入），黄连 6g，黄芩 12g，神曲 10g，陈皮 6g，山楂 10g，薏苡仁 15g，槟榔 6g，马齿苋 12g，甘草 3g。患者复诊 3 次，服上方 15 剂后，大便已能成形，腹痛已愈，诸症消失。

（四）温肾健脾配以敛肝法

如年老久病，或泄泻迁延日久，常见脾阳不振，脾病及肾，命门火衰；肾阳虚不能助脾以腐熟水谷，命火不足，则不能温煦脾土，致运化无力，出现黎明时肠鸣作痛，泻下清稀，或完谷不化，腹部时胀，畏寒肢冷，腰膝酸困，舌淡红苔白，脉沉细。临床治脾肾阳虚之泄泻证，以温补脾肾为通用法。然此证多为久泻所致，久泻易伤体内阴精。明代医家龚居《红炉点雪》曾指出："泄泻一症，为亡阴脱液之肇端。"肝肾又属"同源"之脏，故笔者在治疗阳虚久泻运用温补脾肾时，常兼用敛肝和阴法，以乌梅丸配合真人养脏汤加减治之，且该方中佐有辛温行气之药，能助肝气条达，此治寓有张锡纯"肝行肾气"之意。

――［案例］――

蔡某，女，57 岁，退休工人，1994 年 11 月 14 日初诊。患者腹泻反复发作已 3 年多，便下稀溏无臭，常挟有不消化之物，每日排便 2~3 次，口淡乏味，脘闷纳差，腹部时觉发凉，四肢乏力。经自服抗菌素类，泄泻无明显好转，多次化验大便，亦无异常发现。诊其脉沉细，舌淡，苔白。证属脾肾阳虚泄泻，治以温肾健脾敛肝法。处方：乌梅肉 10g，生白芍 15g，细辛 2g，干姜 5g，熟附片 5g，党参 15g，白术 12g，煨肉豆蔻 10g，桂枝 6g，木香 5g（后入），诃子 10g，当归 6g，炙甘草 5g。服 5 剂后，精神好转，粪质稍稠，大便每日 2 次。予原法去细辛加怀山药 20g。前后又服 12 剂，腹泻痊愈。

（撰文：刘德荣）

七、升清降浊法临床运用举隅

俞教授在治学与临床中，重视《内经》《伤寒论》等经典医著的学习。我的导师刘德荣教授作为俞老的学术继承人，平时门诊带教及著述中，常教导我们文献要为临床服务，他撰写的《福建医学史略》既系统阐述福建医学发展历史，又介绍历代临床各科医学成就和医家的辨证用药经验。我在跟随刘老师学习医史与临床的过程中，深有体会，将升清降浊法广泛运用于临床多种疾病的治疗。升清降浊法是中医学的重要治疗法则之一，目前广泛应用于许多常见病和内科杂病中。笔者临床中发现许多五官病症与皮肤病，如味觉减退、嗅觉退化、目干、耳鸣耳聋、荨麻疹等，运用升清降浊法灵活组方，每取得较好的治疗效果。

（一）升清降浊法的文献沿革

1. 升降是中医调气大法之一

《素问·六微旨大论》载："出入废则神机化灭，升降息则气立孤危。"说明升降出入是机体进行新陈代谢，维持生命活动的基本过程。《素问·举痛论》："百病生于气也，怒则气上，喜则气缓，悲则气消，恐则气下，寒则气收，炅则气泄，惊则气乱，劳则气耗，思则气结。"气机的升降失宜，会导致临床多种病证。

气有清浊之别。《素问·阴阳应象大论》曰："清阳为天，浊阴为地；地气上为云，天气下为雨；雨出地气，云出天气。故清阳出上窍，浊阴出下窍；清阳发腠理，浊阴走五藏；清阳实四肢，浊阴归六腑。"升清降浊，实际上是恢复脏腑气机的升降功能，以达到清者升、浊者降的生理运动，恢复健康。明代医家张景岳在《景岳全书·卷三十六·论调气》中明确指出升之、降之，亦即升清降浊属于中医调气之大法，曰："夫百病皆生于气，正以气之为用，无所不至，一有不调，则无所不病……然而人多难能者，在不知气之理，并不知调之法。凡气有不正，皆赖调和。如邪气在表，散即调也；邪气在里，行即调也；实邪壅滞，泻即调也；虚羸困惫，补即调也。由是类推，则凡寒之、热之，温之、清之，升之、降之，抑之、举之，发之、达之，劫之、夺之，坚之、削之，泄之、利之，润之、燥之，收之、涩之，缓之、峻之，和之、安之。正者，正之；假者，反之。必清必静，各安其气，则无病不除。是皆调气之大法也。"

2. 脏腑的升降枢纽

根据中医基础理论，人体脏腑中与气机升降有关的三对枢纽为肝与肺、脾与胃、肾与心。其中，肝升肺降，肝气从左升，肺气从右降是一对平衡。如肺失肃降，咳嗽剧烈，常引起肝气郁滞，胸胁闷痛；而怒气太过，肝气上升，影响肺气下降，则会诱发咳嗽，上气喘急。脾胃居中焦，脾升胃降，脾升则健，胃降则和。脾不升清，常见大便溏泄、精神不振、清窍失养，甚至中气下陷、脏器下垂；胃失和降则出现不思饮食，胃脘胀满作痛，嗳气吞酸，呃逆呕吐。心肾要相交，心在上焦，属火；肾在下焦，属水。心中之阳下降至肾，则能温养肾阳；肾中之阴上升至心，则能涵养心阴。在正常情况下，心火和肾水就是互相升降协调，彼此交通，保持动态平衡。如心阳不降，或肾阴不升，即所谓心肾不交，则常见心烦失寐、心悸不安、眩晕、耳鸣、健忘、五心烦热、咽干口燥、腰膝酸软、遗精带下、舌红，脉细数等症。

3. 升清降浊代表方药

脾升胃降：以生黄芪、升麻、葛根、防风等升举脾清；用川黄连、清半夏、枳壳、旋覆花等降运胃浊。常用方如补中益气汤、升阳益胃汤、泻心汤、二陈汤、升降散等。

肝升肺降：常用柴胡、白芍、青皮、香附等品升发肝气，或以牛蒡子、诃子、葶苈子、紫苏子等肃降肺气。代表方有柴胡汤类方、苏子降气汤、葶苈大枣泻肺汤、桂枝加厚朴杏子汤等。

交通心肾所用方剂中多用黄连、熟地黄、山茱萸等清心火、滋肾水的药物，同时辅以养心安神之人参、茯神、远志等药物。代表方有交泰丸（黄连、肉桂）、黄连阿胶汤、六味地黄汤加味、心肾丸等。

（二）临床运用举隅

在中医整体观与五行理论的指导下，五脏对应五窍。心开窍于舌，肾开窍于耳，肝开窍于目，肺开窍于鼻，脾开窍于口。五脏化五液，心为汗，肺为涕，肝为泪，脾为涎，肾为唾。五脏精气充足，是五官功能维持正常的基础。

1. 鼻不闻香臭、口不知味案

───[案例]────────

一男性病人，60余岁，2016年7月2日初诊。主诉鼻不闻香臭，口淡不知味一年，伴有眼睛时自落泪。舌淡胖，苔白。细思病在心、肺、脾，外内合邪，心肺伏邪，脾虚湿盛。治以健脾升清、化湿醒窍，方以香砂六君子合辛夷散加减。处方：藿香6g（后入），辛夷 5g，木香 6g（后入），党参 12g，白术 10g，茯苓 15g，白扁豆 15g，升麻 6g，薄荷 6g，白芷 10g，粉葛根 12g，当归 8g，炙甘草 3g。

7月9日二诊家属代诉：服药两天后，口中能察觉药物酸、苦、涩，自己感觉味觉已恢复百分之六七十，夜间散步能闻及他人头发的洗发水香味。效不更方，再以健脾升清、芳香开窍。原方略为增减，嘱下次亲自来复诊，以便舌脉诊察。

《难经》云："肺气通于鼻，肺和则能知香臭。"夫阳气、宗气者，皆胃中生发之气也。其名虽异，其理则一。若因饥饱劳役，损脾胃生发之气，既弱其营运之气，不能上升，邪塞孔窍，故鼻不利而不闻香臭也。宜养胃气、实营气，阳气、宗气上升，鼻管则通矣。黄元御《四圣心源·天人解》曰："官窍者，神气之门户也。清阳上升，则七窍空灵；浊阴上逆，则五官窒塞。清升浊降，一定之位。人之少壮，清升而浊降，故上虚而下实；人之衰老，清陷而浊逆，故下虚而上实。"

2. 五官燥证案

—— [案例] ——

2013年冬天在福州国医堂曾经治一4岁小女孩，诉慢性鼻炎日久，鼻、眼干燥，感冒时流少量清涕，春季时有鼻衄，平素纳差、偏食，大便干，2~3日一次。查见鼻腔黏膜干燥，口唇干、脱皮，舌淡红，苔薄白、剥苔。诊为脾虚清阳不升，方以参苓白术散加减健脾升清润燥。处方：党参 6g，白术 5g，茯苓 5g，扁豆 5g，山药 5g，升麻 3g，陈皮 3g，甘草 3g，当归 5g，石斛 5g，枳实 3g，瓜蒌仁 6g。

数年后到三院找我治咳嗽，家属诉以该方坚持服用半年多，鼻炎痊愈，舌苔转正常。

李东垣曰："胃气一虚，耳目口鼻，俱为之病。"干祖望："不论耳之肾、目之肝、鼻之肺、喉之肺，它们生命之源都是脾胃。"因此，凡小儿、成人长期搓鼻子、揉眼睛、频繁眨眼睛、掏耳朵、咽干痒咳等，均可责之脾不升清。

3. 耳鸣耳聋案

—— [案例] ——

2015年，在福州东街口同仁堂接诊一位老年男性，87岁，患耳鸣耳聋，进行性加重多年。患者自述来诊前在省立医院耳鼻喉科某主任处，以西药连续治疗半年，毫无效果。经过该耳鼻喉科主任建议，寻求中医治疗。刻下耳鸣如同工地机器轰鸣，安静时愈发明显，严重影响睡眠。听力下降，讲话声音洪亮震耳，面目红润，舌质稍红，苔薄黄，六脉弦滑，偶见代脉。追问未有高血压，没有心悸。考虑肾开窍于耳，肝肾同源，高年肝肾阴虚，阴不制阳，故耳为之轰鸣。久病入络，从瘀论治。拟滋补肝肾、潜阳降浊，先以六味地黄丸合磁朱丸加减。10天后耳鸣减轻，诉右侧隆隆作响，左侧虫鸣。考虑"肝生于左，肺藏于右"，以自拟四甲汤合二至丸滋阴潜阳，加葶苈子、桑白皮以泻肺。后听力大为改善，自诉看电视音量从就诊前调 30 方能听见，如今调 20 即能听到，耳鸣亦减轻，大为欣喜。处方经过如下：

11 月 8 日方：磁石 24g（先煎），煅龙骨 15g（先煎），山茱萸 15g，姜半夏 6g，桃仁 9g，川牛膝 15g，茯苓 15g，北沙参 10g，熟地黄 10g，川芎 6g，苍耳子 9g，柴胡 9g，甘草 4g，远志 5g，山药 15g。3 剂。

11 月 11 日：诉夜尿多，影响睡眠。处方：桑寄生 15g，怀山药 15g，潞党参 10g，熟地黄 12g，结茯苓 15g，益智仁 15g，山茱萸 15g，苍术 10g，升麻 8g，苍耳子 8g，柴胡 8g，磁石 24g（先煎），甘草 4g，石菖蒲 10g，覆盆子 10g。4 剂。

11 月 15 日：诉听力改善，耳鸣如前，夜尿仍频多。以六味地黄丸合缩泉丸加减，处方：潞党参 15g，怀山药 15g，桑寄生 15g，盐杜仲 10g，宁枸杞 15g，益智仁 10g，台乌药 6g，建泽泻 10g，丹皮 10g，茯苓 10g，石决明 18g，苍耳子 5g，薄荷 4g，菊花 10g，甘草 4g。3 剂。

11 月 18 日：诉耳鸣，左侧如虫鸣，右侧如雷鸣。以自拟四甲汤合二至丸，加葶苈子、桑白皮。处方：女贞子 15g，枸杞子 15g，煅龙牡各 20g，醋鳖甲 8g，龟甲 10g，明天麻 6g，杭菊花 12g，结茯苓 15g，泽泻 10g，苍术 10g，苍耳子 10g，橘皮 8g，甘草 3g，桑白皮 10g，葶苈子 10g。4 剂。

4. 荨麻疹案

———［**案例**］————————————————————

一 50 余岁女性，荨麻疹反复一年，神疲倦怠，下肢酸软，嗜睡多梦，易饥。舌淡齿痕，苔薄白，脉细弦。既往有甲亢、慢性结肠炎病史。考虑荨麻疹系气虚风袭、营卫不和。治以补脾升清、和营息风，方拟补中益气汤合桂枝汤加减。处方：生黄芪 30g，党参 12g，炒白术 10g，茯苓 12g，升麻 8g，乌梢蛇 12g，白鲜皮 15g，石菖蒲 8g，蝉蜕 8g，桂枝 10g，赤芍 10g，甘草 3g，远志 6g，煅龙骨 24g，黄芩 10g。4 剂。自述 2 剂即痊愈。

按照五行相生规律，脾为肺之母，脾土生肺金。肺主皮毛，肺气虚则皮毛失养。神疲倦怠、下肢酸软、嗜睡、舌淡齿痕等均为气虚之象，多梦、易饥、脉细弦为虚火之兆。荨麻疹反复发作，为正气不足，邪气留恋的表现，故以扶正气、和营卫立法处方取效。

5. 石淋证、关格病案

———［**案例**］————————————————————

2016 年端午节上午，一同事晨起突发右后腰剧痛。自诉去年曾经在三家医院做过肾结石碎石术。现右腰痛已经转移至右下腹痛，B 超提示右输尿管结石、左肾结石。患者邀余诊治。问诊得知，从早上到中午右腰痛转为右下腹痛，伴恶心呕吐，水谷入即吐，大小便不出。舌红，苔黄燥，脉弦滑。诊断为石淋、关格证。证系湿热实邪瘀滞在里，气化不利，浊邪壅塞三焦，闭阻气机，升降失司，水道谷道不通，故胃气不降而反，恶心呕吐，腹满，二便不出。急则治标，邪在下，因而下之。治当利尿排石、泻下降浊，方以五金汤合承气汤加减，佐加熟地黄扶正，以防利尿伤阴。处方：金钱草45g，海金砂15g，炒鸡内金15g，熟地黄18g，车前子30g，泽泻10g，枳实12g，茵陈15g，川黄柏10g，知母15g，炙甘草4g，生大黄6g（后入）。5剂，水煎服。

傍晚服药一包，诉半小时后排大量泡沫尿，腹满如失，饮食能进。次日便溏，小便排出0.5cm大尖锐结石。3日后舌象已恢复淡红舌薄白润苔，脉沉。平素畏寒，有阳虚表现，嘱后期注意服肾气丸温肾阳。

（三）小结

中医临床之精髓在于思维，方从法出，法随证立。治法是联系病证与处方的桥梁，是中医临床思维中的重要环节，也是确保药到病除的前提。升清降浊法作为调气大法之一，在临床中的运用很广，我们在认真学习相关文献、掌握其适应证与运用机理的前提下，用之于临床，必然能在各种疑难杂症中游刃有余。

（撰文：陈玉鹏）

第二节　刘德荣教授临床辨证用药的传承

一、刘德荣教授运用加味五金汤治疗尿路结石的经验

加味五金汤是俞慎初教授临床治疗肝胆结石的经验方，该方主要药物有金钱草、海金沙、鸡内金、金铃子、川郁金、玉米须。刘德荣教授在俞教授的加味五金汤基础上进一步拓展应用于治疗尿路结石病证。其组成是在"加味五金汤"方中加入石韦、路路通、冬葵子、猫须草等药，成为"新制加味五金汤"，大大增强该方的通淋利尿作用。

—— ［案例1］ ——

陈某松，男，56岁，莆田人，2014年12月17日初诊。腰部酸痛两年多，加重一个月，于一周前经彩超诊断为双肾结石。超声医学影像报告："双肾盂无扩张与肾实质比例正常，左肾盂上及下极、右肾盂下极各探及强回声颗粒，0.5cm×0.55cm，0.43cm×0.43cm

（左），0.54cm×0.47cm（右），其后均伴弱声影，双肾血供良好，频谱未见明显异常，双上输尿管未见扩张。诊断意见：多发性左肾结石及右肾结石。"患者腰部酸痛两年多，近一个月来发作频繁。腰酸痛多呈现胀痛、钝痛感。尚未见尿频、尿急、尿痛、血尿等尿路刺激症状。形体壮实，面色红黄隐隐，表情痛苦，无恶寒发热。诊其脉滑数，舌淡红，苔黄腻。证属湿热内蕴结而成石，治宜清热利湿、化结排石，方用加味五金汤加减。处方：金钱草20g，海金沙15g，鸡内金12g，玉米须15g，猫须草15g，石韦12g，冬葵子12g，枳壳6g，川朴6g，川郁金10g，车前子15g，桑寄生15g，粉甘草3g。7剂，水煎服，每日1剂，早晚温服。

2015年1月3日二诊：腰部绞痛见减。因素有胃病史，药后胃稍不适。其脉滑数，舌淡红，苔黄。仍按前方加运脾药。处方：金钱草30g，海金沙15g，鸡内金12g，结茯苓12g，漂白术10g，北楂肉15g，玉米须15g，猫须草15g，石韦15g，冬葵子12g，路路通15g，赤芍12g，王不留行15g，枳壳6g，桑寄生15g，粉甘草3g。7剂，水煎服，每日1剂，早晚温服。

1月17日三诊：病证如前，近日右下腹部疼痛减轻，但仍隐隐作痛，其脉滑数，舌淡红，苔黄。处方：金钱草30g，海金沙15g，鸡内金12g，结茯苓12g，白术10g，北楂肉15g，玉米须15g，猫须草15g，石韦15g，冬葵子12g，川朴8g，青皮6g，花槟榔8g，延胡索10g，川楝子12g，广木香5g，路路通15g，王不留行15g，枳壳6g，粉甘草3g。7剂。

1月24日四诊：病状继减，血脂偏高，有肝炎病史。其脉滑数，舌淡红苔黄。处方：金钱草30g，海金沙15g，鸡内金12g，荷叶12g，京丹参15g，决明子12g，北楂肉12g，玉米须15g，猫须草15g，石韦15g，冬葵子12g，路路通15g，粉甘草3g。7剂，水煎服，每日1剂，早晚温服。

患者连续服药28剂，疗效显著。后又断续服药1个月。2015年4月17日，其儿子告知：经协和医院彩色多普勒超声复查提示"双肾大小形态正常，肾实质与肾窦回声正常，双肾血管未见明显异常回声，双侧输尿管未见扩张，膀胱未见明显异常回声。检查结果：双肾、双肾血管、双侧输尿管、膀胱未见明显异常"。

——［案例2］——

林某登，男，36岁，福建闽侯县人，2016年4月29日初诊。患者经常腰部酸痛，且时有钝痛感。经当地医院诊为双肾结石，并于2013年、2014年两次行体外碎石术。但腰部仍经常酸痛，近来腰痛较为频繁，酸痛以晨起较甚。2016年3月14日在当地医院作双肾超声探测："右肾窦分离，深约18mm，透声可，左肾窦未见明显分离。左侧探及数个强回声，大者大小约13mm×6mm，伴声影；右输尿管膀胱壁内段探及强回声，大小约9mm×4mm，伴声影"，超声提示："右侧输尿管壁内段结石并右肾轻度积水，左肾多发结石"。平时小便排出不畅，尿量不多，尿色深黄，口干口苦。素有慢性浅表性胃炎病史。舌质稍红，苔腻、微黄，脉滑数。证属膀胱湿热，治宜清热利湿、通淋排石，方拟加味五金汤加减。处方：金钱草30g，海金沙15g，鸡内金15g，玉米须15g，猫须草15g，石韦15g，冬葵子12g，路路通12g，白术12g，茯苓12g，桑寄生20g，川朴8g，粉甘草3g。10剂，水煎服，每日1剂，早晚温服。

5月16日二诊：患者服药后曾排出1粒绿豆大结晶状物，尿量稍增多，尿黄，腰仍酸痛，口干，脉滑数，舌质稍红，苔腻微黄。仍按前法。处方：金钱草20g，海金沙15g，鸡内金15g，玉米须15g，猫须草15g，泽泻12g，王不留行12g，路路通12g，白术12g，茯苓12g，寄生20g，川牛膝15g，续断15g，杜仲12g，粉甘草3g。10剂，水煎服，每日1剂，早晚温服。

6月13日三诊：据患者诉，5月29日经小便排出3粒小结晶状物，小便较前通畅，尿量增多，色淡黄。近日感冒，咽喉微痛，咳嗽痰黄。舌淡红，苔微黄，脉滑数。证属肺热咳嗽又有膀胱湿热，治拟清热止咳兼以通淋法，以加味五金汤配以俞教授前杏二陈汤加合：前胡12g，光杏仁10g，法半夏10g，牛蒡子10g，苦桔梗6g，黄芩15g，浙贝母12g，蜜枇叶12g，金钱草20g，海金沙15g，玉米须15g，猫须草15g，款冬花10g，粉甘草3g。7剂，水煎服，每日1剂，早晚温服。

7月7日四诊：咳嗽已愈。腰酸痛，口干，尿黄，舌质稍红，苔腻、微黄，脉滑数。仍按5月16日处方去续断，嘱其续服10剂。

8月4日五诊：患者近日又排出3、4粒细小结石，腰部时有酸痛，小便淡黄，脉细数，舌淡红苔微黄。仍按前法。处方：金钱草20g，海金沙15g，鸡内金15g，玉米须15g，猫须草15g，川郁金10g，王不留行12g，路路通12g，茯苓12g，寄生20g，川牛膝15g，石韦12g，冬葵子12g，川朴6g，粉甘草3g。10剂，水煎服。因患者服药后未再来诊，故无法进一步随访。

肾结石是肾内产生的晶体物质和有机物质异常聚集而成的石状物，其临床表现主要为腰痛、尿频、尿急、尿涩痛、血尿及尿中排出砂石。肾结石属中医"砂淋""石淋"范畴。《中藏经·论诸淋及小便不利》首提"砂淋"这一命名，并对临床症状作详细论述。本病多因先天禀赋不足，肾阳素虚，或因久病耗伤肾阳，阳虚失于温煦，水液气化不利，而致结石痼结；或忧思内结，气郁湿阻，郁而化热，煿灼尿液成石；或嗜食肥甘厚味，湿热内生，或外感湿热之邪移行下焦，蕴结肾与膀胱，尿液煎熬日久为石。正如李梴《医学入门》所曰"外因当风取凉，冒暑湿热郁滞，胞内痿痹，神不应用；内因七情，心肾气郁，小肠膀胱不利，或忿怒、房劳、忍溺、酒肉湿热下流膀肾，干于肝经，廷孔郁结，初则热淋、血淋，久则火烁为砂石淋，如汤罐煎久生碱"。明代虞抟《医学正传》将石淋病因概况为"多食膏粱厚味、湿热之物或烧酒炙烤之类"。刘教授鉴于本病主要矛盾为湿热蕴结于肾与膀胱，尿液煎熬，日久为石，治疗应以利水通淋、清利湿热为主体思路。他在俞教授肝胆结石治疗基本方"加味五金汤"经验的基础上，选择更强有力的通淋利尿药，再配以行气开郁之药，组成"新制加味五金汤"，用于尿路结石治疗。临床证明，此方对于缓解肾结石症状、促进溶石排石、改善预后都具有良好的促进作用。方中金钱草、海金砂、鸡内金"三金"，为历代医家推崇的清热通淋之要药。金钱草乃报春花科植物过路黄的干燥全草，性微寒，味酸苦，归肾、膀胱、肝、胆经，功效为清热解毒、利尿排石，同时兼能活血化瘀，为治疗尿路结石的首选。《本草纲目》谓"海金沙，甘寒淡渗，除小肠膀胱血分湿热，治肿满五淋茎痛"，现代医学亦研究证实其具有抑制结晶形成和增加尿量的作用，对一水合草酸钙结晶及二水合草酸钙结晶具有很好的消融作用。而鸡内金是指家鸡的砂囊内壁，用于研磨食物，具有清热利湿、通淋化石的作用，常用来治疗胆结石、肾结石、消化不良等。"三金"合用，共达清热通淋之效果，是为主药。加上行气活血止痛的金铃子、郁金而为"五金"。"五金"是为俞教授配方之基本药物。另外常配合石韦、车前子、瞿麦三个善治小便不利、尿频、尿急、尿痛等急性泌尿系统炎症的药物。《本经》谓"石韦，劳热邪气，癃闭不通，利小便水道"，又谓"车前子，主气癃，止痛、利水道小便，除湿痹"，为治疗石淋要药。新制加味五金汤方中玉米须性味甘、淡、平，具有较强的利尿退肿作用，现代药理学研究证明，其有利于阻止草酸钙结石的形成；猫须草的功效是利尿祛湿、净肾排毒、消炎止痛，二者合用相得益彰。枳壳、川朴、郁金行气解郁，活血止痛，助力结石排出；桑寄生、牛膝祛风湿、补肝肾、强筋骨，治肾气虚损；粉甘草清热解毒，调和诸药。痛甚常配以路路通、王不留行加强活血止痛之效。全方共达清热利湿、行气止痛、通淋利尿、化结排石之效。刘教授所拟的新制加味五金汤作为治肾结石之有效方，临床运用又因人、因时、更因证候变化而加减变化之，对于小型、轻型结石患者疗效尤其显著，为广大肾结石患者带来福音，值得进一步发扬光大，以造福更多的患者。

（撰文：邓月娥　石伟荣）

二、刘德荣教授临证诊治喉喑的经验

喉喑系指声音不扬，或语声嘶嘎，语音低微，甚至不能发音。古人又称"喑""声嘶""失音""暴喑""暴哑""久喑""暴难言""瘁喑""瘁哑"。可见于多种咽喉病证，为中医喉科常见的临床症状之一。本病多与肝肾相关，需要与属于中风的舌强不能语（舌喑）相鉴别，后者主要与心有关。历代中医文献中对于喉喑的病因病机、处方用药等论述不少，尤其是清代喉科专著的陆续出现，完善了前人对喉喑的认识。治疗上除了内治法外，同时扩大了外治法的范畴，提高了疗效，缩短了病程。临床根据病情、病程、病性的不同，分为"急喉喑"和"慢喉喑"。笔者有幸师承刘教授，随师门诊抄方，聆听言教，受益匪浅。今将刘教授治喉喑验案加以整理，以飨读者。

（一）急喉喑

由外邪袭肺，肺气失宣，或邪客声户，或用声不当而致声门开合不利而发病者，因其发病急，病程短，故称急喉喑。它包含西医学中的急性感染性喉炎、小儿急性喉炎、变应性喉炎等。本病多见于冬、春两季。发于婴幼儿者多较重，易发展为急喉风而危及生命。刘教授临床对急喉喑多辨证为风寒、风热和痰热3型治疗；此外，尚有讴歌伤喉型（见声带瘀血）、时疫袭喉、寒饮伤喉、风湿犯喉、风邪入络、燥邪伤肺、水湿犯喉等型。

1. 风热型喉喑

—— ［案例］ ——

林某，女，29岁，2005年11月7日初诊。主诉：咳嗽、声哑3天。3天前着凉后出现咳嗽，晨起有痰、色黄，声哑，咽红，咽痛，咽后壁滤泡增生，头痛，舌淡红，苔薄黄，脉浮数。此系风热犯肺之急喉喑，治以疏风清热、宣肺清音，方以银翘散加减。处方：金银花15g，冬桑叶12g，薄荷叶8g，蝉蜕9g，蒲公英15g，苦桔梗12g，浙贝母10g，光杏仁10g，香前胡10g，条黄芩15g，木蝴蝶15g，枇杷叶12g，卤地菊20g，粉甘草3g。水煎服。3剂后患者复诊告知，声音已出，咳嗽减轻，头痛、咽痛等症状缓解。再守上方2剂而痊愈。

喉属肺系，风热侵犯或风寒郁而化热，热伤肺经，循经客喉，则声带鲜红肿胀，声门开合不利，故声音嘶哑；风热犯于咽喉，脉络不畅，故咽喉疼痛；风热犯肺，肺失宣降故咳嗽、痰黄；风热上扰清窍，故头痛不适；舌脉示为风热在表之征。故以疏风清热之银翘散加减治之。方中金银花、蒲公英、卤地菊清热解毒消肿；冬桑叶、薄荷叶疏风解表；蝉蜕、木蝴蝶祛风清热，利喉开音；浙贝母、桔梗宣肺化痰；枇杷叶、光杏仁、香前胡润肺止咳化痰；甘草清热解毒，调和诸药。全方共奏疏风清热、宣肺开音之功。若喉痛声嘶重者，乃热灼声户，加山豆根、黑元参以清利咽喉，止痛爽声；若咳嗽痰稠难咳者，加干瓜蒌、僵蚕、竹茹以化热痰、开声音；声音沉闷不畅者，加石菖蒲以开窍爽声。卤地菊，《福建民间草药》谓其"酸甘，平，无毒"，功效清热解毒，主治喉蛾、喉痹、白喉、百日咳、肺热喘咳、鼻衄、痛肿、疔疮，福州医家治咳常配合使用。木蝴蝶，《广西中药志》言其功效"清热利湿，消肿解毒，主治病毒性肝炎，膀胱炎，咽喉肿痛，湿疹，痈疮溃烂"。刘教授临床上常加用其对症治疗声音嘶哑，颇有效验。

2. 痰热型喉喑

许某，女，36 岁，2005 年 9 月 16 日初诊。患者突发声音嘶哑 1 周。晨起咳嗽，痰黄带血丝，痰质黏，难以咯出，咽红、口渴，大便秘结，舌淡红，苔黄，脉滑。症属痰热壅肺型之急喉喑，治以清宣泄热、化痰开音，方以桑杏汤合二陈汤加减。处方：冬桑叶 10g，光杏仁 10g，浙贝母 10g，北沙参 15g，麦冬 15g，苦桔梗 10g，蝉蜕 8g，乌梅肉 8g，枇杷叶 12g，盐陈皮 6g，清半夏 9g，侧柏叶 15g，条黄芩 12g，款冬花 8g，干瓜蒌 12g，粉甘草 3g。水煎服。4 剂而收功。

本例患者素有肺胃积热，复感风热，内外热结，热盛为火，火动痰生，痰热壅结喉门，故声音嘶哑；痰热阻肺，故咳痰稠黄，难以咯出；痰热聚于咽喉，故咽红、声带红肿；热盛腐坏咽喉部黏膜，故见痰中带血；热伤津液，口渴，大便秘结；舌脉乃里热之征。故当以清宣泄热、化痰开音之桑杏汤合二陈汤加减治之。方中桑叶、杏仁、枇杷叶、沙参、麦冬清热润燥，止咳生津；陈皮、半夏、桔梗、浙贝母、款冬花清热化痰，宣肺止咳；黄芩、侧柏叶清肺泄热，凉血止血；蝉蜕疏风止痒、利咽开音；乌梅生津止渴；瓜蒌清热化痰、润燥通便。全方共奏清宣泄热、化痰消肿、利喉开音之功。若热盛壅聚咽喉而红肿疼痛甚者，加山豆根、牛蒡子以加强清热解毒、祛痰利咽之力；肺经热痰阻喉而声嘶喉鸣痰喘者，加天竺黄、干芦根、竹茹绒以清热化痰，使热消痰除则声自复。

急喉喑多为外因致喑，发病急骤，病程短，然其症总不离肺，病因多属"风、寒、热、燥、湿"为患，主要是邪犯肺金，以致金实不鸣，治疗应以祛邪为主，急证多急治。盖肺属燥金，喜润而恶燥，故临证用药，应当选择清润之品，切忌辛温香燥。即使属风寒，辛温之剂也只宜暂用，当中病即止。而禁声休息为必不可少之法。

（二）慢喉喑

久病肺金虚损，气阴两虚或气滞、血瘀、痰凝而致声音不扬，甚至嘶哑失音者，称为慢喉喑。西医的慢性单纯性喉炎、慢性肥厚性喉炎与本病类似。多因急喉喑反复发作或日久不愈所致，长期用声过度或用声不当亦为重要原因，多见于成年人。春秋多风干燥季节多发，冬月咳嗽是诱发因素。患者多有感冒咳嗽史，用声过度史，或有咳嗽久久不愈，或有恚怒，高声喊叫，争吵，长时间高声讲话、演讲或叫卖等情况。或有强噪音环境下长时间工作史。病程多在 2 个月以上。本病多属虚证，所谓金破不鸣也，但亦可虚中夹实，所谓金阻不鸣。"脏虚"乃其根本病机。刘教授临床多从"气滞、痰、瘀、虚"辨证论治。

1. 肺肾阴虚型慢喉喑

——[案例]————————————————————

柯某，男，49岁，2006年4月29日初诊。声音嘶哑3~4年，咽干失润，日久不愈，咽喉干涩不适，时时作痛，舌淡红，苔薄黄，脉细数。此为肺肾阴虚型慢喉喑，治当滋养肺肾、降火开音，方以百合固金汤加减。处方：苏百合15g，生熟地黄各15g，天麦冬各15g，太子参12g，黑元参20g，苦桔梗9g，紫草根10g，蝉蜕8g，生麻黄3g，枇杷叶12g，北沙参15g，射干10g，木蝴蝶10g，粉甘草3g。水煎服。患者连服7帖后复诊，声音已较清晰且咽喉不适症状缓解，去紫草根、射干、麻黄等药，续服12帖后痊愈。

肺肾阴精亏损，喉失濡养，气失所冲，故声音嘶哑、咽干失润；阴亏难复，故日久不愈；阴虚咽喉失于津液濡润，故咽喉干涩不适、时时作痛；阴津亏少，故舌质红，苔少；阴虚虚火作祟，故脉细而数。方中百合、熟地黄、天冬、麦冬滋养肺肾、生津润喉；生地黄、元参滋阴降火；太子参益气生津；射干、麻黄、紫草根清热解毒、消肿利咽；枇杷叶、北沙参润肺止咳、清利咽喉；麻黄、蝉蜕宣肺止咳而清音；木蝴蝶润肺降火开音；桔梗载药上达病所；甘草调和诸药。全方共奏滋养肺肾、润喉开音之功。若阴虚火旺者，加知母、黄柏以降火坚阴；若盗汗、夜梦多者，可加五味子、生龙骨以敛阴止汗、宁心消梦；若喉镜见声带边缘肥厚者，可加丹参配元参以活血散结。

2. 气滞血瘀型慢喉喑

——[案例]————————————————————

徐某，女，31岁，2005年4月29日初诊。声音嘶哑3个月，语声干涩，话不持久，咽干，咽痒，西医查声带肥厚。舌暗红，苔薄白，脉细涩。此为气滞血瘀型慢喉喑，治当理气活血、化瘀开音，方拟会厌逐瘀汤加减。处方：柴胡6g，枳壳6g，赤芍15g，桃仁6g，粉丹皮10g，天麦冬各15g，北沙参15g，黑元参12g，干芦根15g，僵蚕10g，夏枯草12g，海蛤壳15g，蝉蜕10g，苦桔梗10g，木蝴蝶15g，粉甘草3g。水煎服。3剂后声音稍利，咽部不适好转。守方续服6剂后症状大为改善，已能较轻松地会话，并能持续较长时间，继续治疗2个月后痊愈。

刘教授认为，气滞血瘀，瘀血阻于喉间，脉络不通，声户开合不利，故声音嘶哑；瘀血为患，故日久难愈；瘀血阻络，气血不畅，故语声干涩；血瘀气滞，声户开合不利，气易耗散，故语不持久；瘀血阻喉，故声带肥厚；气滞血瘀、津道不畅，故咽喉干燥、咽痒；舌脉乃气滞血瘀之征。方中赤芍、桃仁、粉丹皮活血祛瘀；柴胡、枳壳疏肝理气，气畅则血活，血活则瘀解；元参、干芦根滋阴降火、生津润燥；天麦冬、沙参养阴清热、润肺开音；僵蚕、蝉蜕以清热利喉开音；夏枯草、海蛤壳散结破瘀；木蝴蝶利咽开音；

桔梗引药上行；粉甘草调和诸药。全方共奏理气活血、化瘀开音之效。若气虚明显者，加黄芪、党参以益气补气；气滞重者，加香附、郁金、陈皮理气行气、活血祛瘀；有挟痰现象者，加皂角刺、海浮石以祛痰散结。

慢喉喑见证较复杂，无论内因、外因、不内外因均可致病。然见证虽杂，总不出寒热虚实之范畴。因此临证时首先应辨证求因，再审因论治，辨明寒热虚实和兼杂。本病多因"气滞、血瘀、痰凝、气虚"等原因相兼为患，慢喉喑发病慢，缓则治其本，故多从阴虚、气虚、痰浊、气血瘀滞等方面进行辨证论治。本病虽以内治为主，但"禁声"应贯穿始终，即"但知养息，不药而愈"。

（撰文：陈玉鹏）

三、刘德荣教授运用前杏二陈汤治疗咳嗽的经验

刘教授从事中医医疗40余年来，精勤治学，经验丰富，机法圆融，获效颇佳。兹将刘老师运用前杏二陈汤加减治疗咳嗽的经验整理介绍如下。

（一）病因病机

咳嗽是临床较常见的疾病，是肺脏的病变反应，无论外感六淫之邪，或脏腑功能失调的种种内伤病因，都会影响肺的宣发肃降功能，从而导致肺气不利而上逆咳嗽。《素问·五脏生成篇》和《金匮要略》等经典医著中，往往把咳嗽与上气、痰饮并称，如"咳嗽上气""痰饮咳嗽"等。刘老师认为，咳嗽与上气的临床表现虽然还有一定的区别，但均由于肺气不利，即肺主宣发肃降的功能失常而引起，咳嗽上气与痰饮咳嗽则是肺气不利的常见临床表现。肺为娇脏，为清轻之地，最不耐邪气所犯，一旦邪气犯肺影响肺失宣肃则发生咳嗽。感受外邪为咳嗽的常见病因，外感咳嗽属邪实，外邪犯肺，肺气闭郁，变津为痰，故咳；内伤咳嗽多属虚实夹杂，常因湿阻中焦，水谷之精不能养肺，反聚生痰浊，上干于肺，久则肺脾气虚，气不化津，更易生痰，痰阻气机而作咳。《素问·咳论》曰："五脏六腑皆令人咳。"非独肺与脾，脏腑功能失调能导致肺气上逆而咳嗽。总之，肺失宣降、肺气不利是咳嗽的主要病机特点，故临证治疗咳嗽在辨治外感内伤的前提下，调理肺气也是治疗的重点。

（二）治疗原则及方药组成

根据咳嗽的病机特点，刘老师在临床上常用自拟的前杏二陈汤进行加减治疗。该方由前胡、杏仁、陈皮、半夏、茯苓、紫菀、款冬花、桔梗、粉甘草等药物组成，具有宣肺降气、止咳化痰之功效，有较好的调理肺气的作用。方中前胡辛散苦降，善降肺气而祛痰涎，其性微寒且有宣散之性，常用于治疗外感风热咳嗽，但前胡微寒，若配伍辛温发散、宣肺止咳药物，亦可治疗外感风寒咳嗽；杏仁苦泄性温，功

擅宣肺下气止咳，与前胡配伍，宣降肺气，善调气机，又寒温相制；茯苓、陈皮、半夏、甘草为二陈汤之组方，功能燥湿化痰、理气和中；桔梗开提肺气、宣肺祛痰，与前胡降气祛痰配合，一宣一降，理肺祛痰，多能奏效，是治外感咳嗽的常用对药；紫菀性温而平和，长于开泄肺郁、化痰止咳，不论肺寒、肺热、肺虚劳嗽均可配伍使用，款冬花润肺化痰、止嗽下气，常与紫菀相伍为用，以增强止咳功效。《本经疏证》云："《千金》《外台》凡治咳逆久咳，并用紫菀、冬花者十方而九。"实属古人的成功经验。

前杏二陈汤具有理肺、止咳、祛痰的功效，临床常以此为基本方随症加减，用于多种类型咳嗽的治疗。如：①风热咳嗽，痰黄，咯痰不爽，伴鼻塞流黄涕，咽喉疼痛，舌苔薄黄，脉浮数者，常加桑叶、银花、鱼腥草、枇杷叶、浙贝母等。②风寒束表客肺，症见咳嗽，痰稀白，伴鼻塞，流清涕，喷嚏，舌淡红，苔薄白，脉浮者，常加荆芥、防风等。③风寒袭表，肺失宣降，痰阻气逆，咳喘并见者，去桔梗，加蜜麻黄、紫苏子、葶苈子；咳喘痰白清稀者，加干姜、细辛；痰黏稠、咯吐不爽者，加桑白皮、浙贝母。④痰热壅肺，临床表现为咳嗽，痰黄黏稠难于咯出，或咽痛，胸闷胸痛，口干口苦，舌苔黄腻，脉浮数。此为邪热外犯，侵及肺脏之外感咳嗽，痰热壅肺，肺失宣降，加桑叶、桑白皮、黄芩、浙贝母、瓜蒌等以清肺泄热、止咳化痰。⑤痰浊壅肺、肺失宣降，常见气逆咳嗽或咳喘，可加莱菔子、紫苏子等；脾虚失运，以致痰湿内生，上渍于肺致咳嗽者，常与四君子汤合方治疗。⑥燥邪伤肺、咳嗽少痰，或略有黏痰不易咯出，或咽干且痛、唇鼻干燥者，常去半夏，加桑叶、沙参、麦冬、浙贝母、桑白皮等。⑦咳嗽或咳喘反复发作，经久不愈，常现肺、肾虚损证候。如肺气虚之咳喘，咳嗽声低无力、痰多稀白、气短喘促者，常与黄芪六君汤合方，去前胡；若久咳气阴两虚者，与生脉散合方，去半夏、紫菀，加黄芪、胡桃肉等。

（三）病案举例

1. 风寒袭肺

──［案例］──

陈某，女，34岁，2007年3月16日诊。患者咳嗽两天，咳声重浊，咯痰稀薄，量少，鼻塞，流清涕，伴头痛无汗，纳可，二便调，舌淡苔薄白，脉浮。检查见鼻黏膜充血肿胀，有黏性分泌物，头额部叩痛。证属风寒袭肺、肺气失宣，治宜疏风散寒、宣肺止咳。处方：荆芥8g，防风8g，香前胡10g，百部9g，光杏仁8g，盐陈皮6g，清半夏9g，款冬花8g，苦桔梗6g，辛夷8g，羌活6g，粉甘草3g。3剂，水煎服。患者又经两次治疗后，症状改善。

本方为前杏二陈汤去紫菀、结茯苓，加百部、荆芥、软防风、辛夷、羌活。刘老师认为，紫菀长于化痰，款冬花善于止咳，患者以咳为主，且痰量稀少，故去紫菀、结茯苓，加入百部；方中加入北荆芥、软防风疏风散寒；加辛夷发散风寒、宣通鼻窍；配以羌活祛风、散寒、止痛，疏散太阳经之邪。诸药合用，共奏疏风散寒、宣肺止咳之功。

2. 风热犯肺

──［案例］

石某，男，30 岁，2007 年 9 月 7 日初诊。患者近一周来咳嗽较剧，连续不断，痰黄质黏，不易咯，咽红，口干，纳可，二便调，舌质稍红，苔薄黄，脉浮数。证属风热犯肺、肺失清肃，治宜疏风清热、宣肺止咳。处方：冬桑叶 8g，甘菊花 8g，香前胡 10g，光杏仁 8g，盐陈皮 g，清半夏 9g，款冬花 8g，苦桔梗 6g，浙贝母 10g，枇杷叶 8g，条黄芩 10g，黑元参 10g，粉甘草 3g。水煎服。服 3 剂后，患者又经 3 次复诊，均按前方加减而病愈。

方中以冬桑叶、甘菊花疏散风热；黑元参养阴清热利咽；枇杷叶、条黄芩清热化痰止咳。现代药理研究证明，黄芩具有很好的消炎作用，又因其入肺经，故刘老师善于将其用于肺系疾病中。然而因其性苦寒，药量过多则易于伤胃，故用量以 10~15g 为宜。临床中，风热咳嗽伴咽红、咽痛者较为常见，刘老师常加冬桑叶、明银花、甘菊花或鱼腥草、条黄芩等疏散风热、清热解毒，加黑元参、粉丹皮等养阴凉血利咽；痰黄黏腻、咯吐不爽者，加瓜蒌、条黄芩、竹茹绒、桑白皮、枇杷叶等清肺化痰。

3. 风燥伤肺

──［案例］

李某，女，30 岁，2007 年 6 月 29 日初诊。患者咳嗽已 3 天，干咳无痰或时有咯痰，量少，口干，咽痒，纳食尚可，二便自调，舌红，苔薄黄，少津，脉细数。证属风燥伤肺、肺失清润，治宜疏风清肺、润燥止咳。处方：冬桑叶 10g，薄荷叶 6g，北沙参 10g，麦冬 15g，桑白皮 10g，香前胡 8g，光杏仁 10g，盐陈皮 6g，浙贝母 10g，苦桔梗 6g，秋蝉蜕 6g，款冬花 6g，粉甘草 3g。3 剂，水煎服，每日 1 剂。再进 5 剂后，基本恢复正常。

本方中冬桑叶、薄荷叶疏风解表，或与刘老师自拟的桑薄润肺汤（桑叶、薄荷、沙参、麦冬、杏仁、浙贝母、桑白皮、枇杷叶、甘草）合方；北沙参、麦冬、桑白皮滋阴润燥、清肺泻热。因干咳无痰，故去半夏、紫菀。刘老师在治疗此类病证时，若患者咳嗽日久，肺气阴亏耗明显，亦常与生脉散合方，其益气养阴、理肺止咳之效颇佳；若肺热明显者，常与泻白散合方，并以桑白皮、地骨皮为主药，重在清泻肺热。若患者口干较甚，加天花粉、玉竹、天冬等养阴生津；咽痒者，加秋蝉蜕、防风等疏散风邪。

4. 痰浊壅肺

──[案例]──

郑某，女，35岁，2007年3月12日诊。患者咳嗽已一周，近日痰多，但不易咯出，咳声重浊，痰出咳平，色白质黏，纳食减少，二便自调，舌质稍红，苔白、微厚，脉滑。证属痰浊壅肺、肺失宣降，治宜燥湿化痰、宣肺止咳。处方：结茯苓12g，盐陈皮6g，清半夏9g，苦桔梗6g，光杏仁10g，香前胡10g，浙贝母10g，紫菀8g，款冬花8g，桑白皮8g，白前根9g，粉甘草3g。3剂，水煎服。又续服6剂后，咳嗽痊愈。

痰白、量多者，刘老师常以前胡、白前配伍使用，以增强降气祛痰作用；因舌质稍红，痰不易咯出，可见痰浊犯肺且有蕴热，故加入桑白皮以清肺降气消痰，痰浊祛除则诸恙除。若兼见咳引胸痛、胸闷不舒者，加瓜蒌皮、绿枳壳、丝瓜络等宽胸理气通络；伴喘者，加葶苈子、紫苏子、莱菔子等降气消痰平喘；痰热互结、痰黄如脓者，加黄芩、鱼腥草清热化痰。

5. 肺气虚弱

──[案例]──

程某，女，40岁，2007年5月11日诊。患者有慢性支气管炎病史，反复咳嗽已半年余，时断时续，声低无力，咯痰清稀、量少，倦怠乏力，食量减少，大便稍干，2日一行，舌淡，边有齿痕，苔薄白，脉细。证属肺脾气虚、肃降无权，治宜健脾益气、理肺祛痰止咳。处方：生黄芪15g，潞党参10g，漂白术10g，结茯苓10g，香前胡10g，光杏仁8g，盐陈皮6g，清半夏9g，紫菀9g，款冬花9g，苦桔梗6g，干瓜蒌10g，粉甘草3g。3剂，水煎服。前后服10剂后，咳喘平息，精神改善。

本方用四君子汤加黄芪健脾益气，寓"培土生金"之意，意在恢复肺脏肃降功能，使肺气调畅，无以作咳；陈皮、半夏燥湿化痰、理气止咳；前胡、杏仁、紫菀、款冬花理肺止咳化痰。在咳嗽的治疗中，刘老师尤为重视患者大便的通利情况。肺与大肠相表里，肠腑通畅，则肺气亦通畅，方中加干瓜蒌润肠通便，通腑顺气，气顺则痰消咳平，亦即此意。若为久咳者，常加五味子、乌梅肉敛肺止咳；伴腰膝酸软、耳鸣眼花、动辄气喘者，则酌加补肾纳气之品。

（四）体会

外邪犯肺，病情转变较快。如风寒袭肺，三剂药未服尽，就可能已化热而转为热证。刘老师在处方中常酌加少量清肺之品，以制众多温药之燥，防病之变。其意在于强调"双向调节"的重要性。刘老师强调，肺气在于调畅，阴阳以平衡为常，失调为变，肺气失畅则为咳为喘。治病旨在使之恢复正常，协调阴阳、调理气血则为制方的基本原则，故用药也应以协调为要，"无使过之"，汗而毋伤，下而毋损，凉而毋凝，温而毋燥，补而毋滞，消而毋泛。若有所偏，应防用药过之而致病，故治咳方剂之配伍，应注意使用双向调节法，如寒与热、宣与降、敛与散、补与泻等，二者相反相成、酌情用药，能起到补偏救弊、调整阴阳的作用。临床中，患者病情常常寒热错综、虚实夹杂，治疗当分清寒热之主次、虚实标本之缓急，处方用药因势利导，使肺气调畅，邪去正复，则咳嗽自止。

刘老师认为，祛痰与顺气在咳嗽的治疗中占有重要的地位。肺失宣降，气逆则咳，故调理肺气为治咳关键，而祛痰与顺气则是调理肺气的重要方法，祛痰是使肺无他邪所犯，顺气是使肺气不上逆作咳。正如明代虞抟《医学正传》中强调的"欲治咳嗽者，当以治痰为先。治痰者，必以顺气为主"。其中，祛痰既要清除已生之痰，又要杜绝生痰之源。已生之痰上渍于肺，必须治标；湿阻中焦而生痰，则须治本。另外，刘老师常在祛痰剂中配伍理气药，寓"气顺则痰消"之意。前杏二陈汤具有理肺、止咳、祛痰的功效，正体现其治咳嗽以调理肺气为主的用药特点。方中桔梗开宣肺气；前胡、杏仁降气化痰、止咳平喘，宣降相伍，以利肺气；杏仁与前胡相配，一宣一降，善清肺中痰热；紫菀、款冬花二药为伍，止咳化痰效佳，为治"标"之药；二陈汤长于燥湿化痰、理气和中，乃治"本"良方。综观全方，药味平和，不温不燥，宣肺不忘降气，除痰兼顾标本，使肺气得以宣降，痰湿得以尽除，则诸症愈、咳嗽止。

（撰文：吴方真）

■ 四、刘德荣教授治疗鼻渊的经验

鼻渊亦名"脑漏""脑渗""脑崩""脑泻"等，是以鼻塞、头昏头痛、鼻流浊涕为主要表现，可伴嗅觉减退，甚则涕出腥臭的一类病症，无季节性，儿童至老人皆可发病，而以青少年为多见，相当于西医学的急慢性鼻窦炎。

（一）病因病机

刘老师认为，鼻渊临床常见的主要病因病机是风热邪毒袭表伤肺，或风寒外袭，郁而化热，壅遏肺经，肺失宣降，不能宣达鼻窍，故邪热循经上犯，滞留鼻窍，灼伤气血，出现浊涕量多，甚则涕出腥臭。若嗜食肥甘油腻，酿生痰湿，日久生热，循足阳明经上达鼻窍，亦可发为本病。或因反复发作，肺脾气虚，水之上源通调失职，导致水湿布散失常，聚留鼻窍；久病入络，可使鼻窍、骨质败坏，致鼻流浊涕、鼻塞等症。

鼻居面中，为阳中之阳、清阳交汇之处。手足三阳经循行鼻部或鼻旁，督脉由颠顶下行至鼻尖。《内经》曰："风者，百病之始也。""伤于风者，上先受之。"说明风为百病之长，易袭阳位。若经脉运行不畅，正气不能抗邪于外，亦可致邪留经脉；或内外合邪、郁积生热、炼津为痰。痰阻经气，壅遏鼻窍，窍不通则痛，故可出现鼻塞、嗅觉减退、头昏头痛等症。

刘老师强调，本病总以标实为主，祛邪通窍除湿当为要务。治疗应以疏风理肺、通窍除湿为基本大法。

（二）方药组成

基本方：藿香叶、薄荷叶、川羌活、香白芷、石菖蒲、辛夷、生诃子、左牡蛎、粉甘草。该方具有疏风理肺、通窍除湿之功。

方中藿香叶为芳香化湿的要药，《本草正义》载其"芳香而不嫌其猛烈，温煦而不偏于燥烈，能祛除阴霾湿邪而助脾胃正气"；薄荷叶清轻凉散、清利头目、芳香通窍，辛散性强，善祛风热表邪，兼能化湿和中，正如《滇南本草》中所指出的薄荷"上清头目诸风，止头痛……治伤风咳嗽，脑漏，鼻流臭涕"；川羌活、香白芷、辛夷辛温散寒、祛风除湿、通窍止痛、消肿排脓，此三药与薄荷为伍，有疏风发表、发泄郁火邪毒、调理肺气之功；石菖蒲辛开苦燥温通、芳香开窍，可助川羌活、香白芷、辛夷通利鼻窍之功；石菖蒲还可化湿和胃，与藿香叶、薄荷叶、川羌活、香白芷合用，祛痰除湿之效倍增；诃子性平，《本草经疏》载其有"苦涩收敛，治标之功也"；牡蛎性微寒，收敛固涩，刘老师认为，牡蛎敛涕而不留邪，乃流黄浊涕者之良药；粉甘草调和诸药，清热解毒。本方寒温相制、敛散同施、标本兼治，共奏疏风理肺、通窍除湿之功。

刘老师临床中常在此方基础上进行加减，用于鼻渊诸证的治疗。如：①偏于风寒，症见流涕清稀、畏寒者，加荆芥、防风；伴鼻痒者，加芋环干、刺蒺藜、秋蝉蜕、乌梅肉等；现代医学认为上述药有抗过敏、止痒之功。②偏于风热，若见流涕色黄，加明银花、连翘壳、甘菊花、冬桑叶等疏散风热；伴咽红、咽痛者，加黑元参、蒲公英、苦桔梗、卤地菊等利咽解毒。③湿重者，若症见流涕黄浊稠浓，或鼻中有腥臭味、苔厚者，加薏苡仁、结茯苓等健脾渗湿，加明银花、甘菊花、蒲公英等清热解毒；若见胸脘痞闷者，加平胃散、白通草等；若涕从鼻咽部出而为痰为咳者，加苦桔梗、浙贝母、清半夏、香前胡等；痰黄者，去半夏，加海蛤壳。④鼻塞或嗅觉不灵为主症者，加粉葛根、绿升麻、细桂枝升清阳之气，加王不留行、路路通通络利窍，加白桃仁、赤芍、京丹参、川芎活血通窍。⑤头痛重者，加甘菊花、蔓荆子、川芎或藁本；头晕昏蒙者，加荷叶边、甘菊花、明天麻。⑥肺经热者，若见鼻衄或涕带血丝，去辛夷，加白茅根、侧柏叶、粉丹皮、黑元参等凉血止血；兼见口鼻咽干，加麦冬、干石斛、生地黄、百合、天花粉、干芦根等。⑦肺脾气虚者，加少量太子参、生黄芪或与玉屏风散合方，以扶正固本。

（三）病案举例

1. 肺经风热

──[案例]────────────

陈某，女，22 岁，2007 年 8 月 16 日初诊。患者鼻塞，头痛，流涕，量中色白质黏，兼有发热恶风，时咳嗽，有痰，量多，色黄或白，舌质红，苔薄白，脉浮数。检查见鼻黏膜充血肿胀，有黏性分泌物，头额部叩痛。证属肺经风热，治宜疏风清热、宣肺通窍。处方：藿香叶 8g，薄荷叶 8g，明银花 10g，甘菊花 8g，蔓荆子 10g，川羌活 8g，香白芷 8g，石菖蒲 10g，生诃子 10g，辛夷 9g，浙贝母 12g，苦桔梗 6g，香前胡 10g，粉甘草 3g。4 剂，水煎服。患者又经两次治疗后症状改善。

本方为基本方去牡蛎加明银花、甘菊花、蔓荆子、浙贝母、苦桔梗、香前胡。刘老师认为诃子、乌梅适用于流涕色白者，牡蛎则适用于流涕色黄者，涕量多者，诃子与牡蛎齐用；明银花、甘菊花、蔓荆子可疏风清热、清利头目，兼有清热解毒之功；浙贝母、苦桔梗、香前胡有宣肺止咳化痰之功。诸药合用，散客邪、清风热、宣肺气、利鼻窍。

2. 脾胃湿热

──[案例]────────────

郭某，男，13 岁，2007 年 8 月 13 日诊。患者有慢性鼻窦炎病史半年，鼻塞，流涕黄浊量多，嗅觉减退，头昏头重，胃脘胀闷，纳食正常，二便调，舌质稍红，苔厚黄，脉滑数。检查见鼻黏膜肿胀，有黏脓性分泌物，额头压痛。证属脾胃湿热，治宜清热利湿、化浊通窍。处方：藿香梗 10g，甘菊花 8g，荷叶边 10g，香白芷 9g，川羌活 9g，石菖蒲 12g，路路通 10g，苍术 8g，川朴根 8g，白通草 6g，左牡蛎 20g（先煎），赤芍 12g，粉甘草 3g。5 剂，水煎服。服药后症状明显改善。

患者涕色黄、热重，故去易敛邪之生诃子和辛温的辛夷，佐以性凉之赤芍与路路通以活血通络利窍；加甘菊花、荷叶边清热除湿兼利头目；加苍术、川朴根、白通草化浊利湿。刘老师认为，藿香叶偏于治表，藿香梗偏于治里，本例脾胃湿重，故易叶为梗，并去薄荷叶。

3. 肺脾气虚

──[案例]────────────

刘某，男，17 岁，2007 年 8 月 24 日初诊。患慢性鼻窦炎 5 年，鼻塞时轻时重，涕白黏或黄稠，遇风冷喷嚏时作，纳少，头昏胀，舌质淡，苔薄白，脉细。证属肺脾气虚，治宜补脾益肺、通窍散寒。处方：生黄芪10g，软防风6g，漂白术10g，太子参10g，薄荷叶8g，川羌活9g，香白芷9g，石菖蒲10g，辛夷9g，生诃子10g，藿香叶8g，粉甘草3g。7剂，水煎服。药后鼻塞减轻，涕量减少，又按上方加减，疗效显著。

本方为基本方去牡蛎加玉屏风散和太子参组成。刘老师强调，肺脾气虚的鼻渊患者应佐以扶正固表、健脾益气之药，以增强抗邪能力，防止复发，但药量不宜过大，以防因过补而留邪。

（四）体会

《医醇賸义·卷二》："脑漏者，鼻如渊泉，涓涓流涕，致病有三，曰风也，火也，寒也。"刘老师认为，除了上述因素，还有湿和虚，可概括为风、湿、虚。其中，风包括风寒和风热，湿包括痰湿和湿热，虚包括肺脾气虚。刘老师指出，鼻渊常反复发作，主要原因为内有滞邪，一则影响营卫功能，二则内外邪引发而病。虽有虚实之分，但总以标实为主，故宜疏解表、祛邪务尽是治疗的关键所在。基本方中有大量疏风及除湿药，风邪、湿邪得除，则肺利脾健，鼻窍功能恢复正常，突出了疏风调肺、通窍除湿的治疗方法。虚证患者可佐以少量扶正固本之药，如玉屏风散等，但切记药量不可过多，以免邪恋而滞。

通窍之法亦为治疗的关键，刘老师善用轻清、辛散、芳香、走窜的药物通利鼻窍，使经络通畅、气机调畅、除湿化浊、透邪外出。通窍法包括辛温通窍（如羌活、白芷）、芳香通窍（如薄荷、藿香）、活血通窍（如丹参、赤芍）、升阳通窍（如升麻、葛根、桂枝）、通络利窍（如路路通、王不留行）。刘老师指出，治疗鼻塞时，可按如下顺序进行思考：①开窍，②通络，③活血。严重时可以三者并用。现代医学指出，鱼腥草、明银花、黄芩、连翘壳等清热解毒药有很强的广谱抗菌、抗病毒作用，在鼻渊证中应灵活运用。刘老师认为，明银花、连翘壳偏于治表，鱼腥草、黄芩偏于治里，当辨证施药。

（撰文：吴方真）

五、刘德荣教授治胃脘痛五法

刘德荣老师治胃脘痛五法可归纳于下。

（一）疏肝和胃法

本法适用于肝气郁结、横逆犯胃者。症见胃脘胀痛，痛及两胁，胸闷嗳气，每因忧思恼怒而痛作，舌苔薄白或黄，脉弦。常用四逆散合金铃子散加减。若气郁化火、胃脘灼痛者，可合百合汤加丹参；伴泛酸者加左金丸、海螵蛸、瓦楞子；呕逆嗳气、胃失和降者，加旋覆花、代赭石；伴胃阴不足、口燥咽干者，加沙参、麦冬、石斛等；若久痛夹瘀、痛如针刺者，加丹参、赤芍或失笑散等。

─── [案例] ───

汤某，女，35 岁，2006 年 7 月 28 日就诊。患者近日胃脘胀痛，连及两胁，常于夜间发作，并伴有嗳气，无泛酸，小便正常，大便每日 1~3 次，便时肛门口有灼热感，舌淡，苔薄黄，脉弦细。证属肝胃不和，治宜疏肝解郁、理脾和胃。处方：毛柴胡 6g，生白芍 12g，绿枳壳 6g，制香附 6g，川楝子 10g，延胡索 10g，广木香 4g（后入），蒲公英 10g，苏百合 12g，台乌药 6g，京丹参 12g，粉甘草 3g。服 3 剂后胃脘痛减轻，嗳气、肛门口灼热感均瘥，原方继服 5 剂以巩固疗效。

肝主疏泄，胃主受纳，肝气条达则脾气健运，胃不受侮。若忧思恼怒、肝气郁结、横逆犯胃，则胃脘胀痛、痛及两胁。刘老师指出，本病的治疗关键是疏肝理气，故以四逆散为基本方。临证中，因枳实长于破气除痞，刘老师常弃之不用，而以理气宽中的枳壳代替。金铃子散（川楝子、延胡索）疏肝泄热、活血止痛，止痛效果颇佳。方中加制香附、广木香疏肝行气、理脾和胃；加归肝经之蒲公英清热解毒，现代药理研究发现蒲公英具有较好的抗菌、消炎作用，刘老师常将其作为胃炎的消炎药使用，每获良效。加百合汤（百合、乌药）并配合丹参有清热、行气、止痛之效。全方共奏疏肝和胃、理气止痛之功，是治肝安胃之良方。

（二）化痰和胃法

本法适用于痰热中阻、胃失和降者。症见胃脘作痛，胸闷口苦，频泛酸水，痰多色黄，舌苔偏厚且黄，脉滑数。常用温胆汤加减。

─── [案例] ───

叶某，女，60 岁，2006 年 7 月 28 日就诊。患者近日自觉胃脘部闷痛，纳少，痰多色黄，无泛酸，小便时有灼热感，舌淡，苔厚、微黄，脉滑数。治宜化痰清热、疏肝和胃。处方：藿香叶 8g，紫苏梗 6g，结茯苓 12g，盐陈皮 6g，清半夏 8g，竹茹绒 10g，绿枳壳 6g，麦谷芽各 15g，薏苡仁 15g，川朴根 6g，延胡索 8g，白通草 6g，粉甘草 3g。服 5 剂诸症减轻，复诊 2 次后病除。

痰热中阻，则胃失和降。刘老师认为，痰去热清，胃无邪扰，则病得解。故临证中，刘老师常以温胆汤清热化痰、理气和胃。本方用温胆汤加藿香叶、紫苏梗化湿醒脾宽中；加麦谷芽、薏苡仁和胃渗湿；加白通草引热从小便而出；加川朴根、延胡索理气止痛。全方温凉并进，理气清热化痰以和胃，使痰浊得去，则胃复宁谧，诸症自愈。

（三）益气健脾法

本法适用于脾胃虚弱之胃脘隐痛。症见胃痛隐隐，绵绵不休，喜按，空腹痛甚，得食则缓，劳累受凉后发作或加重，倦怠，舌淡，脉细弱。刘老师常用四君子汤合金铃子散加减。气滞胃胀者，加木香、砂仁理气和胃醒脾；气虚甚者，加黄芪、山药益气健脾。

—— ［案例］

陈某，女，20岁，2006年8月18日就诊。患者胃脘隐痛，胀满，喜按，饥饿时痛甚，舌淡，苔厚、微黄，脉弦细数。治宜益气健脾、行气止痛。处方：太子参12g，结茯苓10g，漂白术9g，盐陈皮6g，广木香4g（后入），缩砂仁4g（后入），苦桔梗9g，延胡索10g，川楝子10g，麦谷芽各15g，粉甘草3g。服5剂后胃脘痛减轻，胃胀消失。复诊3次，在原方基础上进行加减，胃痛平息。

就病因而言，本病多由脾胃素虚导致，使胃脘痛病程漫长，病情缠绵；从虚实辨证而论，本病虚多于实，乃因实致虚。刘老师治疗本病善于健脾养胃、补虚固本，常以四君子汤合金铃子散益气健脾、行气止痛。该患者舌苔偏厚，刘老师辨其系痰湿蕴脾，故加陈皮、木香、砂仁、桔梗理气除痰，加麦谷芽健运脾气。由此可见，在治胃脘痛时，刘老师除注意与肝脏的联系外，还强调胃与脾的密切关系。

（四）燥湿和胃法

本法适用于湿滞脾胃证。症见胃脘胀满疼痛，不思饮食，口淡无味，肢体沉重，舌苔腻而厚。刘老师常用平胃散合金铃子散加减，若见表证或恶心呕吐者，加藿香、半夏；气滞胃胀者，加木香、砂仁、佛手干等行气和胃；湿盛泄泻者，加茯苓利湿止泻。

—— ［案例］

张某，男，25岁，2006年8月21日就诊。患者经西医诊断为十二指肠球部溃疡、十二指肠球炎。现胃脘胀痛，纳差，口淡，肢体困重，脉细数，舌淡苔白而厚。此为湿滞脾胃之证，治宜燥湿运脾、行气和胃。处方：陈皮6g，川朴根8g，苍术6g，麦谷芽各15g，藿香梗8g，佛手干8g，广木香4g（后入），缩砂仁4g（后入），蒲公英8g，延胡索10g，川楝子10g，粉甘草3g。服3剂后胃痛明显减轻。在原方基础上加减治疗3个月后，病得平息。

脾属中州，主运化，喜燥恶湿。湿滞脾胃，则脾运失常，胃气痞阻，胃失和降。刘老师认为，湿去脾健，气机调畅，则脾胃自和。故常以平胃散燥湿运脾、行气和胃，并常将此方用于慢性胃炎、消化道功能紊乱、胃及十二指肠溃疡等属湿滞脾胃者，效果颇佳。本方在平胃散基础上加入藿香梗、佛手干、广木香、缩砂仁行气化湿、和胃健脾；加蒲公英清热解毒；加金铃子散理气止痛。

（五）理气清热法

本法适用于气滞日久、郁而化火之胃脘疼痛。症见胃脘胀痛反复不已，胃脘部灼热感，伴嗳气嘈杂、纳少口干。刘老师常用陈修园的百合汤进行加减，因胃痛日久夹瘀，故常加丹参。如见胁胀闷甚者，与四逆散合方；胃痛甚者，与金铃子散合方；灼热甚者，加山栀子、生石膏等；泛酸者，加左金丸或海螵蛸、瓦楞子；嗳气者，加川朴根、广木香等；倦怠乏力、食欲不振者，加太子参、淮山药、漂白术、麦谷芽等；胃阴亏耗、口干咽燥者，加沙参、麦冬、石斛等；寐差者，加夜交藤、酸枣仁、远志、合欢皮等。

──────［案例］──────

程某，男，40 岁，2006 年 12 月 1 日就诊。患者现胃脘部疼痛，有灼热感，泛酸，时嗳气，舌淡红，苔微黄，脉滑数。治宜理气清热、养胃止痛。处方：苏百合 12g，京丹参 12g，台乌药 8g，吴茱萸 3g，川黄连 5g，山栀子 9g，生石膏 10g（先煎），藿香梗 8g，川朴根 8g，瓦楞子 20g（先煎），海蛤壳 20g（先煎），麦谷芽各 15g，粉甘草 3g。服 5 剂后症状明显减轻。

气滞化火所致的胃脘痛，不宜选用香燥行气之方，而应以凉润行气之品代之。刘老师喜用百合汤。百合汤中百合微寒甘润，有清热之功；乌药辛温，可行气止痛，二者配合，凉温相宜，柔中有刚，润而不滞。若配合活血祛瘀的丹参，则此方清热、行气、止痛之功更著。本方中刘老师见患者舌苔偏厚，辨其有痰湿蕴积，故加海蛤壳、藿香梗、川朴根清热除痰、行气化湿；加麦谷芽健运脾气；加生石膏、山栀子以助百合汤清热之功；加左金丸、瓦楞子以制酸。

（撰文：吴方真）

■ 六、刘德荣教授治疗儿科疾病经验总结

刘德荣教授对儿科疾病的治疗具有丰富的经验，笔者有幸师从刘老师，现结合验案数则，将刘老师治疗儿科疾病的部分经验整理介绍如下。

（一）外感发热，治宜辛凉清热

刘教授指出，小儿乃"纯阳"之体，具有"阳常有余、阴常不足"的生理病理特点，小儿年幼无知，冷暖不知自调，感受风寒，易从寒化热，出现发热之症。因风热外侵或风寒郁而化热，邪客肺卫，故见鼻塞、流黄涕、喷嚏等表热证；风热客于咽喉，脉

络阻滞，故咽痛；热毒壅滞咽喉，故扁桃体肿、颌下淋巴结肿痛；舌脉为风热在表之征。刘老师指出，尤应注意小儿感冒易夹滞，因小儿脾常不足，乳食不知自节，感邪之后，肺病及脾，脾运失司，乳食停滞，阻于中焦，气机不利，则脘腹胀满，不思乳食，甚或呕吐、大便稀薄，产生感冒夹滞。

─── [**案例**] ───

林某，女，7岁，2017年1月7日初诊。患儿反复发热4天，体温38.2℃，伴鼻塞，喷嚏，流黄涕，咽痛，纳差。查体见扁桃体肿大，颌下淋巴结肿痛，舌稍红，苔薄黄，脉浮数。此为风热犯表证感冒。治当辛凉解表、清热解毒，方拟银翘散加减。处方：北柴胡8g，青蒿叶8g，冬桑叶10g，银花10g，连翘10g，淡竹叶8g，牛蒡子8g，苦桔梗9g，条黄芩8g，大青叶10g，麦谷芽各10g，卤地菊12g，茯苓10g，粉甘草3g。3剂，水煎服。

1月10日二诊：其母诉服上药3剂后热已退，咽痛减轻。现仍纳差，咽痒，时有咳嗽，扁桃体肿大。上方去北柴胡、青蒿叶、条黄芩、大青叶，加板蓝根8g、怀山药12g、范神曲8g、麦谷芽各12g、鱼腥草10g、浙贝母8g。又进3剂后，症状消失，纳食增加。

桑叶、银花、连翘等药疏风清热；牛蒡子解毒利咽；桔梗宣肺利咽并载药上达病所；黄芩主入肺经，长于清肺热；大青叶味苦性寒，具有解毒利咽、凉血消肿之效；对于发热之证，刘老师喜用北柴胡、青蒿叶两味药以加强退热之力；对于咽喉肿痛之证，刘老师常配合用卤地菊。卤地菊，即蟛蜞菊，为菊科植物。《福建民间草药》谓其："酸甘，平，无毒。"功效清热解毒，主治喉蛾、喉痹、白喉、百日咳、肺热喘咳、鼻衄、痈肿、疔疮。方中加入麦芽、谷芽、茯苓消食和中、健脾开胃；甘草清热解毒，调和诸药。全方共奏辛凉解表、清热解毒之功。复诊时热已退，故去柴胡、青蒿；小儿脾胃虚弱，不宜过服苦寒之品，故去黄芩、大青叶，加入板蓝根以清热利咽，鱼腥草、浙贝母以清热化痰止咳；仍不思饮食，故加入神曲以增消食和胃之功，山药补脾益肺。

（二）反复咳嗽，注重降气止咳

刘教授指出，临证治咳嗽首先应区分外感内伤，明辨脏腑病位，详审病机，确定诊治大法，然后根据病情的寒热虚实、标本缓急、灵活施治。肺在体合皮，其华在毛，皮毛受邪，可内合于肺。肺为娇脏，易受邪袭，小儿肺常不足，外邪侵袭于肺，则肺气壅遏不宣，清肃之令失常，气道不利，发为咳嗽。肺在窍为鼻，肺失宣发，则鼻塞不通；肺失肃降，则时有喘促；无痰或痰少难咯、大便干为肺燥津伤之征；鼻衄及舌脉乃肺经有热之征。

王某，女，3 岁 6 个月，2016 年 12 月 14 日初诊。反复咳嗽一个月。一个月前因不慎着凉感冒，经治疗后感冒症状已基本解除，但仍有鼻塞，昨日鼻衄，现咳嗽，无痰或痰少难咯，入夜咳甚，偶有喘促，大便干，舌稍红，苔微黄，脉细数。肺部听诊：双肺呼吸音稍粗，未闻及干湿性啰音。证系风邪犯肺、肺失宣降咳嗽，治当疏风宣肺、降气止咳，予前杏二陈汤合三子养亲汤加减。处方：秋蝉蜕 6g，前胡 5g，光杏仁 6g，盐陈皮 5g，麦冬 6g，浙贝母 8g，蜜枇叶 8g，五味子 5g，紫苏子 6g，葶苈子 5g，桑白皮 5g，款冬花 8g，白前 6g，粉甘草 3g。服 5 剂后，咳嗽明显减轻，鼻衄已愈，但仍有鼻塞。上方去麦冬、五味子、桑白皮、白前，加入薄荷叶 6g、苦桔梗 5g、法半夏 6g、鱼腥草 8g、乌梅 5g。再服 5 剂以巩固疗效。

前杏二陈汤由前胡、杏仁、陈皮、半夏、茯苓、紫菀、款冬花、桔梗、甘草等药物组成，具有宣肺降气、止咳化痰之功效，有较好的调理肺气的作用。前胡辛散苦降，善降肺气而祛痰涎，性微寒可清热，常用于治疗风热咳嗽；杏仁长于降泄上逆之肺气，又兼宣发壅闭之肺气，以降为主，降中兼宣，为治咳喘要药。前胡与杏仁相配，宣降肺气、调理气机，同时寒温相制。桔梗开提肺气，祛痰利咽；桔梗与前胡相配，一宣一降，为治外感咳嗽常用药对。陈皮、半夏、茯苓、甘草为二陈汤之组方，功能燥湿化痰、理气和中。紫菀、款冬花功善润肺下气止咳，常相须为用，治咳嗽，无论寒热虚实、病程长短，均可用之。刘老师时常教导我们，临床上治疗咳嗽，应重视祛痰和顺气两法的运用，祛痰是使肺不受他邪所犯，顺气是使肺气不上逆作咳。正如虞抟《医学正传》中所强调"欲治咳嗽者，当以治痰为先。治痰者，必以顺气为主"。本例患者以咳嗽为主，且痰少或无，因紫菀偏于祛痰，款冬花尤善止咳，故去紫菀、茯苓、半夏，加入麦冬以养阴润肺；加入蝉蜕以疏散风热；浙贝母、蜜枇杷叶清热化痰止咳；五味子敛肺止咳并能益气生津；紫苏子以增降气祛痰之功；葶苈子、桑白皮、白前合用取白前丸之意，可治肺热咳喘；粉甘草调和诸药；全方共奏疏风宣肺、降气止咳之功。服上方后患儿仍有鼻塞，故加入芳香通窍之薄荷；咳嗽日久耗伤肺气，乌梅可收敛肺气；鱼腥草为刘老师治咳嗽常用药物，此药寒能泄降、辛以散结、主归肺经、以清解肺热见长；若肺热炽盛者，可加入黄芩。

（三）急性腹泻，强调解表和中

刘教授指出，小儿脾常不足，脾胃发育未至臻完善，其脾胃之体成而未全、脾胃之气全而未壮，加之小儿饮食不知自节，家长喂养不当，易损伤脾胃，造成受纳、腐熟、精微化生传输方面的异常，产生脾系疾病，如呕吐、腹痛、泄泻、厌食、积滞、疳证等。小儿腹泻应尽早治疗，以防止出现脱水。由于脾胃受损、升降失司、水谷不分、混杂而下导致腹泻，脾胃之气受损则纳差，气机不畅则腹胀，粪质清稀无臭气、舌象及指纹乃虚寒之象。

───［案例］───

李某，男，1岁零2个月，2017年1月11日初诊。腹泻2天。2天前因受凉出现腹泻，泻出稀水样便，无臭气，每日5~6次。伴纳差、腹胀。舌淡红，苔白，指纹淡红。证属风寒泄泻，治当疏风散寒、化湿和中，方以藿香正气散加减。处方：藿香叶5g，紫苏叶5g，结茯苓6g，漂白术5g，麦谷芽各6g，川朴4g，盐陈皮3g，范神曲5g，广木香3g，川黄连3g，怀山药6g，粉甘草2g。3剂，水煎服。上方服后，腹泻次数明显减少，粪稍稠，效不更方，又连服3剂后，腹泻止，余证除。

藿香正气散功善解表化湿、理气和中，主治外感风寒、内伤湿滞证。对于风寒在表、湿滞脾胃所致的泄泻，刘老师常用此方加减治疗，临床疗效显著。方中藿香辛温芳香，外散风寒，内化湿滞，辟秽和中；白术、茯苓健脾助运、祛湿和中，助藿香内化湿浊以止泻；紫苏叶辛温发散，助藿香外散风寒，尚可醒脾宽中、行气止呕；陈皮理气燥湿、和胃降逆；厚朴行气化湿、畅中行滞，寓气行则湿化之义；神曲、麦谷芽消食和胃、疏导中焦；黄连配木香，取香连丸清热燥湿、行气化滞之义；山药补脾止泻，甘草调和诸药，全方共奏疏风散寒、化湿和中之功。方中加入山药一味，因其药性涩能止泻，且善补脾气，又可防止清热苦寒药克伐脾胃，此药乃是俞慎初老先生治婴幼儿腹泻常用之品。

（四）厌食纳差，贵在健运脾气

刘老师指出：小儿脏腑柔嫩，脾胃功能尚未健全，平时饮食稍有不慎，则容易造成脾胃损伤。家长缺乏科学的育儿知识，溺爱孩子，饮食不加节制，常导致脾胃失运，消化功能紊乱，易出现食积腹胀、腹痛吐泻、厌食等证。根据当代著名中医儿科学家江育仁"脾健不在补贵在运"的观点，治疗小儿脾胃病必须重视脾的运化功能。该患儿长期食欲不振，不思饮食，究其根源，乃脾胃气虚，不能受纳腐熟水谷，食积胃中，日久郁而化热，则生口臭、腹胀；平素汗多乃表虚不固、营卫不和之象。

───［案例］───

李某，男，5岁，2016年12月9日初诊。食欲不振2个月。平素汗多，口臭，纳差，腹胀，二便自调，舌淡红，苔微黄，脉数。此为脾胃气虚厌食，治取健运脾气、敛阴固表法，方以五味异功散加减。处方：生黄芪6g，太子参8g，结茯苓8g，漂白术6g，盐陈皮4g，麦谷芽各12g，蒲公英12g，川朴4g，浮小麦15g，左牡蛎15g，五味子5g，粉甘草3g。5剂，水煎服。服上方后，症状稍改善，继按上方加减治疗数次后余证消除，纳食增加。

上方是在四君子汤的基础上加陈皮，意在行气化滞、醒脾助运，有补而不滞的优点，适合于脾虚气滞，稍服补药即感腹胀食少而"虚不受补"的患者，尤其常用于小儿消化不良属脾虚气滞者。方中太子参气阴双补；黄芪既能补脾益气，又可固表止汗；浮小麦甘凉入心经，能益心气、敛心液；牡蛎、五味子助黄芪止汗；麦芽、谷芽功擅消食和中、健脾开胃；厚朴下气宽中、消积导滞；蒲公英清解郁热；甘草调和诸药。全方共奏健运脾气、敛阴固表之功。针对体质虚弱患者，刘老师临证常用"清补"法，喜用太子参作病后调补之药，并配伍黄芪、五味子、麦冬等益气固表、养阴生津之药。太子参，又称孩儿参，其药性平味甘、微苦，既能补脾气，又能养胃阴，属补气药中的清补之品，多适用于小儿。

（五）结语

小儿脏腑娇嫩，形气未充，肺常不足，故小儿感冒、咳喘等肺系病证最为常见；脾常不足，多出现积滞、呕吐、腹泻等疾患。刘老师临证治疗小儿外感发热，多用柴胡、青蒿二味药以增退热之功；小儿咳嗽注重祛痰与顺气两法的运用，常用前杏二陈汤加减治疗；急性腹泻强调解表和中；针对小儿厌食之症，强调健运脾气的重要性，调补脾胃喜用太子参等清补之品。总之，刘老师强调辨治小儿疾病要谨守病机，精确辨证，兼顾肺脾，用药轻灵。

（撰文：范淑月　詹杰）

七、刘德荣教授治疗支气管哮喘病的经验

支气管哮喘是一种以慢性气道炎症和气道高反应性为特征的异质性疾病。典型临床表现为发作性伴有哮鸣音的呼气性呼吸困难，可伴气促、胸闷或咳嗽。属于中医学"哮证""喘证"范畴。其病因主要有宿痰伏于肺内因某种外因所诱发，导致痰阻气道，肺气上逆，气道挛急，发为哮喘。中医临床把哮喘大致分为两期，即发作期和缓解期，并针对不同病期论治，具有良好的疗效。刘教授对支气管哮喘病的治疗别具特色，以下浅谈刘教授治疗支气管哮喘的经验思路。

（一）发作期，利痰祛邪以治咳喘

在哮喘的发作期，喘、咳、呼吸困难为病人最感困扰和影响生活质量的症状。此时以邪实为主。因痰阻气道，导致肺失宣降，发为咳、喘；因气机不利，导致病人呼吸困难。刘教授认为此期宜祛邪治标为主，使肺气宣肃功能恢复正常，使病人病情处于较为稳定的状态。因此，止咳平喘为此期的治疗要务。临床上刘教授常采用俞慎初老先生的止咳定喘汤为基本方加减进行治疗。止咳定喘汤的药物组成：蜜麻黄、杏仁、紫苏子、莱菔子、葶苈子、陈皮、半夏、茯苓、甘草。其中，蜜麻黄、杏仁、甘草即

为三拗汤，具有宣肺平喘之功；莱菔子、紫苏子、葶苈子即三子养亲汤（刘教授将葶苈子易为白芥子），能降气消痰；陈皮、半夏、茯苓取二陈汤之意，以燥湿化痰。方中有升有降，使肺气宣畅，痰浊得祛，共奏化痰止咳平喘之功。刘教授常用此方并根据病人体质和病证的寒热情况，以及一些特异症状加减用药。如咳喘痰白清稀者，加干姜、细辛；痰黏稠、咯吐不爽者，加桑白皮、浙贝母；胸闷不舒者，加瓜蒌、郁金；痰黄咳喘者，加鱼腥草、黄芩、桑白皮、浙贝母等。

此外，还有一种以发作性咳嗽为主要症状，而其他症状不典型的咳嗽变异性哮喘，刘教授认为此类哮喘虽以咳嗽为主症，但伏痰亦是不可忽略的因素，因此应以止咳为主，辅以化痰，常用自拟前杏二陈汤加减治疗。其组成：前胡、杏仁、陈皮、半夏、茯苓、紫菀、款冬花、桔梗、甘草等。其中前胡辛散苦降，与下气止咳之杏仁相配，一升一降，调畅肺部气机；前胡又与开提肺气、宣肺祛痰之桔梗相伍，二者又构成一升一降之关系，以理肺祛痰。再配伍二陈汤加强化痰之效，以及使用紫菀和款冬花这一对药增强止咳之效。

（二）缓解期，扶正固本以强疗效

处于缓解期的病人，咳喘已不甚，此时胶结不解的痰常常是最困扰病人的因素。胶结于肺部的老痰不易咯出，患者咳嗽排痰时，由于用力过猛，常常引起气促、胸闷等症状。刘教授认为，此期治疗应该着重关注痰是如何产生的，治本以除标。痰的产生是由于体内水液代谢障碍所致，"脾为生痰之源，肺为储痰之器"，刘教授认为痰的产生与脾虚有着紧密的关系，故治疗常用健脾化痰法，以六君子汤合三子养亲汤加减，此法亦能达到培土生金之效。肺虚不得将上源之津液上布下传，导致痰饮停聚于肺内，出现咳痰气短者，常辅以补肺益气之法。若出现肾虚、气短不足以息、呼多吸少等肾不纳气的情况，则加以补肾纳气之法。对于本虚标实的哮喘病证，在缓解期要着力关注何脏之虚，扶助正气，治病求本，强化疗效。

（三）药后调护，避因驱害以防复发

刘教授认为，支气管哮喘除了药物辨证治疗外，日常调护中预防复发亦十分重要。其中最重要的就是避免诱因，找出过敏原；要警惕季节气候变化，尤其是寒冷气候突然来临时要特别重视保暖防寒。东南沿海地区饮食上要注意尽量避免吃生冷海鲜，如虾、蟹等对有些体质的患者就是发物，要绝对禁食。另外，饮食上宜温暖、清淡并注意营养均衡。哮喘发作或缓解期若出现咳嗽，不宜吃过凉或过热的东西，过凉会使痰液增多，过热会使痰液咯吐困难。平日宜食用一些平性的食物，忌油腻厚味、辛辣燥热等易于化热生痰之品。要小定期食用健脾益气的药膳，以增强肺脾之气，加强体育锻炼，增强体质。

（四）小结

刘教授对支气管哮喘的治疗虽与大部分医家一样主张分期论治，但他的一些治疗思路与方式独具特色。如：①注重痰的病因病机。无论在疾病发作阶段还是缓解阶段，始终关注痰的影响，化痰祛痰之法贯穿始终。②治疗重在调气。方中常用一升一降的对药或一升一降的两个小方搭配以调畅肺气，宗虞抟《医学正传》所强调的"治痰者，必以顺气为主"，肺气宣畅则咳喘自止。③组方用药平和。俞派学术风格的一大特点是用药平和，刘教授强调对于此类慢性疾病，病程迁延，治疗时间较长，若长期使用偏性过大的"猛药"不利于医者掌握，于医者、患者均不利。综观其使用的止咳定喘汤、前杏二陈汤、六君子汤等，均为作用平和、偏性不甚之品，或是在主方中通过配伍相互抵消寒热之性，使方性偏中和。他还常常根据病性的寒热，在此基础上再加减一些药性不过于峻烈之品，以纠正人体的偏性，做到温而不燥、寒而不凝、补而不滞。这种轻灵平和之药的合理搭配，同样能起到"四两拨千斤"的效果。

（撰文：罗邦水　指导：邓月娥）

■ 八、刘德荣教授临证医案三则

（一）舌痛医案

──［案例］──

江某，男，60 岁，2021 年 6 月 10 日初诊。舌头灼热感 3 年，加重一周。现病史：3 年前无明显诱因出现舌体不适，舌头灼热疼痛，夜寐差，自行在家服用"凉茶"，未见明显好转。于当地医院检查未见异常，考虑为"灼口综合征"，服用谷维素、维生素 B_1 等药物治疗（具体用法不详），仍未见效。辰下：舌头灼热疼痛，舌体未见溃疡，心烦寐差，纳差胃胀，口干渴，尿少色黄，大便质黏，舌红，苔黄厚、微腻，脉细数。处方：生地黄 15g，元参 15g，淡竹叶 8g，通草 6g，丹皮 10g，连翘 15g，百合 15g，夜交藤 20g，谷麦芽各 15g，泽泻 12g，茯神 15g，炒酸枣仁 15g，厚朴 8g，薏苡仁 15g，甘草 3g。7 剂，每日 1 剂，水煎，早晚饭后 30min 温服。

6 月 21 日二诊：上方服后，舌头灼热疼痛感改善明显，心已不烦，尿稍多，纳食有所改善，但仍寐差，舌质红，苔黄稍厚，脉细。前方加车前草 15g、猪苓 15g，续服 7 剂，煎服法同前。

7 月 29 日，患者因其他问题再次来诊，告知上次药后至今诸症未再复发。

本病以"舌头灼热感"为主诉，《素问·阴阳应象大论》云："心主舌……在窍为舌。"

又《素问·至真要大论》云："诸痛痒疮，皆属于心。"可知舌的病变与心的关系密切。火性炎上，心经火热上熏于舌，热壅舌络，故舌头灼热疼痛；火热扰动心神，致心烦不寐；热灼津液，津不上承，故口干渴；心火下移小肠，而见尿少色黄。此外，患者还有脾胃湿热之表现，湿热阻滞中焦气机，故纳差胃胀；湿性重浊黏滞，而见大便黏腻；舌红，苔黄腻，脉细数，均提示火热、湿热之邪存在。本病病位主要在心，涉及脾胃；病性属湿热之邪为患。治以清心泻火、除湿清热、引热下行，方用导赤散加减。

方中生地黄甘凉滋润，入心、肾经，凉血滋阴，以制心火；通草易木通，清热利尿，使邪有出路，二药相配，滋阴制火而不恋邪，利水通淋而不伤阴；元参、丹皮清热凉血、养阴生津，淡竹叶甘淡，专入心经、清心除烦，配合连翘，共清心经火热；再配伍泽泻，强化利水之效，引火下行；百合、夜交藤、茯神、炒酸枣仁宁心安神；厚朴消胀除满；薏苡仁清热利湿；谷麦芽健脾和中；甘草调和诸药，且能清热解毒。全方共奏清心除烦、利湿泻火之效。

二诊：舌头灼热疼痛感已减，说明药已中的，但尿量仍不多，遂加车前草利尿通淋；猪苓利水育阴，防止利尿太过而阴伤，二药相配并与前方相合，加强引火下行之效。一个月后复来就诊，告知前方药后诸症悉除。

（二）大便溏结不调医案

──── [案例] ────

陈某，女，53岁，2021年7月29日初诊。便溏、便秘反复交替一年，近日加重。一年前因生活、工作压力较大，出现大便不规律、便溏与便秘交替发作，每当感到有压力或情绪激动时则欲便，且大便初干后溏。辰下：大便稀溏，每日1~2次，肠鸣音增多，胃中不适，有灼热感，泛酸，食纳欠佳，舌质淡，苔薄白，脉弦细。处方：陈皮6g，白术10g，白芍15g，防风10g，太子参15g，茯苓12g，薏苡仁15g，山药15g，芡实15g，莲子肉15g，吴茱萸2g，黄连4g，海螵蛸15g，甘草3g。7剂，每日1剂，水煎服，早晚饭后30min温服。

8月5日二诊：药后大便成型，每日1~2次，肠鸣有所减轻，无泛酸，胃中不适稍有改善，舌脉基本同前。上方去黄连、吴茱萸、芡实，加白扁豆15g，嘱续服7剂加强疗效，煎服法同前。此后随访，诉大便规律成型，每日1~2行，再无便溏、便秘交替现象，胃部症状悉除。

大便溏结不调是指大便时干时稀、粪质难以正常者，多与肝郁有关。大便情况的改变不仅仅受胃肠功能异常的影响，且与肝的关系密切。《金匮要略》开篇有言："见肝之病，知肝传脾，当先实脾。"《医学衷中参西录》亦言："盖肝之系连气海，兼有相火寄生其中……为其寄生相火也，可借火以生土，脾胃之饮食更赖之熟腐，故曰肝与脾相助为理之脏也。"脾胃的运化腐熟有赖于肝的疏泄，正常生理状况下肝木与脾土存在相克关系，当这种关系太过时，则易发生肝木乘脾土的现象，使脾胃的运化腐熟功能失常，导致便质异常，时溏时秘。本案患者因工作和生活中的压力导致肝气不得条达而抑郁，肝旺则肝气疏泄失常而乘脾，导致脾弱，故大便时溏时秘；每每压力到来、情绪高涨，肝则再旺而乘脾，故立有便意；由于肝强脾弱，脾胃运化失司，水谷不化，内生湿滞，"湿胜则濡泻"，故便溏、肠鸣增多；湿邪阻遏脾胃气机，故胃中有不适感，食纳欠佳；肝气郁而化火，横逆犯胃，胃失和降，胃酸随胃气上逆，故泛酸；火扰胃腑，故胃中有灼热感；结合舌脉，符合肝郁乘脾之证。刘教授以抑肝扶脾佐以利湿为治疗大法，方用痛泻要方加减。

痛泻要方出自《丹溪心法》。方中白芍泻肝缓急，白术健脾燥湿，陈皮理气醒脾，防风散肝疏脾，四药配合，抑肝扶脾，专治脾虚肝旺之泄泻。但由于患者肝旺较久，脾弱现象显著，要使粪质恢复正常，需要加强扶脾之药以使脾胃功能慢慢恢复正常，故加太子参、山药、芡实、莲子肉以健脾益气、燥湿收涩，薏苡仁、茯苓利水渗湿，六药合用，使湿去脾旺，粪质得以成型；又以左金丸、海螵蛸清肝泻火、降逆抑酸，再以甘草调和诸药，使肝柔脾健、大便逐渐恢复正常。

二诊大便已成型，无泛酸，此为湿去、肝胃之火已清，遂去黄连、吴茱萸、芡实，加白扁豆以增强益气健脾之功而继续调之。本案药证相合，故疗效显著，此后随访，大便规律，症状未再复发。

（三）尿频医案

───［案例］───

吴某，女，54岁，2021年7月26日初诊。尿频一年余。现病史：一年前无明显诱因出现小便频次增多，初起未予重视，未行相关检查亦未予治疗，后因尿频加剧，影响生活质量，遂前来要求中医药治疗。辰下：尿频、尿少、排尿滞涩、尿道有灼热感，神疲乏力，腰酸，微恶风寒，舌淡红，苔少，脉沉细。处方：黄芪12g，太子参15g，生地黄15g，山茱萸12g，枸杞子15g，女贞子15g，猪苓12g，车前草15g，路路通12g，通草6g，茯苓皮15g，甘草3g。3剂，每日1剂，水煎服，早晚饭后30min温服。

7月29日二诊：药后尿频改善，尿中灼热感减轻，尿量有所增多，腰酸瘘，不恶风，仍神疲乏力，舌淡红，苔少，脉沉细。处方：黄芪12g，太子参15g，枳壳6g，茯苓12g，白术12g，茯苓皮15g，山茱萸15g，枸杞子15g，桑寄生15g，车前草15g，路路通12g，甘草3g。7剂，煎服如前法，嘱患者若症状已除则可不必再来。

本案属中医"尿频"范畴，尿频一症虽与肾和膀胱关系密切，但又和其他脏腑的调控密不可分。患者系老年女性，年过七七而发病，脏腑俱亏，脾气亏虚，运化失司，水失固摄；肾虚不藏，膀胱失约，故尿频、尿少；肾虚而腰府不荣，故腰酸；疾病日久，耗伤气阴，气阴不足，形神失养，故见尿中灼热感、神疲乏力；气不足则气之温煦功能减弱，故微恶风寒。结合舌脉，四诊合参，证属脾肾气阴不足，治以健脾补肾、滋阴通淋，方以六味地黄丸加减。

方中生地黄、山茱萸滋阴补肾、固摄精气；枸杞子、女贞子增强滋阴之力以养肾精，使脏腑精气得充，诸药相配，加强原方"三补"之力；凡补肾精之法，必当泻其"浊"，方可存其"清"，而使阴精得补；且肾为水火之宅，肾虚则水泛，阴虚则火动，且兼有湿热，故配伍车前草、茯苓皮以泻浊存清；再加通草清热利尿通淋，路路通利水通络，猪苓利水育阴，五药相配，较原方之"三泻"有更好的利尿通淋之功，又可引虚火下行，利而不伤阴，此为"通因通用"之法。再以太子参、黄芪健脾益气、培土制水；又加甘草调和诸药，共奏益气健脾、补肾养阴通淋之效。

二诊时症状明显好转，说明辨证准确，治法得当，脾肾得固，小便顺畅。故续守前法，加强补益脾肾之力，予茯苓、白术益气健脾，桑寄生补益肝肾，再佐小剂量枳壳疏肝行气，以助津液疏布；肝、脾、肾同调，再予7剂以强化疗效。

（撰文：罗邦水）

编后语

《俞慎初学术流派传承研究》一书，在传承工作室全体成员的共同努力下，终于与广大读者见面了。本书的编写过程是我们对俞慎初教授数十年医学成就的一次整理和总结，是传承人对俞老的学术思想和临床用药经验的一次再学习，也是俞慎初教授学术传承工作室的一项建设性成果。

俞慎初教授在近70年的从医生涯中，重视中医基础理论和历代医家名著学习，善于运用渊博的文史哲知识，深研《内》《难》等中医经典名著，精通医理，根基扎实；先生深研仲景之学，对《伤寒》《金匮》推崇备至，熟谙辨证论治法则，又善于撷取历代医家之长，融会贯通。他通晓内、妇、儿科，临床最重辨证，法度严谨，疗效显著，在数十年的医疗实践中形成了重视痰瘀、善调气机的学术思想和临证诊治特色，对外感时病、脾胃疾病、心肺疾病、肝胆疾病的治疗每有独到之处，积累了丰富的经验。先生不仅医术精湛，疗效显著，而且具有高尚的医德和良好的医风。为人治病认真负责，一丝不苟，热情周到，深受病家赞扬。先生一生以中医事业的发展为己任，学术上辛勤耕耘，著述宏富，其卓著的医学成就和勤奋严谨的治学精神，受到中医界同道的高度敬仰和广泛赞誉，生平业绩已被选入多部名人传记辞书中，其医学著作在海内外医学界广为流传。

俞慎初教授崇尚经典、精通临床的数十年从医之路，正是中医药学宝库的挖掘整理与躬勤临证的名医楷模，也是继承与创新造就的一代医学大家。其学术特点在中医界颇受关注并具有一定影响，深得众多医学工作者和后辈学者的尊崇和师法，成为闽派医学中重视医著研究与临床紧密结合的"医经学派"，在福建近现代中医学术发展中独树一帜。福建省卫生健康委员会（以下简称"福建省卫健委"）与福建中医药大学领导对俞慎初教授的医学成就与影响尤为重视，为弘扬传承俞教授的学术特点，促进中医药事业发展，2019年3月，福建省卫健委把"俞慎初学术流派"确定为省级中医学术流派传承建设项目，并组织相关人员，建立传承工作室，开展总结和传承工作。传承工作室诸同道深深体会到整理总结俞教授的丰富医学经验，是中医后辈义不容辞的责任；深刻明了俞教授数十年积累的丰富医学经验和勤奋严谨的治学精神，永远是值得后辈认真钻研的宝贵知识财富；他一生为中医学术发展辛勤耕耘、锲而不舍的精神，也是我们终生学习的榜样。

在上级主管部门和领导的关心与指导下，工作室全体成员经过两年多的努力，系统整理总结俞师的学术思想和临床经验，并结合学习心得体会，编写了《俞慎初学术流派传承研究》一书，旨在弘扬和传承俞教授的学术经验，为中医临床提供参考。同时也希望能借助这本书的编撰，表达我们对先师的崇敬、感激和怀念之情。

近三年传承工作室的建设和本书的出版，承蒙福建省卫健委、福建中医药大学及附属第三人民医院领导的热情关心、指导和支持，福建中医药大学党委书记陈立典教授、校长李灿东教授在百忙中对本书编写给予真诚指导并赐序文，谨此致以衷心的感谢！福建中医药大学国医堂领导和流派传承办公室老师对传承工作和本书的出版也给予多方帮助，特表谢意！

由于编者水平有限，所整理总结的仅仅是俞慎初教授宏富学验的一鳞半爪，加之对先师的学术经验领会不深，编写中难免有错误或不妥之处，敬请同道批评指正。

刘德荣

2021 年 9 月